江苏省高校优势学科建设工程和青蓝工程项目资助

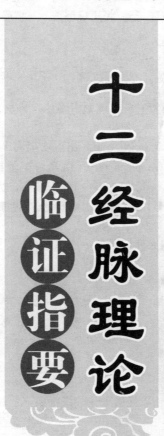

十二经脉理论

临证指要

张建斌 编著

U0391133

人民卫生出版社

图书在版编目（CIP）数据

十二经脉理论临证指要/张建斌编著 . —北京：人民
卫生出版社，2013
ISBN 978-7-117-17163-2

Ⅰ.①十…　Ⅱ.①张…　Ⅲ.①十二经脉　Ⅳ.①R224.1

中国版本图书馆 CIP 数据核字（2013）第 073521 号

人卫社官网　www.pmph.com	出版物查询，在线购书
人卫医学网　www.ipmph.com	医学考试辅导，医学数据库服务，医学教育资源，大众健康资讯

十二经脉理论临证指要

编　　著：张建斌
出版发行：人民卫生出版社（中继线 010-59780011）
地　　址：北京市朝阳区潘家园南里 19 号
邮　　编：100021
E - mail：pmph @ pmph.com
购书热线：010-59787592　010-59787584　010-65264830
印　　刷：三河市博文印刷有限公司
经　　销：新华书店
开　　本：710×1000　1/16　印张：17
字　　数：324 千字
版　　次：2013 年 5 月第 1 版　2022 年 1 月第 1 版第 3 次印刷
标准书号：ISBN 978-7-117-17163-2/R·17164
定　　价：33.00 元

打击盗版举报电话：010-59787491　E-mail：WQ @ pmph.com
（凡属印装质量问题请与本社市场营销中心联系退换）

前　言

经络理论是中医理论的重要组成部分。构建于春秋战国时期、完善于秦汉的经络理论，在魏晋时期就受到临床医生的重视。宋代医家更是强调，并有"不识经络，触途冥行，不知邪气之所在"（朱肱《类证活人书》）、"学医不明经络，开口动手便错。盖经络不明，无以识病证之根源"（窦材《扁鹊心书》）等论述。到明代中后期及前清，经络理论及其临床应用的研究，又形成了一个小高潮，出现了许多经络学专著，代表性著作有夏英《灵枢经脉翼》（1497）、沈子禄《经络全书》（1576）、李时珍《奇经八脉考》（1577）、张三锡《经络考》（1609）、翟良《经络汇编》（1628）、韦编《经络笺注》（1636）等。在西学影响下，清末至民国时期的医家，希望从形质结构揭示经络实质，或以血管比附、或以神经阐释，但都归于未竟。1957年，我国著名针灸家、中医教育家、中国科学院学部委员、南京中医药大学首任校长承淡安先生，突破西学束缚，回归传统学术轨迹，旗帜鲜明地提出"针灸界应该首先学习研究经络学说"、"'经络'问题不能从解剖的角度去理解"等观点。1958年，南京中医药大学主编的《中医学概论》出版，该书从逻辑上将脏腑与经络并列，都作为主要的中医基础理论内容，奠定了现代中医学科的基石、支撑了现代中医学科的理论框架。此后，我国科技工作者也投入了大量精力，开展了经络理论的现代研究。令人尴尬的是，一方面，经络理论的现代实验研究轰轰烈烈，各种假说层出不穷，而另一方面，临床研究，鲜有报道。一方面，中医教育在强调经络理论的重要意义，而另一方面，临床应用，少有论述。经络理论，似乎已经淡出中医临床医生的视线了，而其真正的临床价值，也难以充分展现，成为躲藏在面纱后的隐者，难窥真容。

笔者对经络理论的临床感悟，首先得益于梅健寒、杨玉华夫妇。以《灵枢·经脉》为学术起点，梅老师叩开了中医殿堂之门，1957年编著出版了《针灸学》，突出了古典经络理论的传承，诠释了经脉循行、经脉病候和腧穴主治之间的相关性，主体内容也被《中医学概论》吸纳。后梅老师夫妇又经过近五十年的深入系统研究，并验之临床，出版了《奇经八脉论与针灸临床》（2006年，人民卫生出版社）一书。正是两位老师的引领，使我得以窥看经络理论在临床中的无限奥妙。其后，跟随中国针灸学会临床分会主任委员王玲玲教授攻读硕士和博士学位期间，导师始终要求将针灸研究与学科的学术发展轨迹保持一致。在她的鼓励下，经常从临床反思经络理论的学术意义和价值，其中博士论文"从督脉诊治抑郁症的临床研究"曾获得香港求是奖。2010年，笔者有幸参加了江苏省名老中医学术传承项目，师从李玉堂教授，系统整理经络理论的临床应用是该项目重要课题之一。这一课题的顺利进行，得到江苏省高校优势学科建设工程和青蓝工程项目的资助。

本书的写作，是以十二经脉理论的临床应用为主题。十二经脉理论，自《灵枢·经脉》的作者对其进行系统修订和完善，两千年以来至今没有更改，已经成为全部经络理论的主体部分和核心。而且历代医家所反复强调的经络理论及其在临床诊治中的重要价值，一般都是指十二经脉理论，如"经脉者，所以决死生、处百病、调虚实"（《灵枢·经脉》）、"十二经脉者，人之所以生，病之所以成；人之所以治，病之所以起"（《灵枢·经别》）等。因此，明代马莳就直接说"十二经脉……实学者习医之第一要义，不可不究心熟玩也"（《黄帝内经灵枢注证发微》）。

本书的写作，参考了古今医家的诸多临床观察和研究报告，以佐证十二经脉理论在临床应用中的实在性。在文献引用时，对部分文字进行了形式上的改动，以保持全书体例的一致性；并对所引用文献作一一标引。成书过程中，研究生郑美、唐宜春、郝晓慧、刘海蓉阅读了部分文稿，提出质疑和讨论；学生倪嘉云、武九龙参照《医宗金鉴》，图释了十二经脉病候和络脉。在此一并致以诚挚的感谢。

张建斌

2013年2月

目　录

第一章　十二经脉理论解析

第二章　十二经脉理论的临床应用

第一章　十二经脉理论解析

第一节　十二经脉理论的内涵分析

经络是经脉和络脉的总称。从源流分析,经络理论属于古代"脉学"范畴。其中又以十二经脉理论为主体。

"十二经脉"理论在《灵枢·经脉》得到完美表达。以至于2000多年来的中医学术阐述和临床实践,都受到这一理论的指导和影响。因此,无论是开展经络理论的现代研究,还是在其指导下进行临床实践,首先要充分理解十二经脉理论的内涵。

分析和研读《灵枢·经脉》这篇论文,可以知道:十二经脉理论的内涵主要包括:①营气流注模式;②人体不同部位之间的联系;③病候分类;④临床治疗四个方面。

一、十二经脉是营气流注的理论模型

《灵枢·经脉》完美表述的十二经脉理论,是营气流注的理论模型。虽然从当代(长沙马王堆)出土的西汉经脉文献(即"简帛医书")可以知道,十二经脉理论构建之前的经脉理论存在自己独特的状态和特点:①仅有十一条脉;②各经脉以四肢向头身躯干为序记述;③各经脉单独描述且相互之间不构成首尾相接的联系。而《灵枢·经脉》表述的十二经脉理论,首先有一半(手三阳、足三阴)从四肢走向头身躯干,一半(手三阴、足三阳)从头身躯干走向四肢,即有"手之三阴,从藏走手;手之三阳,从手走头。足之三阳,从头走足;足之三阴,从足走腹"(《灵枢·逆顺肥瘦》)走向规律;其次,经脉之间存在首尾相接的联系;第三,十二经脉形成了一个相对封闭的环。《灵枢·经脉》这种表述十二经脉的方式和特点,首先是营气流注模式的需要。

营气是人体重要的组成成分。对于营气的产生和输布,《黄帝内经》时代的医家有非常详尽的论述。如"人受气于谷,谷入于胃,以传于肺,五藏六府,皆以受气,其清者为营,浊者为卫"(《灵枢·营卫生会》),指出了营气的生成和输布过程。营气产生于中焦脾胃的水谷精微之气,上升于肺,并与肺的呼吸之清气相结合,然后由肺输布到五脏六腑和全身各部。

其中营卫之气有着"清""浊"之分,故而有不同的循行和流注模式——"营在

1

脉中,卫在脉外。营周不休,五十而复大会,阴阳相贯,如环无端。卫气行于阴二十五度,行于阳二十五度,分为昼夜"(《灵枢·营卫生会》)。这里"阴阳相贯,如环无端"概括了营气周流的特点。为了满足营气周流理论的需要,作者设计了十二经脉流注的理论模式,与《灵枢·营气》有着相同的学术渊源。后者指出了"营气之所行也,逆顺之常"的具体路径:

"营气之道,内谷为宝,谷入于胃,乃传之肺,流溢于中,布散于外。精专者,行于经隧,常营无已,终而复始,是谓天地之纪。故气从太阴出,注手阳明;上行,注足阳明;下行,至跗上,注大指间,与太阴合;上行,抵脾,从脾注心中;循手少阴,出腋下臂,注小指,合手太阳;上行,乘腋,出颎内,注目内眦,上巅下项,合足太阳;循脊,下尻,下行,注小指之端,循足心,注足少阴;上行注肾,从肾注心,外散于胸中;循心主脉,出腋,下臂,出两筋之间,入掌中,出中指之端,还注小指次指之端,合手少阳;上行,注膻中,散于三焦;从三焦注胆,出胁,注足少阳,下行,至跗上,复从跗注大指间,合足厥阴。上行,至肝,从肝上注肺。上循喉咙,入颃颡之窍,究于畜门。其支别者,上额循巅,下项中,循脊入骶,是督脉也,络阴器,上过毛中,入脐中,上循腹里,入缺盆,下注肺中,复出太阴"(《灵枢·营气》)。

《灵枢·营气》呈现了一个完整的十二经脉营气流注循环过程图,尤其详细描述了各经脉之间的交接部位和交接顺序,充分说明"营气之道"的详尽路径。原文还以"支别"的形式,将前后正中线作为十二经脉营气流注的补充路径,这样,营气流遍全身就做到了全覆盖。

《灵枢·营气》不仅为营气在十二经脉中的流注,构建了一个"首尾相接、如环无端"的封闭环路,而且还强调了"脉行之逆顺",具体就有了"手之三阴从藏走手,手之三阳从手走头,足之三阳从头走足,足之三阴从足走腹"(《灵枢·逆顺肥瘦》)的走向规律。这不仅符合人体气血出入身体内外等生理功能的需要,也为十二经脉理论更加强大的诠释功能,起到了支撑的作用。因此,《灵枢·经脉》在构建和完善十二经脉理论体系时,其中就通过经脉分支等,将十二经脉构成了一个"阴阳相贯,如环无端",即从肺出→手太阴脉→手阳明脉→足阳明脉→足太阴脉→手少阴脉→手太阳脉→足太阳脉→足少阴脉→手厥阴脉→手少阳脉→足少阳脉→足厥阴脉→手太阴脉……(第二次循环)。可以发现,《灵枢·经脉》的十二经脉流注模式与《灵枢·营气》中"营气之所行也,逆顺之常"如出一辙,具有相同的学术渊源。稍有不同的是,在手、足少阳交接部分,《灵枢·营气》直接"从三焦注胆,出胁,注足少阳,下行",而《灵枢·经脉》是在头面部的目外眦。

从上分析可以知道,《灵枢·经脉》和《灵枢·营气》都在空间上为我们提供了营气在人体完成一次十二经脉周流循环的详细过程。

十二经脉营气流注模式,有了类似"气血循环"的思想。这种思想的产生,可能是基于"天地之纪,终而复始"规律的推测,而不是实证,但无论方法怎样,该思想不仅对中医理论的构建和发展、还是对临床实践的指导,都具有深远的意义。

因为气血是人体构成的重要物质基础，也是人体生命现象的体现。基于天人相应的原则，作为一个自然单元体的人，其生命活动也应该符合与天地一样的规律。其中周流和循环就是一个重要的生命之道。

中国古代的先民们，曾经非常仔细和系统地观察地表水系的分布和周流。我们可以从先秦及汉代水利工程的设计中，如都江堰等，领悟到先民们的这种思考和智慧，也可以从这里知道先民们对地表水系、山脉之气的认识和利用。认为天地之气，控制着地表水系的流动和变化。

天地如此，人亦皆然。人体的气血也应该有周流不息的生命规律。《黄帝内经》就有以此为主题专文讨论："经脉十二者，外合于十二经水，而内属于五藏六府。夫十二经水者，其有大小、深浅、广狭、远近各不同，五藏六府之高下、大小、受谷之多少亦不等"（《灵枢·经水》）。因此，"人之所以参天地而应阴阳"（《灵枢·经水》），也就有了十二经水与十二经脉的对应关系：

"足太阳外合于清水，内属于膀胱，而通水道焉。

足少阳外合于渭水，内属于胆。

足阳明外合于海水，内属于胃。

足太阴外合于湖水，内属于脾。

足少阴外合于汝水，内属于肾。

足厥阴外合于渑水，内属于肝。

手太阳外合于淮水，内属小肠，而水道出焉。

手少阳外合于漯水，内属于三焦。

手阳明外合于江水，内属于大肠。

手太阴外合于河水，内属于肺。

手少阴外合于济水，内属于心。

手心主外合于漳水，内属于心包"（《灵枢·经水》）。

与十二经水相对应，十二经脉就存在"内外相贯，如环无端"的特点。于是《黄帝内经》有"凡此五藏六府十二经水者，外有源泉，而内有所禀，此皆内外相贯，如环无端，人经亦然"（《灵枢·经水》）的阐述。地表水系的一部分来源于地下源泉，故人体经脉气血也与体内五脏六腑有关，此即"人与天地相参"。这里的"如环无端"具有"内外相贯"的特点，具体即为由内（阴）而外（阳）的出、由外（阳）而内（阴）的入，这种"如环无端"对于完善十二经脉理论沟通内外的功能是十分必要的。《黄帝内经》中也反复强调"内阴外阳"的关系，如"外者为阳，内者为阴"（《素问·阴阳离合论》），"阴在内，阳之守也；阳在外，阴之使也"《素问·阴阳应象大论》等。而阳注于内、阴出于外的交流，达到阴阳平衡、内外相守，则就是一个健康身体——"夫阴与阳，皆有俞会，阳注于阴，阴满之外，阴阳匀平，以充其形，九候若一，命曰平人"（《素问·调经论》）。

但是古人的思考上并没有就此停止，还给出了在时间向度的思考和学术发展——"营周不休,五十而复大会"(《灵枢·营卫生会》)。在十二经脉中,营气一昼夜运行 50 周。这个周期的计算主要是通过人体呼吸频率、每次呼吸的脉行距离以及全身经脉长度等为依据的。古人观察四时五运六气的变化规律,发现自然气候的变化具有"周而复始"的循环特点,人体气血的运行也当如此。故《黄帝内经》也有"五日谓之候,三候谓之气,六气谓之时,四时谓之岁,而各从其主治焉。五运相袭,而皆治之,终碁之日,周而复始,时立气布,如环无端,候亦同法"(《素问·六节藏象论》)的论述,在时间轴上,阐明人与自然界一样具有"周而复始"的循环规律。这也成为后世子午流注学说的主要学术起点,尤其是在思想上与现代生物学中"生物钟"概念暗合。

应该说,上述两段古人对于自然现象的观察和思考,对于古代医学专家思考和构建人体气血周流与循环的学说提供了绝佳的理论模型,而且空间和时间轴上都可以满足。比较原始的简帛经脉理论,为气血周流和循环学说的建立,提供了最基本的框架与结构支持,于是就有如"营卫之行也,上下相贯,如环之无端……夫四末阴阳之会者,此气之大络也;四街者,气之径路也。故络绝则径通,四末解则气从合,相输如环"(《灵枢·动输》)、"阴之与阳也,异名同类,上下相会,经络之相贯,如环无端"(《灵枢·邪气藏府病形》)等认识。

为了进一步完美表述营气流注的十二经脉理论模型,《灵枢·经脉》的作者进行了精心设计和巧妙构思,我们可以从《灵枢·经脉》本身的文字得到证实:

其一,《灵枢·经脉》篇首有一段引文,是雷公和黄帝的对话:"雷公问于黄帝曰:禁脉之言,凡刺之理,经脉为始,营其所行,制其度量,内次五藏,外别六府。愿尽闻其道。黄帝曰:人始生,先成精,精成而脑髓生,骨为干,脉为营,筋为刚,肉为墙,皮肤坚而毛发长,谷入于胃,脉道以通,血气乃行"(《灵枢·经脉》)。文中不仅指出了经脉理论是针刺的理论基础,更是进一步强调营气在经脉中的作用——"谷入于胃,脉道以通,血气乃行"(《灵枢·经脉》)。

其二,手太阴肺经从中焦起始——"肺手太阴之脉,起于中焦"(《灵枢·经脉》),既是手太阴肺经的起始部位,更是十二经脉的起始部位。这是因为,十二经脉理论的阐述,首先从营气的源头——中焦(脾胃)——开始。也就是《灵枢·经脉》引文中所说的"谷入于胃,脉道以通,血气乃行"(《灵枢·经脉》),也与"人受气于谷,谷入于胃,以传与肺,五藏六府,皆以受气。其清者为营,浊者为卫。营行脉中,卫行脉外"(《灵枢·营卫生会》)形成相互呼应。手太阴肺经是十二正经的首起之经,亦是营气首先循行之经。它接源于来自中焦升华的营气,通过自身的运行然后传注到手阳明大肠经,再依次传注,直至足厥阴肝经。最后仍由足厥阴肝经传注到肺手太阴之脉,构成营气在十二经脉循行流注于全身的通路。

对此,当代许多学者①进行过研究和探讨。

二、十二经脉是人体不同部位联系的理论表述

十二经脉理论,还阐述了人体各部位之间的联系。主要有:脏和腑的对应与联系、脏腑和肢体的联系、脏腑和组织器官的联系以及人体不同部位之间的联系等。十二经脉理论构建时,《灵枢·经脉》的作者,进行了一个重要突破,即经脉理论与脏腑理论的融合。将此前人体体表的联系,与体内五脏六腑之间进行了关联,使十二经脉具有"内属于府藏、外络于肢节"(《灵枢·海论》)的功能和作用,大大提升了十二经脉理论的适用性和解释性。

首先,十二经脉理论阐述脏腑与肢体的联系

十二经脉与脏腑、肢体的具体对应关系如下:

肺 ——手太阴经——上肢内侧前缘

心主(心包络)——手厥阴经——上肢内侧中间

心 ——手少阴经——上肢内侧后缘

大肠——手阳明经——上肢外侧前缘

三焦——手少阳经——上肢外侧中间

小肠——手太阳经——上肢外侧后缘

脾 ——足太阴经——下肢内侧前缘

肝 ——足厥阴经——下肢内侧中间

肾 ——足少阴经——下肢内侧后缘

胃 ——足阳明经——下肢外侧前缘

胆 ——足少阳经——下肢外侧中间

膀胱——足太阳经——下肢外侧后缘

由此可见,十二经脉的两端,在内与相应的脏或腑相"属"、在外与肢节特定区域相"络"。这种结构的差异,直接导致在疾病归类上的差异,如"荥输治外经,合治内府"(《灵枢·邪气藏府病形》),临床病证出现了"外经病"和"内腑病"的分类。

其次,十二经脉理论阐述五脏和六腑之间存在的对应关系

五脏和六腑之间存在对应关系(也称"脏腑表里关系"或者"脏腑相合"),具体来说:

---

①张光霁.论十二经脉气血运行始自手太阴肺经[J].中华中医药杂志,2006,21(12):717-718.李婷,刘茂林.十二经脉起源于手太阴肺经的机理探讨[J].河南中医药学刊,1996,11(2):52-53.沈雪勇.手太阴肺经为何起于中焦?十二经流注何以始于肺经[J].针灸临床杂志,1996,1,2(5,6):23.王启才.手太阴肺经析疑[J].陕西中医,1990,11(9):423-424.张卫华.经脉首起肺经之我见[J].陕西中医,1989,10(11):527.

```
肺 —— 大肠            脾 —— 胃
心 —— 小肠            肝 —— 胆
心主 —— 三焦          肾 —— 膀胱
```

　　为了理论的完整性,十二经脉理论构建时,还特别引入了"心主手厥阴心包络之脉"的概念。而对应于经脉,内脏还有"属X(脏)络X(腑)"或者"属X(腑)络X(脏)"的差异。提示了十二经脉理论中,脏腑之间应该有差异化的区分和识别。

　　第三,十二经脉阐述脏腑和组织器官之间的联系

　　归属于同一经脉的不同脏腑组织器官之间存在相关性。从《灵枢·经脉》对于各经脉的记载,可以知道,十二经脉各经与多个脏腑、组织、器官发生联系(表1)。事实上,大部分经脉都存在一经多脏(腑)的现象。

表1　经脉与脏腑组织器官联系一览表

经脉名称		属络脏腑	其他脏腑	联系器官
手三阴	手太阴	肺,大肠	肺系(气管、喉咙)	胃,中焦
	手少阴	心,小肠	咽,目系	肺
	手厥阴	心包,三焦		
足三阴	足太阴	脾,胃	咽,舌(本,下)	心
	足少阴	肾,膀胱	喉咙,舌(本)	肝,肺,心
	足厥阴	肝,胆	目系,喉咙(颃颡),口(唇内),阴器	肺,胃
手三阳	手阳明	大肠,肺	口,齿(下),鼻	
	手太阳	小肠,心	目(内眦、外眦),耳(中),鼻,咽	胃
	手少阳	三焦,心包	目(外眦),耳(后、上角、中)	
足三阳	足阳明	胃,脾	口,齿(上),鼻,目(内眦),喉咙,乳	
	足太阳	膀胱,肾	目(内眦),耳(上角)	脑
	足少阳	胆,肝	目(外眦),耳(后、中、前)	

(依据《灵枢·经脉》的记载编制)

　　当然,不同的经脉,在脏腑组织器官的联系上,也存在一定的规律性:如阴经经气入里深藏,多联系脏腑和头颈部深层的器官;阳经经气浮表上外,多联系头面部的器官;十二经脉除固定的"属络"脏腑外,六阳经中只有手足太阳经还联系到胃和脑;六阴经多联系其他脏腑。

　　第四,十二经脉没有表述的其他联系

　　对脏腑之间、脏腑和肢体之间、肢体不同部位之间的联系,尤其是脏腑与人体体表其他部位的联系,十二经脉没有充分记载表述。五脏六腑是中医学对人

体认识的一种概括，随着医学的进步和深入发展，对于内脏的认识，尤其是内脏与体表关系的认识也在不断积累和丰富。尚有大量内容没有在十二经脉理论中体现。主要有五脏之输在手足或在背、六腑之输在于下肢等联系。

1. 五脏与手足的关系　五脏与手足的关系，在《灵枢·九针十二原》中是以"十二原穴"的理论形式存在的："五藏有六府，六府有十二原，十二原出于四关，四关主治五藏。五藏有疾，当取之十二原……阳中之少阴，肺也，其原出于太渊，太渊二。阳中之太阳，心也，其原出于大陵，大陵二。阴中之少阳，肝也，其原出于太冲，太冲二。阴中之至阴，脾也，其原出于太白，太白二。阴中之太阴，肾也，其原出于太溪，太溪二。膏之原，出于鸠尾，鸠尾一。肓之原，出于脖胦，脖胦一。凡此十二原者，主治五藏六府之有疾者也"（《灵枢·九针十二原》）。原文直接从五脏立论，指出了五脏与四肢腕踝关节附近五个腧穴的对应和联系，即：肺——太渊；心——大陵；肝——太冲；脾——太白；肾——太溪。由于五脏与四肢部这五个腧穴（10个点）存在的对应和联系，不仅有病理学基础——"五藏有疾也，应出十二原"，而且也直接提示临床诊断——"明知其原，睹其应，而知五藏之害"，和临床治疗——"凡此十二原者，主治五藏六府之有疾者也"。因此，对于五个腧穴的把握，无论对五脏生理病理的判断和干预，都有充分的依据。

从《灵枢·九针十二原》的记载，尚没有十二经脉的影子。与此相同学术的记载还见于《黄帝内经》其他篇章，如"……病本于脾。冲阳绝，死不治……病本于肺。尺泽绝，死不治……病本于肾。太溪绝，死不治……病本于肺。天府绝，死不治……病本于肝。太冲绝，死不治……病本于心。神门绝，死不治"（《素问·至真要大论》）的记载，提示了五脏与手足特定部位之间的相关性。至于这一理论形式，与十二经脉理论是否存在关系，或者存在怎样的关系，尚需要进一步探析。

2. 五脏与背的关系　五脏与背的关系，是以"背俞穴"的形式出现的。《黄帝内经》有两篇文章记载了背俞穴，分别是：

"愿闻五藏之腧，出于背者……肺腧在三焦之间，心腧在五焦之间，膈腧在七焦之间，肝腧在九焦之间，脾腧在十一焦之间，肾腧在十四焦之间，皆挟脊相去三寸所"（《灵枢·背俞》）。

"欲知背俞……乃举以度其背，令其一隅居上，齐脊大柱，两隅在下，当其下隅者，肺之俞也。复下一度，心之俞也。复下一度，左角肝之俞也，右角脾之俞也。复下一度，肾之俞也。是谓五藏之俞，灸刺之度也"（《素问·血气形志》）。

无论是《灵枢》还是《素问》的记载，关于背俞穴认识的学术起点是"五藏之俞"、"五藏之俞，出于背者"。原文直接提示了五脏与背部特定部位之间的对应、直接联系，即：肺——肺俞；心——心俞；肝——肝俞；脾——脾俞；肾——肾俞。虽然两文中背俞穴的具体位置不尽相同，但是五脏与背关系的表述，却是最直接不过的了，也无需要借助经脉理论来表述。

3. 六腑与下肢的关系　关于六腑与体表的联系，《灵枢·邪气藏府病形》记载有"胃合于三里,大肠合入于巨虚上廉,小肠合入于巨虚下廉,三焦合入于委阳,膀胱合入于委中央,胆合入于阳陵泉"(《灵枢·邪气藏府病形》)。原文提示了六腑与下肢六个腧穴之间存在的直接对应关系,即:

胃——三里(取之三里者,低跗取之);

大肠——巨虚上廉(巨虚者,举足取之);

小肠——巨虚下廉(巨虚者,举足取之);

三焦——委阳(委阳者,屈伸而索之);

膀胱——委中央(委中者,屈而取之);

胆——阳陵泉(阳陵泉者,正竖膝予之齐下至委阳之阳取之)。

六腑与下肢部的联系,现代表述为"下合穴"理论,似乎也无需借助经脉联系。《灵枢·本输》在记述五脏六腑与十一脉相合后指出"六府皆出足之三阳,上合于手者也",一方面提示作者在表述脏腑-经脉相关性的同时,强调了大肠、三焦、小肠与手三阳经的理论相关性,另一方面提示在脏腑-经脉相关性认识之前,就已经认识到六腑与下肢特定部位之间关系和联系。

这些并非基于"十二经脉"介导的五脏六腑与体表特定部位之间的联系和相关,尚没有经络理论的影子,但是否就是经络理论形成的认识基础和支撑,或者根本就是经络理论之外的独立存在形式,还需要深入的论证和探究。

总体来说,十二经脉理论充分表达了人体不同部位之间的联系。十二经脉沟通和联系了脏腑组织器官与体表各部,将人体上下、内外、前后联结成一个有机的整体。肢体的特定部位,与脏腑之间的对应关系,提示了在疾病状态下,具有定位诊断的作用;在临床治疗时,具有针对性地治疗作用。需要注意的是,肢体特定部位与脏腑之间的对应关系,是否与《灵枢·经脉》记载的十二经脉理论所表述的那样,是一一对应的固定模式,还是存在有其他形式,值得深究。尤其是十二经脉理论尚未表达的内脏与肢体相关性,提示我们,《灵枢·经脉》十二经脉所表述的人体不同部位之间联系是不完整的、有进一步完善的空间。

三、十二经脉理论是病候分类的主要依据

十二经脉理论的主体内容,除了十二经脉循行分布、不同部位之间的联系、和脏腑组织器官的相关性外,还有对于十二经脉病证的记述。作者在《灵枢·经脉》一文的引文中,借用黄帝之语,纲领性地概括经脉理论的作用——"经脉者,所以能决死生,处百病,调虚实,不可不通"(《灵枢·经脉》)。《黄帝内经》中还有类似的记载:"故人有三部,部有三候,以决死生,以处百病,以调虚实,而除邪疾"(《素问·三部九候论》)。指出了医学发展的一个重要进步——由对疾病本身的认识,逐渐发展到对具有某种共同特性病证的分类认识。这首先需要对病证的把握,然后依照某种视角,构建特定的分类和归属。

1."决死生,处百病",即是对疾病的认识、识别和判断 "决",有决断、判断

之义，"决死生"是判断疾病严重程度、乃至是否有生命危险、是否死亡的意思。经脉理论具有"决死生"的功能，也就是意味着最主要的生命活动体征与经脉相关。《黄帝内经》时代的医生主要通过"诊脉"来"决死生"。如"决死生奈何……形盛脉细，少气不足以息者，危；形瘦脉大，胸中多气者，死；形气相得者，生；参伍不调者，病；三部九候皆相失者，死……。必审问其所始病，与今之所方病，而后各切循其脉，视其经络浮沉，以上下逆从循之，其脉疾者不病，其脉迟者病，脉不往来者死，皮肤着者死"（《素问·三部九候论》）。通过脉诊或者色脉结合，可以"决死生"，《灵枢·经脉》一文中所记载"人迎""寸口"脉的触摸和比较，真实地保留了这一临床实践技能。另一方面，这体现了经脉医学早期的临床实践，是建立在危急重症和患者临终证候的基础上的。《灵枢·经脉》的作者，仍然保留了这部分内容，如"五脏脉气绝"：

"手太阴气绝，则皮毛焦。太阴者，行气温于皮毛者也，故气不荣则皮毛焦，皮毛焦则津液去皮节，津液去皮节者则爪枯毛折，毛折者则毛先死。丙笃丁死，火胜金也。

手少阴气绝则脉不通。少阴者，心脉也；心者，脉之合也。脉不通则血不流；血不流则髦色不泽。故其面黑如漆柴者，血先死。壬笃癸死，水胜火也。

足太阴气绝者，则脉不荣肌肉。唇舌者肌肉之本也，脉不荣则肌肉软；肌肉软则舌萎人中满；人中满则唇反，唇反者肉先死。甲笃乙死，木胜土也。

足少阴气绝则骨枯。少阴者，冬脉也，伏行而濡骨髓者也。故骨不濡则肉不能著骨也，骨肉不相亲则肉软却，肉软却故齿长而垢，发无泽；发无泽者骨先死。戊笃己死，土胜水也。

足厥阴气绝则筋绝。厥阴者，肝脉也，肝者筋之合也，筋者聚于阴器，而脉络于舌本也。故脉弗荣则筋急；筋急则引舌与卵，故唇青舌卷卵缩则筋先死，庚笃辛死，金胜木也"（《灵枢·经脉》）。

类似的记载，还见于《素问·诊要经终论》"十二经脉之败"、《灵枢·终始》"六脉之终"等，提示了生死之际的危重证候，与十二脉理论之间的关系。

而"处"有处理、处置之义，"处百病"即是处理各种疾病。经脉理论具有"处百病"的功能，一般可以从两个角度来理解：一是认为是处理和治疗各种疾病，一是认为是认识和处置各种病症。按照前一种角度来理解，与明显指治疗的"调虚实"相重合，故不太可能。而按照后一种角度来认识，当是指对病症的认识，包括病症的性质、定位和分类等。十二经脉理论中明显与病症有关的即是经脉病候。从《灵枢·经脉》中记载的这些病症，以及对这些病症记述的方式、顺序等考察，都帮助我们了解和探悉《灵枢·经脉》的作者对于完善十二经脉理论时的所思、所想，也可以在一定程度上帮助我们了解《黄帝内经》时代的医生对病症的认识方式和水平，即如何"处百病"，包括脏腑病候，循经性病候，相关证候群等。

2. 十二经脉理论是病候分类的依据和方式　十二经脉理论中，就具体每一条经脉，其病候包括"是动病"和"所生病"两部分，少数经脉还记载有"有余""不足"等病候。

首先,将疾病分为"是动病"和"所生病"两部分记述。《难经》的作者对此很疑惑,故有"一脉变为二病"的设问,同时有"经言是动者,气也;所生病者,血也。邪在气,气为是动;邪在血,血为所生病。气主煦之。血主濡之。气留而不行者,为气先病也;血壅而不濡者,为血后病也。故先为是动,后所生也"(《难经·二十二难》)的解释。从此,对于"是动病"和"所生病"的讨论不绝于历代文献,却无定论。直到1973年马王堆帛书《足臂十一脉》和《阴阳十一脉》的出土,人们才恍然大悟,其实"是动病"和"所生病"本身就是两种不同的病证记载方式。无论是对两者认识的实践基础还是理论基础,都是不一样的。赵京生教授[①]认为,对不同医学文献中的经脉病候,以不同的表述方式收记于一书中,是形成经脉病候有"是动"、"所生"两部分的直接原因。"是动"、"所生"两部分病候,本质上是古人对经脉主病的不同认识。黄龙祥教授[②]分析道:"腕踝部脉口的诊脉病候"即所谓"是动病",将当时所认识到的病症按照经脉加以分类而成的,即是所谓"所生病"。

从十二经脉病候记载分析,可以知道《灵枢·经脉》的作者在综合各家关于经脉病候文献资料的基础上,对经脉病候进行了系统整理和进一步完善。作者按照《阴阳十一脉》的基本格式和基本内容,"是动病"部分的内容基本全部保留;"所生病"部分,参照《阴阳十一脉》及《灵枢·禁服》等文献进行了删减、增补和表述顺序的调整等;此外,在手太阴脉、手阳明脉、足阳明脉还增加了虚实病候。进一步考察经脉病候与经脉循行的关系,可以发现,尤其在"所生病"部分,是充分考虑和受经脉循行影响的。黄龙祥教授[③]对此有过一段分析:"……由此可见,古人将周身体表病变(以后逐渐涉及相关内脏病变)参照经脉体表循行部位加以归纳,分成相应的若干组,即形成'所生病'……由于体表经脉循行线上任一部位都可以出现病变,不同医家的侧重点不同,归纳出的经脉病候自然会有所出入。而且,不同时期的经脉循行线也不尽相同,其'所生病'也随之变化,故《足臂十一脉灸经》《阴阳十一脉灸经》(包括不同传本)《灵枢·经脉》三者之间的经脉病候差异集中反映在'所生病'中"。

十二经脉理论对病候的分类,主要与经脉分部或者联系的脏腑组织器官有关。如手太阴肺经,"是动则病"中的"肺胀满,膨膨而喘咳,缺盆中痛,甚则交两手而瞀"证候群,常见于慢性阻塞性肺病急性发作之时;而"所生病"部分的"咳、上气、喘渴"则是肺部疾病的常见病名、"臑、臂内前廉痛厥,掌中热"为手太阴脉外经循行部分的病候;此外,"气盛有余则肩背痛,风寒,汗出,中风,小便数而欠。

---

①赵京生.针灸经典理论阐释(修订本)[M].第2版.上海:上海中医药大学出版社,2003:52.

②黄龙祥.中国针灸学术史大纲[M].北京:华夏出版社,2001:363-365.

③黄龙祥.中国针灸学术史大纲[M].北京:华夏出版社,2001:363-365.

气虚则肩背痛寒,少气不足以息,溺色变",表述了气盛有余或气虚不足的两组症状,尤其是小便的证候,显然与手太阴脉循行无关,但是又与肺脏有着密切的相关性。《灵枢·刺节真邪》有"有一脉生数十病者,或痛,或痈,或热,或寒,或痒,或痹,或不仁,变化无穷"的讨论,直接提示十二经脉理论的纲领性与临床病候的丰富多彩,两者之间的曲合同彰。因此,《灵枢·终始》则强调"必先通十二经脉之所生病,而后可得传于终始矣"。

在十二经脉理论中,病症出现的部位与经脉循行部位的相关性,可能更值得关注,经脉病候的意义可能更大于经脉循行,这也可能是金元医家如朱丹溪等注重经脉病候的原因。十二经脉理论"决死生、处百病"的功能,提示我们,对于经脉病候的探索,意义可能更大于经脉循行,也可能是经络研究的突破点之一。

四、十二经脉理论是指导临床各科治疗的主要依据

经络理论对于临床各科治疗都有一定的指导作用。由于经络在生理上联系人体周身各部的脏腑组织器管,在病理上又成为病邪传注的途径,因此,在临床上,就可根据疾病出现的症状和性质,结合经络循行的部位及所联系的脏腑组织器官,作为临床辨证的依据。《灵枢·经脉》"决死生、处百病、调虚实"概括了从临床诊断到临床治疗的诊疗过程,作者在构建和完善十二经脉理论的最终目标,是在于"调虚实"(《灵枢·经脉》)。

《灵枢·经脉》记载的十二经脉理论中,体现"调虚实"最主要的文字是"为此诸病,盛则泻之,虚则补之,热则疾之,寒则留之,陷下则灸之,不盛不虚,以经取之。盛者,寸口大三倍于人迎,虚者,则寸口反小于人迎也"(《灵枢·经脉》)。主要是针对疾病的盛、虚、热、寒、陷下、不盛不虚等多种性质和多种状态,提出了相应的治疗原则,并补充说明疾病"盛""虚"的判断依据——人迎、寸口脉的比较。进一步考察,可以发现《灵枢·经脉》的这一段文字,显然是直接从《灵枢·禁服》的"盛则为热,虚则为寒,紧则为痛痹,代则乍甚乍间。盛则泻之,虚则补之,紧痛则取之分肉,代则取血络且饮药,陷下则灸之,不盛不虚以经取之"移植而来。两文对于"盛""虚"的理解和判断主要依据脉诊,且泻有余补不足的治疗思想和理念是一致的。因此,不论是怎样的病证,不出"盛""虚""不盛不虚"几类,对应即有"泻之""补之""以经取之",尽管没有具体的方法,但是"泻有余""补不足"的治疗原则是肯定的,即"调虚实"也。需要指出的是,后世医家在阐释"盛""虚"时,出现了新的内涵,如《难经·六十九难》记载曰:"经言虚者补之,实者泻之,不虚不实,以经取之,何谓也?然:虚者补其母,实者泻其子,当先补之,然后泻之。不虚不实以经取之者,是正经自生病,不中他邪也,当自取其经,故言以经取之"(《难经·六十九难》)。后世医家,如杨上善《黄帝内经太素》、《太平圣惠方》等都

从其说法。

《灵枢·经脉》的作者，非常明确地指出了十二经脉理论的三大作用——"决死生""处百病""调虚实"，从临床诊断到临床治疗无不体现经脉理论的指导作用，一气呵成、浑然一体。故作者最后指出"不可不通"，要求后学者首先掌握《灵枢·经脉》、通晓十二经脉理论。明代医家马莳有此感悟——《灵枢·经脉》"是学者习医之第一要义，不可不究心熟玩也"。

从十二经脉对疾病的认识和分类，可以直接指导临床医生的诊疗思维和过程。从上分析可以指导，经络病候与脏腑病候，其本质是一致的。而目前中医学中的八纲辨证、六经辨证、卫气营血辨证，就其形成的来源，无不与经络学说有着不可分割的关系，是对经络学说理论的进一步发展。因此，十二经脉理论，一方面，对病症的产生、定位和定性的判断等有指示，另一方面，也对针灸、药物等治疗措施的运用，有指导作用。随着临床医学的发展和分化，临床各科一直依赖于经络理论的指导，同时也在实践丰富十二经脉理论的内涵。故后世医家有"学医不知经络，开口动手便错（《扁鹊心书·当明经络》）"、"学医之道，不可不明乎经络"（《十四经发挥·序》）等经验性总结，以至于明代医家马莳，将《灵枢·经脉》作为"习医之第一要义"。

第二节　十二经脉理论的临床实践基础

十二经脉理论构建的确切过程以及《灵枢·经脉》的作者，我们目前都已经无法明确知道。但是，推测和探究十二经脉理论的临床实践基础，无论是解析和理解经典经络理论、指导临床应用，还是开展现代研究，都是非常必要的。许多学者在这方面已经开展许多工作，并取得了许多成果。较为一致的看法是：十二经脉理论的构建，与对病候的认识、病证出现的部位、特定部位的脉诊以及临床治疗规律等临床实践有关。

一、病候部位与十二经脉理论的构建

《黄帝内经》多次强调"察其所痛，左右上下；知其寒温，何经所在"（《灵枢·官能》），"察其所痛，以知其应。有余不足，当补则补，当泻则泻"（《灵枢·百病始生》）。临床对于病痛所在部位的认识以及与上下左右等远隔部位的关注，既是构建十二经脉理论的实践基础，又是十二经脉理论指导下临床需要反复实践的临床诊疗环节之一。

1. 知形、知气，是临床诊察的主要内容　《灵枢·官能》一文主要讨论临床应用针灸的基本方法和原理，即"用针之理，必知形气之所在，左右上下，阴阳表里，血气多少，行之逆顺，出入之合"（《灵枢·官能》），依据"谋伐有过"的原则，提

出了"察其所痛,左右上下;知其寒温,何经所在"(《灵枢·官能》)的具体方法。其中"察"和"知"直接提示了临床诊察的具体方法,而这种诊察是在经络理论指导下的诊察,是经络理论在临床的具体应用。

"形气之所在",是"察"和"知"的具体内容。"形"和"气"是中医学中两个非常有代表性的术语,前者代表了形体结构,而后者是指功能活动。对于正常人体和维持健康来说,两者相辅相成。《黄帝内经》中已经有如"首面与身形也,属骨连筋,同血合于气耳……色脉形肉,不得相失也"(《灵枢·邪气藏府病形》)、"形肉血气必相称也,是谓平人"(《灵枢·终始》)、"形气相感而化生万物矣"(《素问·天元纪大论》)等记载。

而各种病因都会损伤形气,如"风寒伤形,忧恐忿怒伤气。气伤藏,乃病藏;寒伤形,乃应形。风伤筋脉,筋脉乃应。此形气外内之相应也"(《灵枢·寿夭刚柔》)等。而形气相逆也会产生各种疾病。故《素问·刺志论》有"气实形实,气虚形虚,此其常也,反此者病"的规律总结,《素问·调经论》进一步阐述了"神有余有不足,气有余有不足,血有余有不足,形有余有不足,志有余有不足"等十类病证,其中分别阐述了形之虚实和气之虚实。因此,无论是对"形"的观察,还是对"气"的感知,临床上都需要加以仔细辨别,《黄帝内经》非常强调这一点。如有"形有缓急,气有盛衰……立形定气,而后以临病人,决死生"(《灵枢·寿夭刚柔》)、"凡刺之法,必察其形气"(《灵枢·终始》)、"必审五藏之病形,以知其气之虚实,谨而调之也"(《灵枢·本神》)等论述。

因此,对于形气的了解、分析、判断,就成为临床诊察的主要内容和过程,具体包括对于人体形态结构和功能各种异常变化的诊察。

2. 辨形气之病,是临诊的过程　中医主要通过四诊,了解一个人是否健康,或者患病的性质等。《灵枢·邪气藏府病形》记载的"见其色,知其病,命曰明。按其脉,知其病,命曰神。问其病,知其处,命曰工",就提示了其中的三诊,即望、切、问,也是临床最常用的。通过望诊或者问诊,掌握和归纳患者提供的主诉、兼症或者病史中出现的特征性现象等,多属于"形病"的范畴,而脉诊中通过"脉口(又称为'气口')"感知异常搏动,多属于"气病"的范畴。对于"形病"和"气病"的辨别、判断,《黄帝内经》也有较多论述。如"审其尺之缓急小大滑涩,肉之坚脆,而病形定矣"(《灵枢·论疾诊尺》),"凡治病,察其形气色泽,脉之盛衰,病之新故,乃治之无后其时。形气相得,谓之可治……形气相失,谓之难治"(《素问·玉机真藏论》),"此所以知形气之多少也……人气在外,皮肤缓,腠理开,血气减,汗大泄,皮淖泽……人气在中,皮肤致,腠理闭,汗不出,血气强,肉坚涩……人脉犹是也"(《灵枢·刺节真邪》)等。

临床实践中,还可能出现形和气不一致的情况。针对这种情况,《黄帝内经》也给于了关注,并也有了相应的临床治疗措施——"身形有痛,九候莫病,则缪刺之;痛在于左而右脉病者,巨刺之"(《素问·调经论》),"凡刺之数,先视其经脉,切而从之,审其虚而调之,不调者经刺之,有痛而经不病者缪刺之,因视其皮部有血络者尽取之"(《素问·缪刺论》)。也有同一经脉,上下之间出现寒热虚实的不同,这种特殊的"形病"和"气病"不一致,《黄帝内经》也有了解决得方法:"一经上实下虚而不通者,此必有横络盛加于大经,令之不通,视而泻之,此所谓解结也……上热下寒,视其虚脉而陷之于经络者,取之,气下乃止,此所谓引而下之者也"(《灵枢·刺节真邪》)。

但是,不管是怎样的"形""气"异常,总的原则就是"审察其形气有余不足而调之"(《灵枢·阴阳二十五人》),以便达到"合形与气,使神内藏"(《灵枢·根结》)的境界。

3. 知形气之所生,是临诊定位诊断的关键 "察其所痛,左右上下"泛指疾病的定位。精确判断一个病症的定位,无论对深入了解病情,还是针对性治疗,都是必需的。《黄帝内经》医家已经认识到定位诊断的重要性,因此,在"察其形气"的基础上,强调"左右上下"。因此,《灵枢·卫气》中强调"能别阴阳十二经者,知病之所生。候虚实之所在者,能得病之高下"。

首先,十二经脉病候为"察其所痛,左右上下"提供了理论基础

人体的十二经脉各有一定的循行部位和脏腑络属,它们既可反映本经脉的病变,又可反映络属于本经的脏腑的病证。《灵枢·经脉》在阐述十二经脉理论时,完整叙述了十二经脉病候,其中最突出的是手足六阳经疼痛性病候,完全是按经脉循行顺序记述的。具体如下:

> 大肠手阳明之脉……肩前、臑痛,大指次指痛不用。
> 小肠手太阳之脉……肩、肘、臂外后廉痛。
> 三焦手少阳之脉……目锐眦痛,颊痛,耳后、肩、臑、肘、臂外皆痛,小指次指不用。
> 胃足阳明之脉……循膺、乳、气街、股、伏兔、骭外廉、足跗上皆痛,中指不用。
> 膀胱足太阳之脉……项、背、腰、尻、腘、腨、脚皆痛,小指不用。
> 胆足少阳之脉……胸、胁肋、髀、膝外至胫、绝骨、外髁前及诸节皆痛,小指次指不用。

《灵枢·经脉》已经认识到了循经性病候的存在,在十二经脉理论中,主要记载的循经性痛证即是明证。大概因为疼痛是临床最常见的症状,故容易引起当时医家的关注;而几个部位同时出现疼痛,也是临床上经常出现的。早期医家的观察和积累,是有其厚实的基础的。

不仅对于疼痛性疾病有如此系统认识,而且对于许多非疼痛性疾病的发病、证候表现与经脉的关系,《灵枢·经脉》中也已经有深刻的认识和理论性的总结。如手阳明脉病候有"气有余则当脉所过者热肿,虚则寒栗不复"的总结。其中"当脉所过",显示了《灵枢·经脉》对循经性病候的深刻认识;而"热肿""寒栗不复"是对全身或者局部寒热性疾病的深刻认识,并将经气盛虚——经脉循行所过部位——疾病的寒热性质等联系在一起,作系统性分析。这种视角,尤其对人体体

表"疔疮痈肿"等病症的诊治,有着直接的指导意义,明代外科学明显受此影响。

其次,按照"五体"辨别

《灵枢·卫气失常》非常具体详细地阐述了"皮肉气血筋骨"的病形——"何以知皮、肉、气血、筋、骨之病也……皮有部,肉有柱,血气有输,骨有属……皮之部,输于四末。肉之柱,在臂胫诸阳分肉之间,与足少阴分间。血气之输,输于诸络,气血留居则盛而起。筋部无阴无阳,无左无右,候病所在。骨之属者,骨空之所以受益而益脑髓者也"(《灵枢·卫气失常》)。而五体所在部位,即可以帮助进一步了解病症所在部位的组织结构。

因此,在临床上,可以根据疾病的症状表现,结合十二经脉循行的部位及其所属脏腑来诊断疾病,如两胁胀痛多属于肝胆疾病,因为两胁是足厥阴肝经和足少阳胆经所过之处。又如头痛一症,可由不同经脉的病变引起,临床上可以根据经脉在头部的循行分布规律而加以辨别:若痛在前额者,多与阳明经有关;痛在两侧者,多与少阳经有关;痛在颈项者,多与太阳经有关;痛在巅顶者,多与厥阴经有关。在此基础上,结合五体组织学分类,进一步明确病变的层次结构。

综上所述,无论是结构还是功能方面的异常,疾病证候无论是"形"还是"气"的异常,都是"病痛",都需要医生在临床上仔细诊察、细心感知,以便使临床症状和体征等病理变化的定位诊断更加精确,与经脉理论联系更加密切。然后根据经络理论的原理,进行辨证分析,有选择针对性的治疗方法和措施,提高疗效。

二、脉诊与十二经脉理论的构建

脉诊,是通过"诊脉"来了解生命、判断疾病的一种过程。其中"诊脉"是古代医生重要的临床技能之一。《素问·脉要精微论》记载,临床通过"切脉动静"而"诊有过之脉"。这种实践,不仅使古代医生对体表浅动脉搏动有较系统的认识,而且与临床病症结合起来,具有诊断意义。如不同性质的脉与一定性质的病症相关:"长则气治,短则气病,数则烦心,大则病进……绵绵其去如弦绝,死"(《素问·脉要精微论》)。不同部位脉博比较,不仅可以分析病症,还可以判断病症的严重性。如"故人有三部,部有三候,以决死生……参伍不调者,病;三部九候皆相失者,死;上下左右之脉相应如参春者,病甚;上下左右相失不可数者,死"(《素问·三部九候论》)。

早期的脉诊,除"三部九候"遍诊脉法,《黄帝内经》还有十二经脉标本脉法、五脏气绝脉法、人迎寸口比较脉法等诊脉方法。后世进一步简化为"独取寸口",需要医生对寸口脉有更加细微的体验,以便在一个部位获得更多信息,支撑临床诊断的需要,这就产生了各种脉象。

早期的脉诊,首先是对体表浅动脉搏动的感知,然后是多个部位脉动的比较,从而进行判断。张家山出土的《脉书》记载有"相脉之道":"它脉盈,此独虚,则主病;它脉滑,此独涩,则主病;它脉静,此独动,则生病。"《素问·三部九候论》进一步发展"相脉之道",将人体分为上、中、下三部,每部各有天、人、地三候,医生需要对患者全身共 18 处脉动部位进行感知和比较。不仅如此,《素问·三部九候论》所描述的"三部九候"诊脉法,还直接与经脉、脏腑器官等关联。具体见(表2):

表 2 "三部九候"诊脉法与关联脏腑器官

三部	九候	脉动部位	关联脏腑器官
上部	天	两额之动脉	以候头角之气
	人	耳前之动脉	以候耳目之气
	地	两颊之动脉	以候口齿之气
中部	天	手太阴	以候肺
	人	手少阴	以候心
	地	手阳明	以候胸中之气
下部	天	足厥阴	以候肝
	人	足太阴	以候脾胃之气
	地	足少阴	以候肾

在诊脉结果的基础上,再进行比较,故有"人有三部,部有三候,以决死生……参伍不调者,病;三部九候皆相失者,死;上下左右之脉相应如参舂者,病甚;上下左右相失不可数者,死;中部之候虽独调,与众藏相失者,死;中部之候相减者,死……察九候,独小者病,独大者病,独疾者病,独迟者病,独热者病,独寒者病,独陷下者病……九候之相应也,上下若一,不得相失。一候后则病,二候后则病甚,三候后则病危。所谓后者,应不俱也。察其府藏,以知死生之期。必先知经脉,然后知病脉,真藏脉见者胜死"(《素问·三部九候论》)。

古代医生"切脉动静"是中医临床的重要技法,不仅对临床诊断提供重要的信息,而且历代医生赋予特殊诊脉部位予以特定内涵,并进一步演绎中医理论,《灵枢·寒热病》记载有"颈侧之动脉人迎。人迎,足阳明也"、"腋下动脉,臂太阴也,名曰天府"等,诊脉部位与经脉、腧穴等理论密切相关,前者是构建十二经脉理论的重要临床实践基础之一。

脉诊,还包括对体表"血络"的诊察。"审视血脉者,刺之无殆"是《灵枢·九针十二原》对针灸临床提出的要求。这里的"血脉"主要是指体表浅静脉。《黄帝内经》中类似的记载还有:"宛陈则除之者,去血脉也"(《灵枢·小针解》),"络刺者,刺小络之血脉也"(《灵枢·官针》)。当"络脉"的概念出现时,"血络"一词有了更加明确的含义,如"凡此十五络者,实则必见,虚则必下,视之不见,求之上下,人经不同络,脉异所别也"(《灵枢·经脉》),指出了十五络脉与体表浅静脉之间的关系。《灵枢》还有以"血络"为题的专文。

相应地,在临床上要求重视诊察血络,如"血脉者在腧横居,视之独澄,切之独坚"(《灵枢·九针十二原》)。这种对于体表血络的诊察,一方面可以提示相关经脉方面的病症,如"一经上实下虚而不通者,此必有横络盛加于大经,令之不通"(《灵枢·刺节真邪》);另一方面也可以提示脏腑的病理状态,如"凡诊络脉,脉色青,则寒且痛,赤则有热。胃中寒,手鱼之络多青矣。胃中有热,鱼际络赤"(《灵枢·经脉》)。

《灵枢·经脉》的作者,在构建和完善十二经脉理论时,对络脉有了学术上的思考和区分对待。作者在《灵枢·经脉》中提出了经脉"之别"(即"十五络脉")的概念,并且还对经脉和络脉的差异进行了比较。

因此说,《黄帝内经》时代的医生,在临床"诊脉"的实践中,感知浅动脉搏动和观察体表浅静脉形色变化,并且还将感知和观察的结果与局部、远部的病症联系起来,为进一步构建十二经脉理论和其他经络腧穴理论提供了临床基础和实践支持。

三、针灸治疗与十二经脉理论的构建

从针灸治疗的角度来说,十二经脉理论的构建,与四肢部腧穴的功能和作用密不可分。梅健寒老师从腧穴主治、经脉循行和病候的对照比较中发现:"十二经脉的基础,是建立在四肢腧穴上"[①]。《灵枢·经脉》在讨论该论文写作目的时,除"处百病"外,黄帝还提到"调虚实",即是针对治疗而言的。

远古时期的先民们,在生活实践中发现:因生火取暖烫伤或石片碰破皮肤等,反而能够获得病症痊愈,由此逐渐认识并发明运用砭刺、火灸等来治病。在漫长的实践过程中,伴随着认识的加深、知识的积累,把某些常用而有效的"砭灸处"定名为"腧穴",给予一定的名称、定位描述和相关病症的记载。将对某一类病症有显著疗效的一系列腧穴,以及所发生疾病与相关因素、病症变化等联系起来理解,就可以分析归纳为若干个系列;再利用这些知识积累来体验人体各部的机能活动,辨别各部的病症征象,总结而成十二经脉理论,通过这样的演变过程,形成完整的经络体系。

我们现在知道,每一经脉所属的腧穴,有部分能够产生同样的疗效、治疗相同或者相近的病症,这可能是归纳和总结经脉理论的针灸治疗实践。

对于大多数腧穴而言,都可以治疗局部或者邻近部位组织器官的疾病,但是,位于四肢肘、膝关节以远的腧穴,不仅可以治疗局部病症,而且可以治疗远隔

---

① 江苏省中医学校针灸学科教研组. 经络起源的探讨[J]. 中医杂志,1957(4):216-219.

部位的病症。四肢肘、膝关节以远腧穴的这种特殊作用,促使古人从四肢末端部位,向主治的远隔部位——(头、面、躯干等)——去联想、去思考,从而逐渐形成不同的通路。

如"手三阳经",在早期(马王堆汉墓帛书《阴阳十一脉灸经》和张家山汉墓竹简《脉书》)分别有其他的名称,即齿脉(手阳明脉)、耳脉(手少阳脉)、肩脉(手太阳脉)。齿、耳、肩分别是三个组织器官和部位,齿脉、耳脉、肩脉非常朴实、原始地表达了与齿、耳、肩三个组织器官的密切相关。三脉,可以是局部的经脉,更应该表达从远部通向局部的经脉。而后者,更加突出地表达了手、臂等与齿、耳、肩之间分别存在的相关联系,这是上下与远近之间存在关联、互通的关系。

齿脉、耳脉、肩脉的具体循行和病候如下①:

肩脉:起于耳后,下肩,出臑外廉,出臂外,腕上,乘手背。是动则病:嗌痛,颔肿,不可以顾,肩似脱,臑似折,是肩脉主治。其所产病:颔痛,喉痹,臂痛,肘痛。为四病。

耳脉:起于手背,出臂外两骨之间,上骨下廉,出肘中,入耳中。是动则病:耳聋浑浑焞焞,嗌肿,是耳脉主治。其所产病:目外眦痛,颊痛,耳聋,为三病。

齿脉:起于次指与大指,上出臂上廉,入肘中,乘臑,穿颊,入齿中,挟鼻。是动则病:齿痛,颊肿,是齿脉主治。其所产病:齿痛,颊肿,目黄,口干,臑痛,为五病。

这是明显早于《灵枢·经脉》的文字,从这里可以窥见十二经脉理论成熟之前的状态。齿脉(手阳明脉)、耳脉(手少阳脉)、肩脉(手太阳脉)分别与相应部位的病候(即"是动则病"部分)有直接联系,也与"其所产病"有关(表3)。

表3　肩脉、耳脉、齿脉的相应部位及主治病候

经脉	相应部位病候("是动则病")	相关主治病候("其所产病")
肩脉	嗌痛,颔肿,不可以顾,肩似脱,臑似折	颔痛,喉痹,臂痛,肘痛
耳脉	耳聋浑浑焞焞,嗌肿	目外眦痛,颊痛,耳聋
齿脉	齿痛,颊肿	齿痛,颊肿,目黄,口干,臑痛

而与腧穴主治的关系,我们可以从《黄帝内经》其他篇章的文字中找到2条线索。如:

"臂阳明有入頄遍齿者,名曰大迎。下齿龋,取之臂"(《灵枢·寒热病》)。

"齿龋,刺手阳明;不已,刺其脉入齿中,立已"(《素问·缪刺论》)。

无论是"臂阳明"还是"手阳明",都与齿脉有密切的相关性。就部位来说,都应该是指手部或前臂部的腧穴。

分析《甲乙经》所记载的经穴主治,我们可以知道,"齿痛"是本经脉的主症,

①马王堆汉墓帛书整理小组编.五十二病方[M].北京:文物出版社,1979:14-15.

本经脉五输穴、原穴、络穴、郄穴均可以主治"齿痛",这"齿脉"名称内涵所在,更是构建手阳明经脉的针灸临床实践基础。

另外,梅健寒老师等[1]从《针灸甲乙经》《千金要方》和《千金翼方》《外台秘要》《铜人腧穴图经》《针灸大成》《循经考穴编》等六大文献,按其腧穴主治分别摘录归纳,并与十四经分布于人体各部的腧穴数量相互对照,发现四肢部的"分布穴数"与"主治穴数"几乎完全相等,相反的,头面胸腹等部位的"主治穴数"比"分布穴数"有多达 20 倍以上的差异。特别如眼睛,其局部分布腧穴仅有 6 个,但是全身能够治疗眼睛疾患的腧穴达到 120 个。因此推测,古人构建"经络"理论体系,其基础是四肢部腧穴的主治范围。假如四肢部的腧穴也只能治疗局部病,很可能针灸治疗疾病,还只是停留在"以痛为腧"的小圈子里,无法突破,更加不会去探索"经络"的理论体系了。

而四肢部腧穴的远部联系,可以在《黄帝内经》的其他篇章中得到验证。如《灵枢·根结》的足六经根结理论、手足六阳经的根溜注入理论等。足六经根结理论表达了足趾部 6 个腧穴分别与头面、胸腹等 6 个特定部位之间的对应关系。而手足六阳经根溜注入理论中,根穴位于手指和足趾端,溜穴位于手背或足跗上,注穴位于腕肘或踝膝之间,入又分上下为二,下入即同"络穴",上入位于颈项部。

综上分析,十二经脉理论的构建,具有坚实的临床实践基础,包括对病候的分析和认识,临床诊断结果的判断,尤其是脉诊,针灸临床治疗,尤其是四肢肘膝关节以远腧穴的主治作用等多个方面。充分认识这些临床实践基础,是我们应用经络原理指导临床再实践、探索经络理论本质等的源泉。

第三节　历代医家对十二经脉理论的临床解读

自《黄帝内经》构建和完善十二经脉理论以后,对后世中医理论和临床产生了巨大的影响。大凡中医发展史上有突出成就的医家,无不对十二经脉理论有过深入地研读和进一步阐释,促进了中医学术的不断进步和发展。

一、《伤寒论》与"六经辨证"

东汉张仲景"勤求古训,博采众方",著有《伤寒杂病论》(即《伤寒论》与《金匮要略》),创造性地将理、法、方、药熔为一炉,被后世尊为"方书之祖",不仅为方剂学之形成和发展奠定了基础,更是临床辨证施治的典范。

张仲景在《伤寒论》一书中,既有对疾病辨证施治的一般规律,又有对疾病辨

---

①江苏省中医学校针灸学科教研组. 经络起源的探讨[J]. 中医杂志,1957(4):216-219.

证施治具体实施之运用方法。《伤寒论》对疾病的认识和辨证施治的一般规律，是以六经分篇，即"辨太阳病脉证并治上"，"辨太阳病脉证并治中"，"辨太阳病脉证并治下"，"辨阳明病脉证并治"，"辨少阳病脉证并治"，"辨太阴病脉证并治"，"辨少阴病脉证并治"，"辨厥阴病脉证并治"等。为后世医家"六经辨证"之规范。具体来说，六经是指太阳、阳明、少阳之三阳，太阴、少阴、厥阴之三阴而言。虽然对于"六经"的理解，还有不同看法，但是离开经脉理论，尤其是经脉病候，就无法正确认识和把握《伤寒论》的"六经辨证"。

从源流来说，"六经辨证"并非张仲景原创，而是对《黄帝内经》理论的发展。与《伤寒论》"六经辨证"直接有承继关系的是《素问·热论》，原文描述了伤寒的传变过程、六经的相关性及其不同证候等：

"伤寒一日，巨阳受之，故头项痛，腰脊强。二日阳明受之，阳明主肉，其脉侠鼻络于目，故身热，目疼而鼻干，不得卧也。三日少阳受之，少阳主胆，其脉循胁络于耳，故胸胁痛而耳聋。三阳经络皆受其病，而未入于藏者，故可汗而已。四日太阴受之，太阴脉布胃中络于嗌，故腹满而嗌干。五日少阴受之，少阴脉贯肾络于肺，系舌本，故口燥舌干而渴。六日厥阴受之，厥阴脉循阴器而络于肝，故烦满而囊缩"（《素问·热论》）。

基于经脉循行、经脉病候，张仲景在《伤寒论》中将各经"病脉证"与治疗方药对应起来，构建了六经辨证体系。

宋代医家朱肱充分认识到张仲景六经辨治的寓意，首先提出"治伤寒者，先须识经络，不识经络，触途冥行，不知邪气之所在"（《类证活人书·卷一》）。朱肱在《类证活人书》第一卷，专论经络，并设图示意经络循行之路以辨六经病症。如：

"足太阳膀胱之经，从目内眦上头，连于风府，分为四道，下项，并正别脉上下六道以行于背……今头项痛，身体疼，腰脊强，其脉尺寸俱浮者，故知太阳经受病也。"

"足阳明胃之经，从鼻起，挟于鼻，络于目，下咽，分为四道，并正别脉六道上下行腹，纲维于身……故病患身热、目疼、鼻干、不得卧，其脉尺寸俱长者，知阳明经受病也。"

"足少阳胆之经，起目外眦，络于耳，遂分为四道，下缺盆，循于胁，并正别脉六道上下……故病患胸胁痛而耳聋，或口苦咽干，或往来寒热而呕，其脉尺寸俱弦者，知少阳经受病也。"

"足太阴脾之经，为三阴之首。其脉布于脾胃，络于嗌喉，故病患腹满而嗌干，尺寸俱沉细者，知太阴经受病也。"

"足少阴肾之经，其脉起于小趾之下，斜趣足心，别行者，入跟中，上至股内后廉，贯肾络膀胱。直行者，从肾上贯肝膈，入肺中，系舌本。伤寒热气入于脏，流于少阴之经。少阴主肾，肾恶燥，故渴而引饮。又经发汗吐下以后，脏腑空虚，津液枯竭，肾有余热亦渴。故病患口燥舌干而渴，其脉尺寸俱沉者。知少阴经受病也。"

"足厥阴肝之经……其脉循阴器而脉络于舌本也……凡病患烦满而囊缩，其尺寸俱微缓者，知厥阴经受病也。"

朱肱又运用六经理论，结合《伤寒论》的记载，对《素问·热论》伤寒病的认识加以注解和阐释，如："伤寒一二日，发热恶寒，头项痛，腰脊强，尺寸脉俱浮，此足太阳膀胱经受病也""伤寒二三日,身热,目疼,鼻干,不得卧,尺寸脉俱长,此足阳明胃经受病也""伤寒三四日,胸胁痛而耳聋,或口苦、舌干,或往来寒热而呕,其尺寸脉俱弦,此足少阳胆经受病也""伤寒四五日,腹满,咽干,手足自温,或自利不渴,或腹满时痛,尺寸俱沉细,此足太阴脾经受病也""伤寒五六日,尺寸脉俱沉,或口燥舌干而渴,或口中和而恶寒,此足少阴肾经受病也""伤寒六七日,烦满囊缩,其脉尺寸俱微缓,此足厥阴肝经受病也"。朱肱从足六经病候去认识《伤寒论》六经辨证的内涵,比较准确地把握了《伤寒论》六经辨证学术源流。

张仲景"六经辨证"的学术思想,是经络理论在方药证治方面的具体运用和实践,在后世得到进一步传承和发扬。如柯韵伯所说:"原夫仲景之六经,为百病立法,不专为伤寒一科。"《伤寒论》六经辨证,虽然是在探讨外感疾病的传变规律和论治的依据,但是亦涉及杂病,因此,六经辨证同样可用于杂病的辨证论治。

甚至有学者[①]提出"六经辨证是八纲辨证的基础",这是因为"八纲辨证是在伤寒六经的辨证内容上发展而来的,一是伤寒六经以阴阳为总纲,八纲辨证也是以阴阳为总纲的。二是伤寒六经以三阳统表证、热证、实证,以三阴统里证、寒证、虚证;八纲辨证也是以表证、热证、实证为阳,以里证、寒证、虚证为阴。三是在八纲辨证明确提出之前,伤寒论中的六经辨证实际上已包含了八纲辨证的精神,并成为临床医家医疗实践的准则。"只不过八纲辨证抽取了六经辨证里有关阴阳、表里、寒热、虚实的辨证内容,而舍弃了专属六经辨证的其他具体内容。似乎八纲辨证更加概括、更加富有指导作用。

二、《金匮要略》与"脏腑经络先后病"

尽管《灵枢·经脉》在构建十二经脉理论时,经脉理论与脏腑理论进行了融合,达到了高度一体化。但是在一般的学术层面,仍然将经脉和脏腑作为对等的两个概念进行认识和运用。较为经典的即是张仲景在《金匮要略》开篇即讨论"脏腑经络先后病脉证"。在讨论疾病的病因时提到:"千般疢难,不越三条;一者,经络受邪,入藏府,为内所因也;二者,四肢九窍,血脉相传,壅塞不通,为外皮肤所中也;三者,房室、金刃、虫兽所伤。"另外在讨论疾病传变时有"适中经络,未流传藏府,即医治之。"其中,经络病和脏腑病存在先后、浅深等关系。张仲景在这里,突出和强调临诊时需要作"脏腑经络先后病"的区分和思辨。

张仲景"脏腑经络先后病"的认识,是以《黄帝内经》病邪传变模式为基础的。《素问·皮部论》记载"邪客于皮则腠理开,开则邪入客于络脉,络脉满则注于经脉,经脉满则入舍于腑脏也",指出的外邪侵袭人体后,出现由皮肤到脏腑逐渐深入的传变模式:

---

①林涛.《伤寒论》六经辨证是中医辨证论治的纲领[J].中医研究,2009,22(1):16.

皮肤(腠理)→络脉→经脉→脏腑

这一传变模式,也是疾病逐渐加重的过程。脏腑作为疾病传变的最深层次和最里阶段,是危急重病候所在,若不及时治疗,可以危及生命。因此,这也是医生最为关注和注重的。尤其是秦汉时代的医疗水平,脏腑病将是临诊的主要难点之一。显然,张仲景受此认识影响较大,因此,在《金匮要略·脏腑经络先后病》中进一步指出:"若人能养慎,不令邪风干忤经络;适中经络,未流传藏府,即医治之。"临床上,作为诊断和鉴别诊断的主要内容之一,就是要区分经络病还是脏腑病,是先有经络病还是先有脏腑病。

张仲景"脏腑经络先后病"的辨别,也得到后世医家的认同,并有一定的发展。如清代医家徐大椿在《医学源流论》一书中,分以"治病必分经络脏腑论"和"治病不必分经络脏腑论"为题,专门从正反两面进行讨论。

治病必分经络脏腑论:"病之从内出者,必由于脏腑;病之从外入者,必由于经络。其病之情状,必有凿凿可征者。如怔忡、惊悸为心之病,泄泻、膨胀为肠胃之病,此易知者。又有同一寒热而六经各殊,同一疼痛而筋、骨、皮、肉各别。又有脏腑有病而反现于肢节,肢节有病而反现于脏腑。若不究其病根所在,而漫然治之,则此之寒热非彼之寒热,此之痒痛非彼之痛痒,病之所在全不关着,无病之处反以药攻之……故治病者,必先分经络脏腑之所在,而又知其七情六淫所受何因,然后择何经何脏对病之药,本于古圣何方之法,分毫不爽,而后治之,自然一剂而即见效矣。今之治病不效者,不咎己药之不当,而反咎病之不应药,此理终身不悟也"(《医学源流论·卷上·治病必分经络脏腑论》)。

治病不必分经络脏腑论:"病之分经络脏腑,夫人知之。于是天下遂有因经络脏腑之说,而拘泥附会,又或误认穿凿,并有借此神其说以欺人者。盖治病之法多端,有必求经络脏腑者,有不必求经络脏腑者。盖人之气血,无所不通,而药性之寒热温凉,有毒无毒,其性亦一定不移,入于人身,其功能亦无所不到。岂有其药止入某经之理?即如参耆之类,无所不补。砒鸩之类,无所不毒,并不专于一处也。所以古人有现成通治之方,如紫金锭、至宝丹之类,所治之病甚多,皆有奇效。盖通气者,无气不通;解毒者,无毒不解;消痰者,无痰不消。其中不过略有专宜耳。至张洁古辈,则每药注定云独入某经,皆属附会之谈,不足征也。曰:然则用药竟不必分经络脏腑耶?曰:此不然也。盖人之病,各有所现之处;而药之治病必有专长之功。如柴胡治寒热往来,能愈少阳之病;桂枝治畏寒发热,能愈太阳之病;葛根治肢体大热,能愈阳明之病。盖其止寒热,已畏寒,除大热,此乃柴胡、桂枝、葛根专长之事。因其能治何经之病,后人即指为何经之药。孰知其功能,实不仅入少阳、太阳、阳明也。显然者尚如此,余则更无影响矣。故以某药为能治某经之平凡则可,以某药为独治某经则不可。谓某经之病,当用某药则可;谓某药不复入他经则不可。故不知经络而用药,其失也泛,必无捷效。执经络而用药,其失也泥,反能致害。总之变化不一,神而明之,存乎其人也"(《医学源流论·卷上·治病不必分经络脏腑论》)。

从疾病的病因、病机、证候部位和性质等角度,徐大椿指出了临证区分经络脏腑的重要性;而从临证治疗用药时,金元时期产生了药物归经的认识,针对仅仅"执经络而用药"之弊,徐大椿提出了"不必分经络脏腑论"的观点,其实两者并不矛盾。无论从疾病诊断和鉴别诊断区分脏腑病或经络病,还是临床治疗方法和手段对脏腑或经络的影响,都是必要的和必需的。张仲景《金匮要略》"脏腑经络先后病"一文,为我们临床提供了规范的诊断思路。

值得注意的是,张仲景在《金匮要略·脏腑经络先后病》中,将经脉与脏腑作为两个相对独立的概念进行讨论,与此相对应,衍生出两个同样相对独立的概念——经脉病和脏腑病。后世医家、乃至当代,在提到经络病和脏腑病时,都是按此方式进行学术界定和认识的。而《灵枢·经脉》的作者,在构建十二经脉理论时,将经脉理论和脏腑理论做了深度融合,在经脉病候中出现相连属脏腑的病候,尤其是属五脏的手足六阴脉及其病候。两者之间的差异是显著的。

三、朱丹溪与"十二经脉见证"

十二经脉理论的临床价值,通过十二经脉病候得到了体现。在金元医家的学术视野中,十二经脉病候占有极其重要的价值和地位。金元医家朱丹溪,在《丹溪心法》的开篇,即是"十二经脉见证",按照先阳后阴、先足后手的顺序,详细罗列十二经脉病候(缺"手少阳三焦经见证"):

"足太阳膀胱经见证:头苦痛,目似脱,头两边痛,泪出,脐反出,下肿,便脓血,肌肉痿,项似拔,小腹胀痛,按之欲小便不得。

足阳明胃经见证:恶人与火,闻木声则惊狂,上登而歌,弃衣而走,颜黑,不能言,唇肿,呕,呵欠,消谷善饮,颈肿,膺、乳、气街、股、伏兔、胻外廉、足跗皆痛,胸傍过乳痛,口㖞,腹大水肿,奔响腹胀,胻内廉胕痛,髀不可转,腘似结,腨似裂,膝膑肿痛,遗溺失①气,善伸数欠,癫疾,湿淫心欲动,则闭户独处,惊,身前热,身后寒栗。

足少阳胆经见证:口苦,马刀挟瘿,胸中、胁肋、髀、膝外至胻、绝骨、外踝前诸节痛,足外热,寝寒憎风,体无膏泽,善太息。

手太阳小肠经见证:面白,耳前热,苦寒,颈、颔肿不可转,腰似折,肩、臑、肘、臂外后廉肿痛,臑臂内前廉痛。

手阳明大肠经见证:手大指、次指难用,耳聋辉辉焞焞,耳鸣嘈嘈,耳后、肩、臑、肘、臂外背痛,气满,皮肤壳壳然,坚而不痛。

足太阴脾经见证:五泄注下五色,大小便不通,面黄,舌本强痛,口疮,食即吐,食不下咽,急惰嗜卧,抢心,善饥善味,不嗜食,不化食,尻、阴股、膝、臑胻、足背痛,烦闷,心下急痛,有动

---

①失:按照文义,当为"矢"。矢气:放屁。

痛,按之若牢,痛当脐,心下若痞,腹胀肠鸣,飧泄不化,足不收,行善瘛,脚下痛,九窍不通,溏泄,水下后出余气则快然,饮发中满,食减,善噫,形醉,皮肤润而短气,肉痛,身体不能动摇,足溏肿若水。

足少阴肾经见证:面如漆,眇中清,面黑如炭,咳唾多血,渴,脐左、胁下、背、肩、髀间痛,胸中满,大小腹痛,大便难,饥不欲食,心悬如饥,腹大,颈肿,喘嗽,脊、臀、股后痛,脊中痛,脊、股内后廉痛,腰冷如冰及肿,足痿厥,脐下气逆,小腹急痛,泄,下肿,足胕寒而逆,肠癖,阴下湿,四指正黑,手指清厥,足下热,嗜卧,坐而欲起,冻疮,下痢,善思、善恐,四肢不收,四肢不举。

足厥阴肝经见证:头痛,脱色善洁,耳无闻,颊肿,肝逆颊肿,面青,目赤肿痛,两胁下痛引小腹,胸痛,背下则两胁肿痛,妇人小腹肿,腰痛不可俛仰,四肢满闷,挺长热,呕逆,血肿,睾疝,暴痒,足逆寒,胕善瘛,节时肿,遗沥,淋溲,便难,癃,狐疝,洞泄,大人癀疝,眩冒,转筋,阴缩,两筋挛,善恐,胸中喘,骂詈,血在胁下,喘。

手太阴肺经见证:善嚏,缺盆中痛,脐上、肩痛,肩背痛,脐右、小腹胀引腹痛,小便数,溏泄,皮肤痛及麻木,喘,少气,颊上气见,交两手而瞀,悲愁欲哭,洒淅寒热。

手少阴心经见证:消渴,两肾内痛,后廉、腰背痛,浸淫,善笑,善恐善忘,上咳吐,下气泄,眩仆,身热而腹痛,悲。

手厥阴别脉经见证(心主):笑不休,手心热,心中大热,面黄目赤,心中动"(《丹溪心法·十二经脉见证》)。[①]

此外,《丹溪心法》还列举了"手足阴阳经合生见证",如"头项痛:足太阳、手少阴。黄胆:足太阴、少阴……"

作者将"十二经脉见证"作为全书的首篇,无疑突出该部分内容的学术地位和纲领性作用。与《灵枢·经脉》所载十二经脉病候相比较,朱丹溪对经脉病候有一定的补充和调整,显示了朱丹溪对十二经脉理论的思考和发展。

朱丹溪对于十二经脉理论的解读,除了重视十二经脉病候外,还在临床疾病辨证、药物作用等方面,得到十二经脉理论的指导。如朱丹溪在《格致余论》一书中,专有"痈疽当分经络论"一节,指出"六阳经、六阴经之分布周身,有多气少血者,有少气多血者,有多气多血者,不可一概而论也。若夫要害处,近虚怯薄处,前哲已曾论及,惟分经之言未闻也。何则?诸经惟少阳、厥阴经之生痈疽,理宜预防,以其多气少血。其血本少,肌肉难长,疮久未合,必成死证。其有不思本经少血,遽用驱毒利药,以伐其阴分之血,祸不旋踵矣"(《格致余论·痈疽当分经络论》)!并附三个医案,进一步强调"痈疽当分经络"。此外,朱丹溪还在所著《本草衍义补遗》中,有用经脉学说解释中药本草学特性。如:人参"入手太阴而能补阴火";羚羊角"入厥阴经为捷";木香"行肝经气";射干"行太阴、厥阴之积痰"等等。

由此可见,金元医家朱丹溪,对于十二经脉理论在临床实践中应用是多方面的,不仅运用以分析证候,而且还指导运用。

---

①朱丹溪.金元四大家医学全书·丹溪心法[M].天津:天津科学技术出版社,1994:1120.

对十二经脉病候的重视，不仅是金元医家，也对明代以及明代以后产生了影响。与朱丹溪同时代的医家杜思敬，著有《针经节要》一书，全书主要讨论了"十二经是动所生之病"，罗列了十二经脉病候。而明代中期新安医派的代表性人物——汪机，著有《针灸问对》一书。基于"集切脉观色数条于前，继集诸经病症数条于后。盖欲学人备举兼尽，庶不陷于一偏，免致杀人于无知无识；阴谴之报，或可以少逭也"的考虑，汪机故著录有"十二经见证歌"一篇：

"肺经多气而少血，是动则病喘与咳，肺胀膨膨缺盆痛，两手交瞀为臂厥。所生病者为气嗽，喘渴烦心胸满结，臑臂之内前廉痛，小便频数掌中热。气虚肩背痛而寒，气盛亦疼风汗出，欠伸少气不足息，遗矢无度溺变别。

大肠气盛血亦盛，是动频肿并齿病。所生病者为鼻衄，目痛口干喉痹候，大指次指用为难，肩前臑外痛相参。

胃经多气复多血，是动欠伸面颜黑，凄凄恶寒畏见人，忽闻木音心震慑，登高而歌弃衣走，甚则腹胀气贲响，凡此诸疾骭厥竭。所生病者狂疟说，湿温汗出鼻血流，口喎唇胗喉痹结，膝膑疼痛腹胀兼，气膺伏兔骭外廉，足跗中指俱痛彻；有余消谷溺黄色，不足身前寒振栗，胃房胀满不消食，气盛身前热似蒸，此是胃经之病真。

脾经气盛而血衰，是动其病气所为，食入即吐胃脘痛，更兼身体痛难移，腹胀善噫舌本强，得食①与气快然衰；所生病者舌肿痛，体重不食亦如之。烦心心下仍急痛，泄水溏瘕寒疟随，不卧强立股膝肿，疸发身黄大指痿。

心经多气少血宫，是动心脾痛难任，渴欲饮水咽干燥；所生胁痛目如金，胁臂之内后廉痛，掌中有热向经寻。

小肠气少还多血，是动则病痛咽嗌，颔下肿兮不可顾，肩似拨兮臑似折；所生病主肩臑痛，耳聋目黄肿腮颊，肘臂之外后廉痛，部分尤当细分别。

膀胱血多气犹少，是动头疼不可当，项似拨兮腰似折，腘强痛彻脊中央，胭如结兮腨如裂，是为踝厥筋乃伤；所主疟痔小指废，头囟顶痛目色黄，腰尻腘脚疼连背，泪流鼻衄及癫狂。

肾经多气而少血，是动病饥不欲食，喘嗽唾血喉中鸣，坐而欲起面如垢，目视䀮䀮气不足，心悬如饥常惕惕；所生病者为舌干，口热咽痛并脊痛，股内后廉并脊疼，心肠烦痛疸而澼，痿厥嗜卧体怠惰，足下热痛皆骨厥。

心包少气原多血，是动则病手心热，肘臂挛急腋下肿，甚则胸胁支满结。心中澹澹或大动，喜笑目黄面赤色。所生病者为烦心，心痛掌中热之疾。

三焦少血还多气，是动耳鸣喉肿痹；所生病者汗自出，耳后痛兼目锐眦。肩臑肘臂外皆疼，小指次指亦如废。

胆经多气而少血，是动口苦善太息，心胁疼痛难转移，面尘足热体无泽。所生头痛连锐眦，缺盆肿痛并两腋，马刀挟瘿生两旁，汗出振寒痎疟疾，胸胁髀膝至跗骨，绝骨踝痛及诸节。

肝经血多气少方，是动腰疼俯仰难，男疝女人少腹肿，面尘脱色及咽干；所生病者为胸满，呕吐洞泄小便难，或时遗溺并狐疝，临症还须仔细看"（《针灸问对·卷下·十二经见证歌》）。

由此可见，对比分析汪机所著"十二经见证歌"与朱丹溪"十二经脉见证"，两

---

① 食：《灵枢·经脉》为"得后与气，则快然如衰"。

者有一定区分。汪机所表述的内容,与《灵枢·经脉》的文字内容接近,只是以歌诀的形式出现;而《丹溪心法》"十二经脉见证"与《灵枢·经脉》十二经脉病候在体例和内容方面,还是有一定差异的,可能丹溪另有所本。但不管依据如何,金元至明清医家,对于十二经脉理论,尤其是十二经脉病候的关注和认识,是有一定深度的。

四、张元素与"药物归经"

十二经脉理论在后世的重要发展之一,即是在表述药物作用特点和临床效应,注重药物作用的靶点和各部效应之间的关系,产生了"药物归经"的概念和理论。其中,尤其以金元医家张元素为代表。

张元素是易水学术流派的代表人物,不仅对脏腑病机有深入的研究,还以《黄帝内经》理论为指导,对药物的气味、升降浮沉、补泻、药性特点、药物对人体某个部位的特殊作用及药效等多个方面,进行过深入研究。首先提出了"药物归经"的概念,并阐述其理论,使在治病过程中更加发挥药物的靶向性作用。

张元素提出药物归经理论的主要依据,张恭①总结有五个方面:①从药物的气味、升降浮沉来探讨药物的归经;②依据药物的补泻进行归经;③依据药物的药性之长归经;④依据引经药归经;⑤依据药物的疗效归经。张元素药物归经理论的创立,指出了某一药物作用于人体的靶向性部位,提示了药物与特定脏腑组织器官之间的亲和关系。将药物归属某经——即"归经"深化了对药物特性的认识,尤其是从药效学的角度,提示在临诊处方过程中,有利于针对性选择用药,达到特异的治疗效果。

张元素药物归经理论的创立,是对脏腑经络理论及辨证施治的进一步总结和发展,对后世遣方用药产生了卓著的影响。首先得到了弟子李东垣、再传弟子王好古等人的传承和发扬。李东垣的《用药法象》和王好古的《汤液本草》均对归经理论加以充实和发挥,使药物归经理论更加系统化、体系化。明代李时珍深受张元素等的归经理论和用药法式的影响,并著录于《本草纲目》序例中,为归经理论的传播作出了重要贡献。此外,明代许多医家倡导并遵循"其在发明经旨,适当于用"的原则,研究归经理论,为归经理论广泛地运用于临床,打下了良好的基础。清代是归经理论研究最为活跃的一个时期,也是该理论发展成熟的时期。著录的书目,也是前代无以伦比的;并出现了研究药物归经的专著,如《药品化义》(贾所学)、《医学指归》(赵观澜)等;还有论述药物及方剂归经作用的,如《医医偶录》(陈修园)等。不同医家,或以药物形色、或以气味、或以药用部分、或以药物疗效等不同角度,结合脏腑经络理论来阐述药物归经,进一步充实和完善了

---

①张恭.张元素归经理论探析[J].四川中医,1995(4):4-5.

药物归经理论的内容,促进了理论体系的临床应用。近代医家张山雷,在所著《藏府药式补正》一书中,把归经理论和临床用药规律提纲挈领地加以归纳,形成了临床分经用药的基本规范。

当代药理学和药效学研究也发现,药物作用于人体后,并不是对所有组织器官都起同样的作用,而只是对某些组织或器官发生明显的作用,而对其他组织或器官没有作用或没有明显作用。药物作用存在某种趋向性或特定的靶向性,并在病理状态下还可以发生明显加强、减弱或偏向。当代药理学和药效学的这种认识,与古代本草学中的药物归经有着相似的视角,只是认识的层次、精度和方法存在差异。

另一方面,药物归经的存在,从临床效应角度验证了人体不同部位之间、不同组织器官之间以及特定部位和特定组织器官存在的联系,为经络理论的临床研究提供了一个有效的切入点。

五、马莳与"习医之第一要义"

自《灵枢·经脉》构建和完善十二经脉理论以来,历代医家都以此为习医登堂之门户、出神入化之阶梯。这是因为,经络是运行全身气血、联络脏腑肢节、沟通表里上下的独特系统。经络作为中医学理论体系的重要组成部分,是分析人体生理、病理和进行辨证论治的重要依据,具有极其强大的阐释功能,因此,学医者必须掌握经络的理论知识,才能探求病证根源,判断阴阳气血的盛衰,推断疾病部位的浅深。经络理论不仅应用于针灸、推拿、气功,而且对内、外、妇、儿等临床各科均有着十分重要的指导意义。与藏象学说,气血理论等结合,能完整地阐释人体的生理功能、病理变化,并指导诊断和确定治法。为此,明朝中叶医家马莳指出:"《灵枢·经脉》为习医之第一要义"。诚然,古代有一些医家即是以《灵枢·经脉》为学医之门径,并在临床不断参悟。

其实,经络理论的重要性,除了《灵枢·经脉》本身的文字外,在《黄帝内经》其他章节中,还通过雷公的问话不断被强调。汉代医籍《伤寒杂病论》《脉经》等无不体现经络理论的影响。宋代医家窦材所撰《扁鹊心书》上卷第一节即是"当明经络",提出了学习和掌握经络的重要性,以及对中医临床的治疗作用。并引用谚语——"学医不知经络,开口动手便错",一方面提示了窦材对经络价值的认识,另一方面提示在南宋及其之前,医家对经络理论的普遍重视。

从临床角度,窦材在《当明经络》一文中指出,假如不懂经络,则"无以识病证之根源、究阴阳之传变"。因为无论是伤寒还是其他百病,都有一定的定处,所以需要熟悉经络,然后辨别疾病所在的部位。这样,诊断才能明确,处方用药才有针对的部位。并且还认为,古代望诊,也需要依赖于"熟其经络";而假如不明经络,只掌握了药性和病机等,则无法对疾病作出明确的定位诊断,则治疗时"漫将药试"。并针对当时"时医""经络部位乃外科治毒要法,方脉何藉于此"的观点提出批评,认为诊治疾病,需要知晓阴阳交接、脏腑递更,这样才能审察疾病情因。由此,窦材总结道"经络为识病之要道",而假如不掌握经络理论,则"焉望其宗主《黄帝内经》、研究《伤寒》、识血气之生始、知营卫之循行"。

窦材的这种认识,得到后世医家的相应。如朱丹溪在《丹溪心法》开卷第一节就以"十二经见证"为题,将概述了十二经脉病候,内容上也较《灵枢·经脉》有新的补充,杜思敬《针经节要》第二节即为"十二经是动所生之病";内容上也结合脏腑病症有了一定的补充。明清医家,不仅对经络理论进行深入研究和阐述,提出了"经络分野"、"经络分部"、"动穴验病"、"经脉变动"、"系络"、"缠络"等相关概念和术语;而且进一步阐明经络理论的临床价值,提出了如"不知十二经络,开口举手便错"(清代高世栻《医学真传·先生自述》)、"凡治病,不明脏腑经络,开口动手便错"(清代喻嘉言《医门法律·明络脉之法》)、"学医而不读《灵》、《素》,则不明经络,无以知致病之由"(清代费伯雄《医方论·发凡》)等观点。

由此可见,经络理论非为针灸所特色,而是适用于临床各科,尤其是帮助认识疾病、分析疾病。因此,临床医生不知晓经络理论,就无法分经辨证、确定病位、预测病邪传变,更不能循经取穴,分经用药,如此,无论分析病情、诊断疾病还是治疗病痛,就只能"开口动手便错"了。

第二章 十二经脉理论的临床应用

第一节 手太阴肺经理论的临床应用

一、手太阴肺经理论概述

手太阴肺经是十二经脉中的第一条脉。古代医家在构建十二经脉理论时，将手太阴肺经作为起始经脉，主要基于对"气"和"气化"功能的重视，也是"肺朝百脉"理论的具体体现。完整理解手太阴肺经的生理功能和病理变化，除了重视"手太阴肺经"的论述外，还需要关注手太阴之别（络脉）、手太阴之正（经别）、手太阴经筋和手太阴皮部等论述。

（一）手太阴肺经循行部位与病候

肺手太阴之脉。起于中焦，下络大肠，还循胃口，上膈属肺。从肺系，横出腋下，下循臑内，行少阴、心主之前，下肘中，循臂内上骨下廉，入寸口，上鱼，循鱼际，出大指之端；其支者，从腕后，直出次指内廉，出其端。

是动则病：肺胀满、膨膨而喘咳、缺盆中痛，甚则交两手而瞀，此为臂厥。是主肺所生病者：咳，上气，喘咳，烦心，胸满，臑、臂内前廉痛、厥，掌中热。气盛有余则肩背痛，风寒，汗出，中风，小便数而欠。气虚则肩背痛寒，少气不足以息，溺色变。（《灵枢·经脉》）

（二）手太阴之别（络脉）循行部位与病候

手太阴之别，名曰列缺。起于腕上分间，并太阴之经，直入掌中，散入于鱼际。其病，实则手锐掌热；虚则欠㰦，小便遗数。取之去腕寸半，别走阳明也。（《灵枢·经脉》）

（三）手太阴之正（经别）循行部位与联系

手太阴之正，别入渊腋，少阴之前，入走肺，散之大肠；上出缺盆，循喉咙，复合阳明。（《灵枢·经别》）

（四）手太阴经筋循行部位与病候

手太阴之筋。起于大指之上，循指上行，结于鱼后，行寸口外侧，上循臂，结肘中，上臑内廉，入腋下，出缺盆，结肩前髃，上结缺盆，下结胸里，散贯贲，合贲下，抵季胁。

其病，当所过者支转筋痛，甚成息贲，胁急、吐血。治在燔针劫刺，以知为数，以痛为输，名曰仲冬痹也。（《灵枢·经筋》）

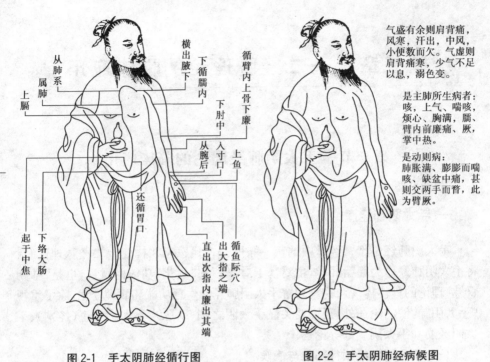

图 2-1　手太阴肺经循行图　　　　　图 2-2　手太阴肺经病候图

二、手太阴肺经理论衍义

(一)归于手太阴肺经腧穴举要

归于手太阴肺经的腧穴,有一个逐步增加的过程。

《黄帝内经》有"肺,出于少商……为井;溜于鱼际……为荥;注于太渊……为腧;行于经渠……为经;入于尺泽……为合。手太阴经也"(《灵枢·本输》)的记载,提示当时仅有 5 个腧穴归于手太阴肺经。该 5 穴现为手太阴肺经的五输穴。

宋代《铜人腧穴针灸图经》有"手太阴肺经左右凡二十二穴"的记载,即有中府、云门、天府、侠白、尺泽、孔最、列缺、经渠、太渊、鱼际、少商 11 穴归于手太阴肺经。当代手太阴肺经经穴,与《铜人腧穴针灸图经》同。

(二)归手太阴肺经药物举要

依据高学敏[①]主编《中药学》,归入手太阴肺经的药物主要有:

麻黄、桂枝、生姜、细辛、薄荷、桑叶、菊花、升麻、石膏、知母、栀子、黄芩、金银花、连翘、鱼腥草、玄参、甘遂、藿香、佩兰、厚朴、薏苡仁、车前子、木通、干姜、丁香、陈皮、莱菔子、半夏、天南星、白芥子、贝母、瓜蒌、竹沥、前胡、桔梗、杏仁、紫菀、款冬花、枇杷叶、桑白皮、洋金花、罗汉

---

①高学敏. 中药学［M］. 第 2 版. 北京:中国中医药出版社,2007.

气盛有余则肩背痛,风寒,汗出,中风,小便数而欠。气虚则肩背痛寒,少气不足以息,溺色变。

是主肺所生病者:咳、上气、喘咳、烦心、胸满、臑、臂内前廉痛、厥、掌中热。

是动则病:肺胀满、膨膨而喘咳、缺盆中痛,甚则交两手而瞀,此为臂厥。

果、冰片、人参、黄芪、山药、甘草、蜂蜜、紫河车、蛤蚧、冬虫夏草、阿胶、沙参、百合、麦冬、天冬、黄精、五味子、乌梅、罂粟壳、常山、砒石、硼砂等。

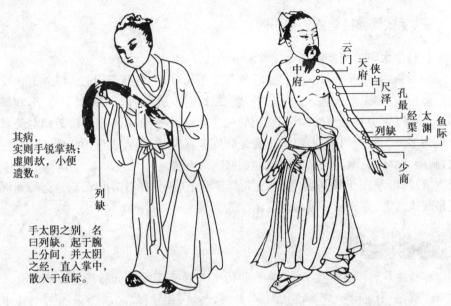

其病，实则手锐掌热；虚则欠，小便遗数。

手太阴之别，名曰列缺。起于腕上分间，并太阴之经，直入掌中，散入于鱼际。

图 2-3　手太阴络脉循行与病候图　　图 2-4　手太阴肺经经穴图

表 4　手太阴肺经腧穴主治提要简表

部位	穴名	主治	
		本经及脏腑重点病症	特殊或全身病症
胸部	中府	咳嗽、气喘、胸痛	
	云门	咳嗽、气喘、胸痛	
胸部：胸、肺疾患			
上臂	天府	气喘	鼻衄
	侠白	咳嗽	
肘	尺泽	咳嗽、咳血、气喘、胸满	潮热
前臂	孔最	咳嗽、咳血	
	列缺	咳嗽	喉肿、口歪、偏正头痛
	经渠	咳嗽	咽喉肿痛
腕关节	太渊	咳嗽、喘咳	咽肿
掌	鱼际	咳嗽、咳血	咽喉肿痛
拇指端	少商	咳嗽	咽喉肿痛、中风昏迷
手臂部：喉、胸、肺病，热病			

(三)与手太阴肺经联系的组织器官

手太阴肺经起于中焦,属肺、络大肠,联系胃及肺系。

三、手太阴肺经病症治要与验证

(一)手太阴内属肺脏病症治验

肺居胸中,司呼吸,主一身之气,外与皮毛相合,上与喉鼻相通。故外邪由皮毛口鼻而入,多先犯于肺。肺主治节,朝百脉,与五脏六腑的关系最为密切,故肺病日久可以影响其他脏腑,其他脏腑的病变亦可影响肺,其中以脾肺兼病与肺肾兼病为多见。肺病的病理变化,主要是肺气宣降失常,证候表现为咳嗽、哮喘、咯血、胸闷、胸痛、鼻塞、流涕、鼻衄、咽喉肿痛、失音等。

(1)肺经腧穴止咳平喘:肺经腧穴都具有止咳平喘的作用,无论是胸膺局部还是肢体远道,都显示了较好的临床疗效。

🔖 临床报道[①]

解秸萍等选择具有喘息、喉鸣症状的支气管哮喘或慢性喘息型支气管炎患者 100 例,分别电针少商、鱼际、太渊、经渠、列缺、丘墟、肺俞,观察 7 穴对咳喘患者即刻平喘作用的特异性。结果肺俞平喘效果最佳,丘墟效果最差,上述肺经 5 穴效果次于肺俞优于丘墟,统计学有极其显著性差异($P<0.005$)。肺经五穴间比较无显著性差异($P>0.05$)。

🔖 典型病例

冯某,男,51 岁。1993 年 12 月 19 日上午 9 时观察。主诉:外感诱发支气管哮喘 1 周余。1993 年 7 月由于工作疲劳突然出现喘息,喉间哮鸣,呼吸困难,大汗淋漓,经在附近医院诊治,诊为"支气管哮喘",经治疗痊愈。同年 12 月 12 日因外感又发作,遂住院治疗,经消炎及扩张支气管药物治疗,病情已有缓解,但每天晨起病情加重。刻下症状:喘息胸闷(++),不能平卧,咳嗽痰多色白,腰酸腿软,动则喘,口渴喜凉饮,纳差,二便正常。查:舌质淡舌尖红,苔白,脉略数,呼吸次数 20 次/分,心率 110 次/分,两肺满布哮鸣音(+++)。治疗:取经渠(双),直刺 0.2 寸,得气后加电针,频率 20 次/秒,波型为连续波,强度以患者可耐受为度,其间每 10 分钟加大强度一次。留针 5 分钟后,喘息减轻(+),肺部哮鸣音减少为中等(++),10 分钟后,肺部哮鸣音减少为少量(+),20 分钟后,喘息胸闷消失(-),肺部哮鸣音仍有少量(+),呼吸次数为 18 次/分,心率为 110 次/分。

---

①解秸萍,耿恩广. 电针治疗咳喘的穴位特异性观察[J]. 中国针灸,1996(2):28-30.

遂起针,改针双侧鱼际,向掌心方向直刺 0.8 寸,得气后加电针,方法如上。20 分钟后肺部仍有少量哮鸣音(十),呼吸次数无变化,心率 105 次/分,遂起针。

按语:肺经部分腧穴,显示了止咳平喘的特殊作用。如孙兰英对按压鱼际的止喘作用作了观察。

典型病例①

林某,女,13 岁。三岁患咳嗽、哮喘,严重时,动则喘促、张口抬肩、大汗淋漓,甚则小便失禁,每日均需服止喘药 2～3 次。今年 7 月 15 日来诊时,哮喘大作,面色晦黯,唇紫肢冷,即按压双侧鱼际,以大拇指指腹按压在穴位上,食指顶挟住虎口或合谷上,大拇指行顺时针揉按,由轻到重,反复 10 次,经过 5 分钟,渐渐喘止,休息半小时平息如常。

(2)通腑治疗咳喘病:通过手太阴肺经"属肺""络大肠",加强了肺与大肠相表里的关系。慢性咳喘病患者临床可以常常伴有便秘,另一方面,也可以通过通腑的方法治疗咳喘病。尤其是在慢性咳喘急性发作兼有便秘的患者,常常通过上病下取的方法,通大肠腑,腑气得降、肺气也得到宣降,故而咳喘得以平息,达到非止咳而咳止、非平喘而喘平的效应。手太阴肺经肺"属肺""络大肠"的这种相表里关系,临床也提示肺卫高热患者,可以通过通大肠泻肺热的方法,达到退热的效果。

典型病例②

高某,女,36 岁。主证:胸膈满闷,腹胀,胸背痛,咳喘不得卧,痰黄黏稠不易咳出,大便干涩不畅,舌红苔黄,脉弦数。曾用止咳平喘法治之,投华盖散等效果不著。改用通肠泻肺法:大黄、芒硝、枳壳、桔梗、桑白皮、地骨皮、黄芩。二剂后大便通,咳喘止。

(3)培土生金法治疗慢性肺病:"肺手太阴之脉,起于中焦",中焦为脾胃所属,提示肺经虽然内属于肺脏,而根于胃。按照五行学说,胃属土、肺属金,土能生金,故胃腑能够生养肺脏和肺脉。因此,生理上,"食气入胃……淫精于脉。脉气流经,经气归于肺,肺朝百脉……饮入于胃,游溢精气,上输于脾。脾气散精,上归于肺,通调水道,下输膀胱"(《素问·经脉别论》);而病理上,脾胃虚弱,肺病

①孙兰英.指压鱼际穴止喘[J].福建中医药,1984(5):43.
②程绍恩,于沧江.肺与大肠经脉循行的临床应用体会[J].吉林中医药,1983(3):28-29.

则迁延难愈。临床对于脾胃虚弱、土不生金,而出现慢性肺病迁延不愈的患者,需要在肺经"起于中焦"的理论指导下,运用培土生金法治疗。

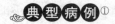 典型病例①

高某,女,37岁,家务。患肺病10年余,经某医院确诊为肺结核。长期抗痨治疗,反复不愈。现症:咳嗽气短,时有胸痛、头晕自汗,纳少乏力、形体消瘦,面色㿠白,舌淡少苔,脉沉弱。前医用止咳养阴固金等药,疗效不佳。我们辨本证为肺气虚,以培土生金之法,方用六君子汤加减治之。三剂,咳嗽减轻,饮食增进。六剂,诸症好转,体力增强。继以六君子汤加生百合、生山药、款冬花、紫菀等药蜜丸,连服3月而愈。

(4)前胸外侧治疗外感表证(感冒):"横出腋下",即手太阴肺经在腋下部位完成了由里达表的过程。在外感和内伤疾病、肢体和内脏疾病之间,"腋下"是一个极其重要的部位。林泉胜等②认为,肺经"横出腋下"到体表的部位,应为从腋下部位到腋前包括中府、云门在内的一个区域范围。并依据上述理论,首创肺经出口周围穴位拔罐疗法以诊断并治疗外感欲病和外感病早期。通过临床50例患者的治疗和验证,认为应用肺经出口周围穴拔罐疗法,是诊断并治疗外感病具有较高临床价值的一项新发现。

(二)手太阴内络大肠腑病症治验

手太阴经脉联络于大肠,肺与大肠在体内就形成了上下相合的关系,在生理上相互为用,在病理上则相互影响。如小儿高热咳喘,多伴有肠鸣腹泻,则热退喘平;成人大肠热结便秘,往往兼有咳嗽气促。肺脉"下络大肠"的理论,在治疗上提示了通腑泻肺法的运用。

(1)宣肺通便治疗习惯性便秘:肺主宣发、肃降,从而维持了人体的新陈代谢。肺与大肠相表里,肺的宣发肃降,对保持大肠腑气的通顺,有着重要作用。若肺失宣肃,则大肠传导功能失职,致大便秘结,或大便不通。用宣肺通便法,可收良效,如宣肺通便汤,药用:桑白皮、杏仁、桔梗、枳壳、前胡、紫苏子、瓜蒌仁、郁李仁、芦根、甘草。用于肺失宣降,阴虚肺热等肺系疾病而致的便秘,其效最捷,非承气类、麻仁类方所能及。主要取其正本清源,启上通下之用,为治病求本、通便之良法。

从另一侧面讲,大便通调,也有利于肺气的宣降。因此通利大便,又是治肺病的一条途径,保持大便通畅,有利于肺病的治愈。在治肺病的方剂中,加用通

①程绍恩,于沧江.肺与大肠经脉循行的临床应用体会[J].吉林中医药,1983(3):28-29.
②林泉胜,王本显.拔罐法诊断治疗外感欲病新探[J].中国针灸,2005(9):636-638.

便药,可提高疗效,加速愈程。如在临证中,用麻杏石甘汤加鱼腥草、桑白皮、大黄、瓜蒌,治疗小儿肺炎,其发热、咳嗽、肺部啰音均很快消失,说明通利大便,对治疗肺病有一定的临床意义。

(2)慢性腹泻从肺论治:肺为华盖,下与大肠相表里,故肠腑之变化传导与肺之宣肃功能关系密切。临证时,若久调脾肾肝而腹泻如故者不妨审其虚实,转治于肺,以收其效。至于其中之理,前人早有论述。如喻嘉言所言"至若秋月伤于肺者,伤肺之燥也与秋伤于燥,冬生咳嗽同是一病。但在肺则为咳嗽,在大肠则为飱泄,所谓肺移热于大肠,久为肠澼者,即此病也。但使肺热不传于大肠,则飱泄自止。惟务止泄,以燥益燥者多矣"。赵养葵亦指出"治积痰在肺致其所合大肠之气不固者,涌出上焦之痰,则肺气下降,而大肠之虚自复矣"。

🌸典型病例①

李某,女,45岁。1993年1月15日诊。患者3月前因感寒而咳嗽胸闷,便溏次频,服用数种抗生素,其效不著。刻诊:面色少华,言语无力,胸闷咳嗽,咳甚则小便遗。大便频作,需不时更换内裤,便溏无,日行10余次,舌淡苔薄白滑,脉沉细。证属肺气虚寒,累及配腑。治宜温养气阳、敛肺固肠。投以温肺固肠汤加味炙甘草、干姜、五味子、益智仁、煨诃子、川厚朴各9g,党参、黄芪各15g,炙麻黄6g。5剂后,胸闷症除,咳嗽减轻,且咳而无便遗,大便渐实,日行3~4次,上方去益智仁,继服10剂而愈。

(三)手太阴联系其他脏腑器官病症治验

(1)列缺治疗前阴病:《灵枢·经脉》记载列缺主治小便异常,《千金要方》进一步发展,有主治"男子阴中疼痛、尿血、失精"等前阴病症;《扁鹊神应针灸玉龙经》记载有"妇人血气不利、胎衣不下"等妇产科疾病。列缺主治前阴的古代文献至此较为完整和全面。当代医家在临床上进一步观察列缺与前阴之间的联系。

🌸临床报道②

张红林等对15例虚寒型痛经患者,刺激其双侧列缺时,有10例出现了明显的传导到子宫的远端循经感传现象,且痛经症状随即迅速消失,小腹子宫部感到温暖或轻松;另外5例虽未有明显循经感传现象,但痛经症状也得到了缓

---

①南晋生.慢性腹泻从肺论治临证心得[J].实用中医药杂志,1997(6):30.
②张红林,朱文宏,周宏.列缺治疗虚寒型痛经及其通任脉的循经感传现象[J].北京中医药大学学报,1994(1):32.

解。说明列缺具有较好的治疗虚寒型痛经的疗效,起作用与其循经感传现象有关。

作者进一步观察了针感刺激从列缺到少腹部的传导路径:

当刺激列缺时,感传沿肺经上行,上腋到达中府、云门。10例中有3例在中脘出现温暖感,然后沿任脉向下感传至小腹子宫部;另外7例在肋缘下出现沿胃经向下的感传,当向下感传到气冲后,横行折入任脉,到达小腹子宫部。另外我们又观察了2例做了子宫切除的患者,当刺激列缺时,也能激发出感传到任脉的循经现象。这条感传路线是:从列缺沿肺经上传至中府、云门,然后分为两支:一支从中府在锁骨下横行至肾经的俞府,然后横行至胸骨中线,折向上,至天突;另一支从中府、云门直接与胃经相交,沿乳中线下行至肋缘,在腹部沿胃经继续下行,至水道、归来,然后斜行进入子宫部位。

(2)理肺气消胃痞:肺脉"还循胃口",临床所见之咳喘患者,多兼有恶心呕吐,乃肺失肃降,胃气上逆所致。故胃肠病变多与肺脏、肺经的功能失调有关。如程绍恩等[1]在临床上治疗胃脘气痛或恶心呕吐等病的方剂中,加入理肺气的药物则效果较好。

(3)宣肺利尿:手太阴肺经病候"风寒,汗出,中风,小便数而欠"提示,肺气和膀胱气化之间的相关性,临床可以通过宣肺气达到利小便的奇效。同时,也可以印证"肺主通调水道"的生理功能。

典型病例[2]

王某,男,65岁,1983年11月10日诊。患慢性咳嗽已5年,1年来常见小便不畅,多处医院检查,均诊为慢性气管炎、慢性前列腺炎。病情缠绵,时轻时重。近因着凉,咳嗽喘促,胸膈闭闷,昨始小便不通,急延余诊。时见头痛鼻塞,骨节疼痛,腰背酸楚,恶寒发热无汗,体温38℃,咳喘胸闷,不能平卧,小便不通,舌苔白润,脉浮紧有力。辨证为寒邪外束,肺失宣降,通调失职,太阳经脉失利,膀胱气化失司。治宜解表散寒,宣降肺气,投麻黄汤加味。药用麻黄、桂枝、杏仁各6g,甘草3g,通草5g,车前子10g,服药两剂,微微汗出,寒热身痛均除,咳嗽大减,小便畅行,再以温肺化痰之剂调治而愈。

此例患者同时患有"慢性气管炎""慢性前列腺炎",当外感发作的时候,不仅有呼吸道症状出现,也出现小便异常的证候。后者往往归为膀胱腑病或者太阳

①程绍恩,于沧江.肺与大肠经脉循行的临床应用体会[J].吉林中医药,1983(3):28-29.
②叶益丰."提壶揭盖"法验证[J].陕西中医,1989(11):527.

病入里所致。

（4）宣肺涩尿：通过宣肺，可以约束膀胱气化功能，收涩尿液，治疗尿频、尿失禁、遗尿等病症。

典型病例①

程某，男，58岁，1986年3月8日诊。咳嗽3月余，近日加剧，喘促不能平卧，尿频日夜50余次，有时不能自控，伴恶寒发热无汗，体温37.8℃，头痛身楚，舌质淡，苔薄白，脉浮紧。辨证为寒邪外束，肺气失宣，不能布津，水液直下，太阳经脉失利，膀胱之气失约。治宜解表散寒，宣肺平喘，投麻黄汤加味。药用麻黄、桂枝、杏仁各6g，甘草3g，益智仁、桑螵蛸各10g。服药两剂，身出微汗，寒热除，头身疼痛减轻，咳嗽大减，尿次减少，原方减桂枝，加桑白皮、桔梗，继服两剂，诸病消失，小便如常。

按语：此例患者以咳喘加剧伴有尿频为主症特点，是手太阴肺经病候"喘咳……小便数而欠……溺色变"（《灵枢·经脉》）等证候的临床再现。小便异常的证候，虽然也可以被认识是"太阳经脉失利，膀胱之气失约"的原因，但是本质上属于手太阴肺经病候，故而通过宣肺平喘的治疗，达到约束膀胱气化，小便次数恢复正常的临床疗效。

（5）清肺复聪：通过清肺、肃肺等治疗，宣畅气机、清热泻火，可以治疗耵耳、耳鸣耳聋等耳部病症。

典型病例②

庞某，男，72岁，北海市高德公社人。初诊：素体阴虚，近患外感，咳嗽痰稠，耳聋失聪。曾经诊治，均以高年体虚，投以补益，愈补愈聋。到我处就诊时，脉沉细，耳鸣如蝉或如雷，目眩心悸，步履艰难，呈现一派虚象；而胸痛，咳嗽，口苦舌干，又是手太阴肺经肃令不行，清阳不升之证。诊为肺家实热。治疗以清肺为主：桑白皮3钱，桔梗2钱，牛蒡子3钱，通草钱半，蝉衣钱半，北杏2钱，桑叶3钱，木蝴蝶钱半，薏苡仁1两，双钩藤4钱，水煎服，连服两剂。2天后复诊，耳聋已愈半，咳痰咽干亦减，尤以卧下最舒。照上方加枳壳3钱，升麻1钱，升清降浊，再服两剂而愈。

（四）手太阴外循肢节病症治要与验证

手太阴肺经循行于肢节的部位，除了前胸和后背上外侧外，还有分布于上肢

---

①叶益丰."提壶揭盖"法验证[J].陕西中医，1989，10（11）：527.
②苏名永.暴聋治验两则[J].广西赤脚医生，1976（9）：27.

内侧前缘。手太阴肺经循行分布和经过部位的病症,主要通过针灸推拿等方法进行治疗。

(1)从肺经"横出腋下"处拔罐诊治外感病:手太阴肺经"横出腋下"的部位,也即是云门、中府等穴所在部位,中府又为肺脏之募穴。该部位是手太阴肺经出入躯体内外的门户,故而观察该部位的变化,临床可以帮助判断疾病性质和预后,也可以反映肺脏的生理功能和病理变化,故而可以对外感疾病、肺卫疾病以及肺脏病等具有针对性的诊断和治疗意义。

典型病例[①]

患者,女,63岁,白人画家。初诊日期:2003年5月2日。主诉:畏寒1日,稍鼻塞。既往易患感冒,几乎每月患一二次,每次持续1~2周。6个月前曾由感冒引发支气管炎。查:舌淡红、苔薄,脉稍浮但不数。诊断:外感风寒初期。治疗:针刺取风池、合谷、足三里、印堂,留针20分钟;拔罐:取穴中府、云门,用大号罐闪火法,留罐15分钟。拔罐处皮肤紫黑,1次痊愈。该患者于1年后复诊,发热、咽痛、声嘶、身倦2日,有汗。舌淡红、苔薄,脉浮数。诊断:外感风热中期。针刺取列缺、合谷、曲池、风池,留针20分钟;拔罐取中府、云门,用中号罐闪火法,留罐8分钟,拔罐处皮肤仅有轻微红晕。再行上背部风门、肺俞、肩外俞拔罐8分钟。局部皮肤黑紫,治疗2次痊愈。

(2)头项寻列缺:"头项寻列缺"见于《四总穴歌》,首载于明初徐凤针灸专著《针灸大全》,同时记载的《千金十一穴歌》中也有"胸项如有痛,后溪并列缺"。

查《千金要方》卷三十(下)"列缺、曲池"主治条下引称《甲乙》云:"两项下三寸坚",即《针灸甲乙经》卷七、第一中"两乳下二寸坚"。且据证候推论,《甲乙》所举各证兼指热病痉病而言,在痉病的过程中,见"两项坚强"似较"两乳坚强"为合理。故头项寻列缺的主治功能是有所依据的。

项强,多因劳伤筋骨而兼风寒外袭,气血失和而致,多无发热等兼症。据《千金十一穴歌》宜配后溪,后溪治头项强痛的记载,早在《针灸甲乙经》中就有载述,如卷七第一下有"颈项强,身寒、头不可以顾,后溪主之"的条文。《千金十一穴歌》将列缺与后溪相配用治胸项痛,其配穴的理论依据,也离不开经络学说,是八脉交会八穴理论的引申。后溪与督脉脉气相通,列缺与任脉脉气相通,两者相配,主治胸项病,皆以经脉循行所过及联系部位为依据。后溪通督脉,行于头项;列缺通任脉,行于胸腹。后溪配列缺是兼治任督二脉,有交通二脉之阴阳,引任脉之阴气上济督阳之意。由于本组配方之意是引阴血上养阳筋,不配曲池,意不

①林泉胜,王本显.拔罐法诊断治疗外感欲病新探[J].中国针灸,2005(9):636-638.

在清热解表,故孙丽娟等[①]认为宜侧重于治疗杂病之项强(落枕)。

四、手太阴肺经理论的古代临床应用

(1)《黄帝内经》对肺和肺经病候的认识与记载:《黄帝内经》涉及肺脏和手太阴肺经病候的论述颇多,主要以咳嗽、气喘、少气等呼吸道症状为主,如:

"肺病者,喘咳逆气,肩背痛,汗出,尻、阴、股、膝、髀、腨、胻、足皆痛;虚则少气,不能报息,耳聋、嗌干"(《素问·藏气法时论》)。

"肺热病者,先淅然厥,起毫毛,恶风寒,舌上黄,身热。热争则喘咳,痛走胸膺背,不得大息,头痛不堪,汗出而寒"(《素问·刺热》)。

"肺风之状,多汗恶风,色皏然白,时咳短气"(《素问·风论》)。

"肺痹者,烦满喘而呕"(《素问·痹论》)。

"淫气喘息,痹聚在肺"(《素问·痹论》)。

"手太阴厥逆,虚满而咳,善呕沫,治主病者"(《素问·厥论》)。

"肺藏气,气舍魄,肺气虚则鼻塞不利、少气,实则喘喝、胸盈、仰息"(《灵枢·本神》)。

"邪在肺,则病皮肤痛、寒热、上气、喘、汗出、咳动肩背"(《灵枢·五邪》)。

(2)《丹溪心法》列举手太阴肺经见证:"善嚏,缺盆中痛。脐上,肩痛,肩背痛;脐右,小腹胀引腹痛。小便数,溏泄,皮肤痛及麻木,喘,少气,颊上气见。交两手而瞀,悲愁欲哭,洒淅寒热"(《丹溪心法·十二经见证》)。

(3)《痈疽神秘灸经》记载肺疽、肩痈:"肺疽,一名肺痈。其症之发,盖因心火太盛,克于肺金之故也。得此疾者,无不战寒,鼻塞,咳嗽,口臭,咽干,胸闷,气短。当急灸合谷七壮,甚者吐痰如米粞者莫治,尤当灸肾俞三七壮。令益肾水,水能克火,火静而金自安也"(《痈疽神秘灸经·手太阴肺经》)。

"肩痈在肩上,按之至痛酸半体者是也;甚者令人身热,恶寒。当灸太渊穴三七壮,便毒流通而自愈也"(《痈疽神秘灸经·手太阴肺经》)。

"中府穴,在乳上三肋间,手太阴肺经募穴。此处隐隐痛而不已者,肺中生痈疽也。穴痛处内觉微凸起者是也。咳嗽,喉中腥臭,吐痰黄色如米粞块,若抱坏鸡子臭或吐痰瘀血秽血(此内溃也)。初起先以小青龙汤发散之,方在仲景书。次以各药"(《痈疽神秘灸经·看内痈疽诀法》)。

(4)《保婴撮要》记载天蛇毒:"手指头生疮,俗名天蛇毒。然五指各有经络,拇指属手太阴肺经……各当随经而治。其致患之由,或因胃中积热所发,或因乳母膏粱浓味所致,或因湿热下流,或因风毒外中,大率多由所禀足三阴之经虚,故邪得以入之也……

---

①孙丽娟,韩忠.列缺穴的探析——兼论"头项寻列缺"[J].上海针灸杂志,1988(1):35-36.

　　一小儿十四岁,手大指患之,色赤肿痛,用夺命丹二粒,活命饮一剂,将愈;因饮酒沐浴,而疮复作,发热咳嗽……此毒原属肺经,今肺为湿热所攻,疮毒乘势妄行,故复作耳。先用泻白散二剂,而痰嗽除;又用托里消毒散而疮愈"(《保婴撮要·卷十二·天蛇毒》)。

　　(5)《古今医统大全》阐述肩背痛病机:"背痛连腰脊强者,此为太阳经风寒也……若风热乘肺,手太阴肺经气郁甚不行,病则颊颔肿,颈、肩、臑、肘、臂外后廉痛,汗出小便缺欠者,皆风热乘肺也,小便遗失者,皆肺金虚也"(《古今医统大全·卷之五十四·肩背痛》)。

　　(6)《证治准绳·杂病》记载耳的经络联系:"耳属足少阴肾经。又属手太阴肺经。(李东垣曰:耳本主肾,而复能听声者,声为金,是耳中有肺水,土生于申也。王太仆曰:手太阴肺络,会于耳中,肺虚则少气不能报息而耳聋)。又属足厥阴肝经。又属手足少阳三焦胆,手太阳小肠经之会。又属手足阳明大肠胃经。又属足太阳膀胱经。又属手足少阴心肾,太阴肺脾,足阳明胃经之络"(《证治准绳·杂病》第七册)。

　　(7)《证治准绳·杂病》记载鼻的经络联系:"鼻属手太阴肺经。(《素问》曰:西方白色,入通于肺,开窍于鼻,畏热。《灵枢》曰:肺病者,喘息鼻张。又曰:肺虚则鼻塞不利,和则能知香臭矣。乔岳曰:肺绝则无涕,鼻孔黑燥,肝逆乘之而色青。东垣曰:伤风,鼻中气出粗,合口不开,肺气通于天也)。又属手少阴心经。又属手足阳明大肠胃经、督脉之交会"(《证治准绳·杂病》第七册)。

五、手太阴肺经的现代临床见证

　　(1)肺结核患者肺经前臂出现低电阻现象:龚启华等[1]在79例肺结核患者的前臂上,用电泳法较客观地显示了该区域的低电阻现象,并与日本学者早先所观察的肺结核患者的手部和前臂处的"良导点"、"皮电点"相比较。观察到肺经上的电泳显示点较多,占28.85%,与正常人相比较是有显著意义的。

　　(2)肺部病变时,肺经的循经红外辐射轨迹(IRRTM)会发生相应的变化:许金森等[2]选择在肺部疾患,尤其是一侧肺部疾病比较严重的情况下,观察双侧肺经的循经红外辐射轨迹(IRRTM)以及双侧肺俞皮温之间的差异,探讨肺部疾患与肺经 IRRTM 及肺俞皮温间的内在联系。结果:①15 例患者中背部肺俞都不同程度出现温度升高,而且左右温度不对称。肺部病变严重的肺俞的温度也较

---

　　①龚启华,余爱珍,陆凤琴. 穴位显示在临床上的观察——79 例肺结核患者前臂处的电泳点分布[J]. 上海针灸杂志,1983(3):24-26.

　　②许金森,胡翔龙,杨广印. 肺部疾病患者体表循经红外辐射轨迹的观察[J]. 福建中医学院学报,2005(6):18-21.

高;②15例肺部疾病患者双侧上肢几乎均可以观察到不同长度肺经的IRRTM,其长度与肺部病变的严重程度相关,肺部病变严重者,沿该侧肺经的IRRTM也较长。结论:当肺部发生病变时,在相应的体表如肺俞、肺经的IRRTM也会发生相应的变化,左右侧肺经IRRTM的长短,左右侧肺俞穴温度的差异与左右侧肺部病变的程度呈正相关体现了经脉与脏腑的相关性。

(3)肺经皮肤出现湿疹:沿手太阴肺经出现循经性皮肤颜色和形态变化,是可视性循经性现象之一。信桂兰等曾有一例沿肺经出现皮肤湿疹的临床病例报告。

典型病例[①]

刘某,女,8岁,于1994年3月就诊。其母代诉,患儿于半月前无明显诱因右臂有一条状瘙痒,初不介意。现瘙痒剧烈,影响孩子学习及睡眠。检查:患儿以肩部相当于云门处出现一条宽约3～4cm皮损,经上臂内侧下行肘窝,沿前臂进寸口。观其皮损处皮肤肥厚,有少量鳞屑,表面粗糙与健康皮肤界限分明。患儿颜红,时有发热咳嗽,脉浮数。此乃风湿热三邪侵袭皮肤,传经于肺。治以表里双解,防风通圣加润肺之川贝、前胡、杏仁之类5剂,又予苦参、蛇床子、黄柏煎汤外洗。6月中旬,随访,其母言,服药后痊愈,迄今未发。

第二节　手阳明大肠经理论的临床应用

一、手阳明大肠经理论概述

(一)手阳明之脉循行部位与病候

大肠手阳明之脉,起于大指次指之端,循指上廉,出合谷两骨之间,上入两筋之中,循臂上廉,入肘外廉,上臑外前廉,上肩,出髃骨之前廉,上出于柱骨之会上,下入缺盆,络肺,下膈,属大肠;其支者,从缺盆上颈,贯颊,入下齿中,还出挟口,交人中,左之右,右之左,上挟鼻孔。

是动则病:齿痛、颈肿。是主津所生病者:目黄,口干,鼽衄,喉痹,肩前臑痛,大指次指痛不用。气有余,则当脉所过者热肿,虚则寒栗不复。(《灵枢·经脉》)

(二)手阳明之别(络脉)循行部位与病候

手阳明之别,名曰偏历。去腕三寸,别走太阴。其别者,上循臂,乘肩髃,上曲颊偏齿。其别者,入耳,合于宗脉。其病:实者龋、聋,虚则齿寒、痹膈。取之所别也。(《灵枢·经脉》)

(三)手阳明之正(经别)循行部位与联系

手阳明之正,从手循膺乳,别于肩髃,入柱骨,下走大肠,属于肺;上循喉咙,出缺盆,合于阳明也。(《灵枢·经别》)

---

①信桂兰,张玉祥,赵玉春,等.肺经皮肤出现湿疹1例报告[J].吉林中医药,1995(5):29.

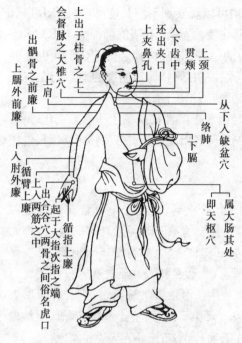

上出于柱骨之上
会督脉之大椎穴
出髃骨之前廉
上膈外前廉
入肘外廉
循臂上廉
出合谷穴两骨之间俗名虎口
起于大指次指之端
循指上廉
入下齿中
还出夹口
上夹鼻孔
上颈
贯颊
上肩
从下入缺盆穴
络肺
下膈
属大肠其处
即天枢穴

图 2-5　手阳明大肠经循行图

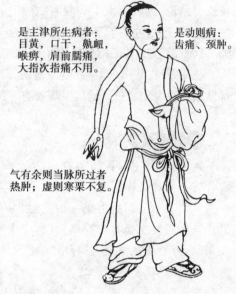

是主津所生病者：
目黄，口干，鼽衄，
喉痹，肩前臑痛，
大指次指痛不用。

是动则病：
齿痛、颈肿。

气有余则当脉所过者
热肿；虚则寒栗不复。

图 2-6　手阳明大肠经病候图

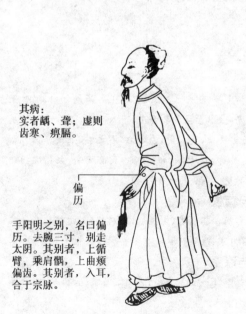

其病：
实者龋、聋；虚则
齿寒、痹膈。

偏历

手阳明之别，名曰偏
历。去腕三寸，别走
太阴。其别者，上循
臂，乘肩髃，上曲颊
偏齿。其别者，入耳，
合于宗脉。

图 2-7　手阳明大肠络脉循行与病候图

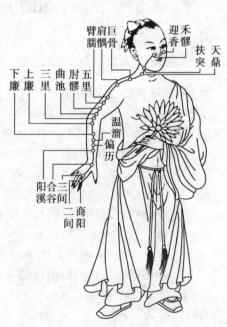

臂臑
肩髃
巨骨
天鼎
扶突
迎香
禾髎

下廉
上廉
三里
曲池
肘髎
五里

温溜
偏历

阳溪
合谷
三间
二间
商阳

图 2-8　手阳明大肠经经穴图

(四)手阳明经筋循行部位与病候

手阳明之筋,起于大指次指之端,结于腕,上循臂,上结于肘外,上臑,结于髃;其支者,绕肩胛,挟脊;直者,从肩髃上颈;其支者,上颊,结于頄;直者,上出手太阳之前,上左角,络头,下右颔。

其病,当所过者支痛及转筋,肩不举,颈不可左右视。治在燔针劫刺,以知为数,以痛为输,名曰孟夏痹也。(《灵枢·经筋》)

二、手阳明大肠经理论衍义

(一)归于手阳明大肠经腧穴举要

归于手阳明大肠经的腧穴,有一个逐步增加的过程。

根据《灵枢·本输》记载,最早归入手阳明大肠经的腧穴有 5 个,即"大肠上合手阳明,出于商阳……为井金;溜于本节之前二间,为荥;注于本节之后三间,为输;过于合谷……为原;行于阳溪……为经;入于曲池……为合,手阳明也"(《灵枢·本输》)。

而在《素问·气府论》中有 11 穴,左右共 22 穴:"手阳明脉气所发者二十二穴:鼻空外廉、项上各二,大迎骨空各一,柱骨之会各一,髃骨之会各一,肘以下至手大指次指本各六俞"(《素问·气府论》)。

皇甫谧《针灸甲乙经》第 3 卷则 14 穴(左右 28 穴):商阳、二间、三间、合谷、阳溪、偏历、温溜、下廉、上廉、手三里、曲池、肘髎、手五里、臂臑。《千金要方》第 29 卷则在《针灸甲乙经》的基础上增添了"肩髃、秉风、肩井、天髎、肩髎、巨骨"等穴,左右共 40 穴。《外台秘要》第 39 卷则将"水沟、兑端、龈交"亦列为手阳明大肠经腧穴,左右共 45 穴。

现在所归入大肠经的腧穴,是依据宋代《铜人腧穴针灸图经》的记载:商阳、二间、三间、合谷、阳溪、偏历、温溜、下廉、上廉、手三里、曲池、肘髎、手五里、臂臑、肩髃、巨骨、天鼎、扶突、迎香、禾髎 20 穴,左右 40 穴。

(二)归手阳明大肠经药物举要

依据高学敏主编《中药学》,归入手阳明大肠经的药物主要有:

白芷、升麻、决明子、黄芩、黄连、黄柏、败酱草、白头翁、马齿苋、白花蛇舌草、大黄、芒硝、番泻叶、火麻仁、郁李仁、甘遂、商陆、巴豆、厚朴、枳实、木香、地榆、棕榈炭、桃仁、瓜蒌、胖大海、苦杏仁、紫苏子、罗汉果、肉苁蓉、锁阳、乌梅、罂粟壳、诃子、石榴皮、雄黄、硫黄、白矾、轻粉等。

(三)与手阳明大肠经联系的组织器官

手阳明大肠经循行于上肢前外侧,内属大肠腑、络肺脏,经过颈部,联系口腔和鼻。

表5　手阳明大肠经腧穴主治提要表

穴名	部位	主　治	
		本经及脏腑重点病症	特殊或全身病症
商阳	次指端	耳聋、齿痛、颔肿、喉肿痛	中风昏迷、热病
二间	指	目昏、鼻衄、齿痛、口歪	
三间	指	下齿痛、喉肿痛	
合谷	手背	头痛、鼻衄、耳聋、齿痛面肿、口歪、喉肿痛	热病、多汗
阳溪	腕关节	头痛、目赤、耳聋、齿痛	
偏历	前臂	鼻衄	水肿
温溜	前臂	头痛、面肿、喉肿痛	肠鸣、腹痛
下廉	前臂	肘臂痛	腹痛
上廉	前臂	上肢不遂	肠鸣、腹痛
手三里	前臂	颊颔肿、上肢瘫痪	吐血
曲池	前臂	喉痛、上肢瘫痪	热病、瘾疹
以上手、肘部穴：主治头面、目、耳、鼻、口、齿疾病，热病			
肘髎	上臂	肘臂痛	
手五里	上臂	肘臂痛	
臂臑	上臂	臂痛	
肩髃	肩关节	肩臂痛、上肢瘫痪	
巨骨	肩	肩臂痛	
以上上臂、肩部穴：主治局部病症			
天鼎	颈	暴喑、咽喉肿痛	
扶突	颈	暴喑、咽喉肿痛	
颈部：咽喉病症			
禾髎	面	鼻塞、鼻衄、口歪	
迎香	面	鼻塞、鼻渊、鼻衄、口歪、面痒、浮肿	
以上面部穴：主治鼻疾患			

三、手阳明大肠经病症治要与验证

(一)手阳明内属大肠病症治验

手阳明大肠经内属于大肠。尽管在《灵枢》中是基于理论的对应，大肠腑上合于手阳明脉,但是在《灵枢·经脉》篇手阳明大肠经理论指示下,后世医家的实践中,逐渐发现了手阳明大肠经腧穴对大肠腑病的治疗作用。

无论是针对大肠传导失司的疾病,还是在其他疾病中出现大肠传导失司的证候,手阳明大肠经穴在调节大肠传导功能方面,临床体现了通腑和止泻两方面的作用。

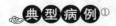 **典型病例**①

病案一(面痛伴便秘)

朱某,女,71岁,泉州鲤城人。主诉:右侧面部疼痛反复发作7年。诊断:三叉神经痛(第2支)。经张医师详细问诊,发现其大便秘结、腑气不通是主要矛盾。《黄帝内经》有"邪中于面,则下阳明"的记载。三叉神经痛病位在阳明,清下则解。故针刺右合谷,针用泻法。针时患者出现肠鸣、矢气频转。次日复诊,大便已行,疼痛基本缓解。

病案二(上消化道出血后便秘)

陶某,男,40岁,泉州市区人,1981年秋求治。主诉:大便未解15天。既往有胃溃疡病史20余年,近来以胃脘痛反复发作、伴黑便1天为主诉。住泉州市人民医院内科,诊断:上消化道出血,给予保守治疗。因进流质饮食,对大便未解不在意。到第10天出现少腹胀痛,虽经灌肠、服泻药,但到第15天晚上大便仍不通,患者坐卧不宁。邀请张医师会诊。张医师以指压双迎香,5分钟后患者少腹胀痛、肛门窘迫随即缓解,后嘱其妻继续按压至清晨排出浊便。

按语:病案一患者的三叉神经痛是常见的难治性疾病,有些患者用了大量镇痛药也不奏效。依据张永树老师的经验,六成左右的患者为腑气不通、经脉受阻所致;而取手阳明大肠经合谷通调腑气,留针时九成以上的患者有肠鸣,针后可达通便、缓解疼痛的效果。针刺疏通了手阳明大肠经经气,则大肠腑气畅通,病邪有出,面部手阳明经脉分部区域气血通畅,则疼痛消失。病案二患者为消化道出血后出现便秘。消化道疾病后经常出现急性便秘,尤其是急性肠炎后多见。此类患者多属于阳明腑气不降、大肠传导失司所致,宜选用手足阳明经交会部的迎香为主治疗。

(二)手阳明内络肺脏病症治验

"肺与大肠相表里",外感病多为肺卫受外邪侵袭,束于肌表出现恶寒发热、全身酸痛的证候,影响肺气出现宣发和肃降功能的失常。通常可以选择足太阳膀胱经和督脉通阳解表,或者选择手太阴肺经腧穴宣肺发汗解表。

---

①黎健,张永树.张永树运用手阳明大肠经穴经验[J].中国针灸,2006(5):349-351.

45

张永树先生[①]临床多用"刺手阳明大肠经穴手三里治外感",在 2003 年初冬,刺手三里治外感发热 52 人次,体温下降者有 35 例,占 67.3%;该疗法刺激强,孕妇、体弱者禁用。

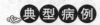

傅某,男,9 岁,于 2003 年 11 月 9 日来诊。主诉:外感发热恶风 1 天。刻诊:体温 38.6℃,咽部轻度充血,扁桃体不肿大,舌淡红、苔薄白,脉浮。治疗:予刺手三里,患儿感微微汗出,留针半小时,出针后测体温 37.2℃,诸症均减。

按语:针刺手阳明大肠经穴手三里,可以起到鼓动阳气、祛邪外出,对于外感病出现恶寒、发热、喷嚏、鼻塞、流清涕、头痛、头晕、周身酸楚,舌淡红、苔薄白,脉浮等肺卫证候,单取手三里一穴,强刺激,患者有微微汗出之感,上症即可消除,体温可下降 1~2℃,外感获愈。外感初期,表阳被郁,针刺手三里,振奋阳气和卫气。

(三)手阳明联系其他脏腑器官病症治验

(1)从手阳明大肠经诊治变态性鼻炎:过敏性鼻炎又称变态反应性鼻炎,为机体对某些变应原(过敏原)敏感性增高而发生在鼻腔黏膜的变态反应,也是呼吸道变态反应常见的表现形式。在祖国医学中也有描述,属"鼻鼽"范畴。主要表现为突然发生和反复发作的鼻痒,阵发性打喷嚏,流清水样涕,鼻塞。症状有时很快消失,有时持续 1 小时左右。常伴有嗅觉减退、头闷头胀、空痛、四肢困倦乏力、嗜睡等症状。

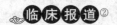

陈俊应用一指禅法推手阳明大肠经治疗变态性鼻炎。主要治疗手法:一指禅推双侧手阳明大肠经(表现为一侧鼻腔症状严重时,重点推健侧的手阳明大肠经)。每次的治疗时间以鼻腔症状缓解为标准。兼症的治疗:若有脾肾阳虚的症状,一指禅推揉足三里、太溪;若有头闷头胀、空痛、嗜睡的症状,拿头顶五经。51 例门诊患者,依据治疗前后症状评分,改善的百分率按下列公式评定常年性变应性鼻炎的疗效:显效为 20%;有效为 50%;无效为 30%。

按语:按照《黄帝内经》记载,手阳明大肠经循行"交人中,左之右,右之左,上挟鼻孔"(《灵枢·经脉》),直接入鼻,因此对鼻炎有直接的治疗作用;其次,经脉

---

①黎健,张永树. 张永树运用手阳明大肠经穴经验[J]. 中国针灸,2006(5):349-351.

②陈俊. 一指禅推手阳明大肠经治疗变态性鼻炎[J]. 按摩与导引,2008(12):8.

有左右交叉,故作者针对一侧鼻腔症状严重时,会重点推健侧的手阳明大肠经。一指禅推手阳明大肠经,具有升清阳以和窍,轻扬走表托邪,补益卫阳的作用,符合中医对变应性鼻炎病机的认识。同样,具有明显的抗变态反应的作用。

(2)从手阳明大肠经诊治牙痛:牙痛为临床上常见的症状,其原因有牙齿本身、牙周组织附近组织疾病引起的牵涉痛、三叉神经痛等,中医辨证多属胃有郁火或胃阴不足。合谷是治疗牙痛之要穴和验穴。

临床报道[①]

李仕昇单纯针刺合谷治疗牙痛。具体操作:患者坐位或平卧位,取对侧合谷,常规消毒,针尖略向上斜刺0.16~0.24cm,先捻转弱刺激2~3分钟,然后上下提插轻导10分钟左右,再以强刺激大幅度捻转1分钟,如患者感到有强烈的酸麻胀感向上臂传导为佳。观察患者38例,针刺后立即止痛者32例,减轻者6例。

典型病例[②]

王某,男,19岁。1993年4月18日就诊。自述牙龈肿痛6天,加重3天。曾在其单位医务室取药口服数天未见缓解。就诊时右下牙龈肿痛引面颊肿胀,头掣痛,张口困难,面颊部皮温增高,连日来饮食难下,坐卧不安,舌质红,苔薄黄,脉数有力。证属阳明少阳郁火上扰。治疗:清热泻火,消肿止痛,取合谷(双),翳风(右),毫针刺用泻法。针患侧翳风时有麻胀针感放散至面颊、头角。留针10分钟。出针后头面部仍有针感持续2小时以上。次日牙龈及面颊肿痛大减,进食好转而愈。

按语:牙痛临证多见阳明郁火,针刺亦常以手足阳明经远近配穴为主治疗而有效。根据经络理论,手足阳明经脉均过面颊入齿中,手足少阳经脉均循面颊过头侧而行,故牙痛引起面颊肿胀及同侧头痛当属阳明、少阳郁火。翳风乃手足少阳经脉之交会穴,该穴靠近面颊,其深部为面神经干从颅骨穿出处,为治疗牙龈肿痛之有效验穴。

值得注意的是,手阳明大肠经是唐以后的名称,《灵枢·经脉》原称作"大肠手阳明之脉";而在长沙马王堆出土的帛书《阴阳十一脉灸经》和江陵张家山出土的竹简《脉书》都称"齿脉"。"齿脉"这一名称最为朴实,意指有关牙齿的脉,提示了手臂与牙齿之间有诊治作用上的联系。故手阳明大肠经在肘关节以远的腧

---

①李仕昇. 针刺合谷穴治疗牙痛38例[J]. 黑龙江中医药,2001(4):59.
②林红. 经络证治验案举隅[J]. 四川中医,1995(1):53.

穴,尤其是腕关节附近,都有治疗牙齿疾病的作用。

(3)手阳明大肠经穴的生津作用:津是人体气血水液的主要组成成分之一。《黄帝内经》有"腠理发泄,汗出溱溱,是谓津"(《灵枢·决气》);"三焦出气,以温肌肉,充皮肤,为其津,其流(留)而不行者为液"(《灵枢·五癃津液别》)的记载。津是指向外分泌的体液,包括汗、泪、唾液等。

在临床上,张永树先生[1]观察到,针刺手阳明大肠经的合谷或手三里等穴,患者口中有生"津"的感觉,口干、咽干即刻得到缓解。

典型病例

陈某,男,69岁,香港人,2003年7月19日初诊。主诉:口眼㖞斜4个月。症见咽干,特别是夜间,喜饮,饮水后咽干可缓解,但不久复作,频频饮水,影响睡眠,非常苦恼。舌红,舌体瘦小,舌苔薄白少津,脉弦。当时为全年最热的8月,患者又是一年届七十、形体消瘦的老者,是否存在阴津不足,还是肝肾阴虚? 先用双太溪,乏效;后用合谷而愈。

按语:手阳明大肠经"是主津所生病者",所举病症有齿痛、目黄、口干、鼽衄、喉痹等,其涉及部位为口齿、鼻、眼、咽喉,都是手阳明大肠经所到达、也是"津"所敷布之处。为此,黎健在2003年9月跟随张永树临诊时,对当伴口干、咽干症并施予针刺合谷或手三里者进行了初步统计,共243人次,有生"津"感觉者212人次,占87.2%,其中针刺合谷生津作用优于手三里。

(4)手阳明大肠经和胰岛素分泌:手阳明大肠经与胰腺的直接联系,在古代文献中缺少记载,但是有学者从手阳明大肠经经穴对胰岛素分泌功能的影响,探讨了手阳明大肠经与胰腺的联系。

临床报道[2][3]

日本明治针灸大学长谷川汪等为了阐明针灸治疗糖尿病的作用机理,曾在常用经穴中选择中脘、天枢、曲池、足三里、地机、太冲、肝俞及脾俞8个经穴,研究针刺与胰岛素分泌关系,结果提示针刺手阳明大肠经的曲池,引起胰岛素分泌最明显。为了深入研究经络与脏腑(胰腺)的关系,本实验针刺了和曲池同在手

①黎健,张永树.张永树运用手阳明大肠经穴经验[J].中国针灸,2006(5):349-351.

②郑蕙田摘译.手阳明大肠经和胰岛素分泌[J].上海针灸杂志,1993(1):43(原载全日本针灸学会誌,1987(1):39).

③郑蕙田摘译.从胰岛素分泌看经络阻断现象[J].上海针灸杂志,1993(1):43(原载全日本针灸学会誌,1987,37(2):120).

阳明大肠经上的4个经穴，观察对胰岛素分泌的影响。

53名20～41岁健康成人，分为合谷、手三里、曲池、巨骨及迎香5个经穴组，于试验前一日晚餐（普食）后禁食13～16小时，口服50g葡萄糖做糖耐量试验，然后分别采用33mm 2号不锈钢针灸针针刺以上各组，得气后留针30分钟，在糖耐量前、后30分钟及60分钟时从肘静脉抽血做胰岛素放免测定，分析各穴位组的胰岛素值及胰岛素分泌反应。结果发现：合谷、手三里、巨骨及迎香4个经穴组在糖耐量后30分钟及60分钟胰岛素追加分泌，糖耐量60分钟时的分泌总量及糖耐量后60分钟时的分泌反应和曲池组同样都呈现显著的分泌亢进，其中尤以合谷组为最显著，提示手阳明大肠经和胰腺的内分泌功能有密切关系，故认为手阳明大肠经上的合谷、手三里、曲池、巨骨及迎香是治疗糖尿病的有效穴，尤以合谷为最佳。

作者在上文研究基础上，推测手阳明大肠经和胰腺胰岛素分泌功能有密切关系，为了深入阐明经络和胰岛素分泌的关系，本实验对手阳明大肠经进行经络阻断，观察经络阻断与胰岛素分泌的关系。

选择20～42岁31名健康人分为以下3组。①注射组：将2.5ml生理盐水注入双曲池深部；②冷却组：用4～8℃冰水放入3×3cm冰袋中，使双曲池冷却；③加压组：在双曲池上加上直径1cm的半球状5.33～6.67kPa的压力。于禁食13～16小时后口服50g葡萄糖做糖耐量试验，然后在上述3组针刺双合谷，得气后留针30分钟，冷却组及加压组在合谷留针期间保持作用。在糖耐量前、后30分钟及60分钟时抽血测定血中胰岛素值。结果发现：①注射组在糖耐量后30分钟，胰岛素追加分泌及耐量60分钟时分泌总量与对照组比较，有极其显著性差异（$P<0.01$），糖耐量后60分钟时的分泌反应与对照组比较无显著性差异（$P>0.05$）；②冷却组在糖耐量后30分钟胰岛素追加分泌及60分钟时的分泌反应与对照组比较有极其显著性差异（$P<0.01$），但60分钟的追加分泌及分泌总量与对照组比较无显著性差异（$P>0.05$）；③加压组在糖耐量后30分钟的追加分泌、60分钟的分泌总量和分泌反应与对照组比较有极其显著性差异（$P<0.01$），但60分钟的追加分泌与对照组比较无显著性差异（$P>0.05$）。这3组中以加压组分泌值最低。以上结果更进一步证实了手阳明大肠经的经络阻断可影响胰腺的胰岛素分泌。

按语：上述研究提示，针刺手阳明大肠经经穴可以促进胰岛素分泌，而阻滞手阳明大肠经，则可以影响胰岛细胞分泌胰岛素。

（5）从手阳明经穴诊治膈肌痉挛：无论感受寒凉或因情志不畅、或因术后均为膈肌被扰而发作，采用针刺天鼎其针感能快速达其病所而膈肌痉挛之症即止。

临床报道[①]

侯振民针刺天鼎治疗隔肌痉挛 62 例。主要操作方法:一般取坐位,取左侧天鼎患者头转向右侧,取右侧天鼎患者头转向左侧。皮肤常规消毒;在天鼎处刺入皮肤后,针尖向前下方刺入 0.5～1 寸,当出现触电样感向胸腔膈肌放射即可。留针 10 分钟,中间用食指弹拨针柄 2 次,每次弹拨使针感同样似触电样感向胸腔膈肌放射,一般先针刺左侧天鼎后针刺右侧,每日针 1 次。

治疗结果:本组 62 例患者,经 1 次治愈 38 例,占 61.3%(其中感受寒凉或情志不畅 33 例,术后 5 例);经 2 次治愈 16 例,占 25.8%(其中感受寒凉或情志不畅 13 例,术后 3 例);其余 8 例均在 3～5 次之间治愈,占 12.9%(其中感受寒凉或情志不畅 3 例,术后 5 例),每例患者均在每次针刺后症状较针刺前减轻。总治愈率为 100.0%。

按语:《黄帝内经》记载,手阳明大肠经"……上出于柱骨之会上,下入缺盆,络肺,下膈,属大肠;其支者,从缺盆上颈"(《灵枢·经脉》)。天鼎为手阳明大肠经的颈部腧穴,对于疏理阳明经气机,缓急止呃有较好的特异性作用。

(四)手阳明外循肢节病症治要与验证

(1)针灸手阳明大肠经治疗拔牙所致口张受限症:因拔牙所致的口张受限,在临床上实为少见。临床可能由于在拔牙时支配咀嚼肌的下颌神经受损,使咀嚼运动受阻,出现口张受限。杨忠遇一例患者,并进行针刺治疗获愈。

典型病例[②]

患某,女,34 岁,左侧下第一磨牙疼痛 1 周后拔除。拔牙后,患者当时没有感到脸部有什么不适,午饭时,感觉到口张不开。晚饭时,上、下牙齿张开距离只有 1cm,不能吃块状食物,只能喝点小米稀饭。第 4 天就诊,医师检查后认为因拔牙导致口张受限,可能是拔牙时支配咀嚼肌的神经受损所致。嘱其回家用手按摩颞颌关节处,做张口闭口运动,同时口服维生素一类营养神经的药,以待观察。2 天后,仍不见效。

目查患者,神志清楚,双目有神,上、下牙齿张开最大距离为 1cm,能说话,但声音较低。四肢活动自如,切脉沉弦。中医理论认为"肝主筋"。肝阴不足,筋膜失养,人体的各关节活动就会出现屈伸不利,甚则为活动受限。此患者病位在面部,是手足阳明经会聚的地方。标为阳明经脉运行受阻,经气运行不畅。本为肝阴不足,筋膜失养所致。当即远取手阳明大肠经的合谷(双侧),近取足阳明胃经

---

① 侯振民. 针刺天鼎治疗隔肌痉挛 62 例[J]. 中国针灸,1999(1):39.
② 杨忠. 针灸合谷大迎穴治疗 1 例因拔牙所致的口张受限[J]. 同煤科技,1996(S1):27.

的大迎(左侧)进行针刺。行针用泻法。同时让患者做开口闭口运动,配合行针,以增强疗效。留针30分钟后,起针时患者上、下牙齿已能张开。第2天继续针刺以上两穴,但效果还是同第1天针刺一样,没有进展。当即又用艾条温和灸合谷、大迎两穴,灸后患者感觉到颞颌关节处很舒松。从第3天开始,只灸不针,每穴灸15分钟,灸31周后,患者口张正常,病愈。

按语:患者因拔牙后出现口张不开,与颞颌关节功能受限有关。该部位为阳明经筋所系部位,故作者选择双侧手阳明大肠经的合谷,配以局部足阳明胃经的大迎(患处),针刺即时就有明显效果。作者分析,病因可能与支配咀嚼肌的下颌神经受损有关,属于中医肝阴不足、阳明经脉受阻所致。以此选用手阳明经合谷治疗,辅以局部大迎。

(2)从手阳明大肠经脉诊治落枕:落枕,又称失枕,是临床常见病,多发病。多由睡眠时颈部姿势不当,枕头过高过硬,头部过度偏转,或风寒入侵,经络闭阻,肌筋痉挛,寒主收引,故牵扯疼痛,动则痛剧。手阳明大肠循行"出髃骨之前廉,上出于柱骨之会上"(《灵枢·经脉》),提示可以从手阳明大肠经脉诊治落枕。

临床报道①

邹勇曾针刺三间治疗180例落枕,并观察临床疗效。治疗时,患者取端坐位,手放在桌上,取30号1.5寸毫针,消毒皮肤后,直刺三间,刺入0.8~1寸,患者有酸胀麻的感觉,即为得气,连续行捻转提插泻法,强刺激1~2分钟;同时令患者做左右旋转,前后活动,动作由慢到快,幅度由小到大、颈部疼痛缓解,活动自如后,于疼痛处施一指禅推、滚、点、按、揉、拿等手法。一般针刺推拿后症状消失,如病情较重,术后仍感酸痛牵引者,可能针后再行针数次。180例患者中经1次治疗痊愈165例,显效15例。

按语:三间为手阳明经五输穴中输穴,"输主体重节痛"(《难经·六十八难》),该穴具有较强的疏通经络和活血止痛作用,缓解局部筋肉痉挛;针刺同时令患者缓慢运动颈部,使痉挛的筋肉进一步松弛,并使颈椎关节自然复位。

(3)从手阳明大肠经脉诊治神经根型颈椎病:颈椎病是一种退行性颈椎关节病,中老年多发,神经根型约占60%。西医学认为该病主要是由于年老衰变,风寒侵袭,外伤劳损等造成颈椎及其周围组织内外平衡失调,刺激颈丛、臂丛神经、从而产生临床症状。

①邹勇.针刺三间穴治疗落枕[J].黑龙江中药医,1999(2):37.

临床报道

何光文[①]运用针刺天鼎为主配合牵引治疗神经根型颈椎病64例。治疗时，取患侧天鼎及相应疼痛部位所属经脉及其郄穴。取天鼎时，手阳明经痛者针尖刺向C_{5-6}椎间孔，手少阳痛刺向C_{6-7}椎间孔，手太阳痛刺向$C_7 \sim T_1$椎间孔，混经痛者可相应变换角度刺之，务使闪电样针感传至痛所(但要注意勿伤肺尖及大动脉)。而后采取龙虎交战针法，持续行针2分钟，停针3分钟，反复三次即可出针，实者勿按针孔，虚者按揉针孔片刻。郄穴手法与此相同，每日针刺1次。64例经1～2个疗程治疗，结果临床治愈27人，占42.20%；显效21人，占32.81%；好转12人，占18.75%；无效4人，占6.25%。有效率93.75%。

典型病例

林某，男，52岁，干部，1991年4月7日初诊。主诉：右肩及上臂外侧痛楚难忍半个月。半年来常有"落枕"。检查：右肩活动度正常。颈僵、右后伸诱发右上肢痛，$C_{5,6}$右夹脊压痛(＋)，右臂丛牵拉试验(＋)，压顶试验(＋)。X片：颈直，$C_{5,6}$前缘增生，该椎间隙变窄。血沉、抗"O"(－)。诊为神经根型颈椎病。病位在$C_{5,6}$，体表反应属手阳明经。依上法针刺天鼎，温溜，术后痛减，配牵引带自牵，共治疗25天痊愈。随访年余无复发。

按语：天鼎属手阳明，处于臂丛神经附近。临床发现，通过不同角度的针刺，可令经气至手之三阴三阳各经，配以龙虎交战手法，气感强烈，再与各经郄穴为伍(郄主急性病痛)，故能收到较好的疏经通络，解痉镇痛作用。配合牵引，纠正颈椎紊乱。二者配合，相得益彰。

(4)从手阳明大肠经脉诊治急性腰扭伤：急性腰扭伤是指腰部出现疼痛和活动受限，而非腰椎及腰椎间盘突出等原因所致，应该与腰椎间盘突出等腰椎病变所致的腰痛和功能障碍鉴别开。

临床报道[②]

林伟春运用针刺手三里治疗急性腰扭伤50例。主要治疗方法为：患者坐位，取患侧手三里，两侧扭伤取双侧。穴位常规消毒后，用28号1.5寸毫针，迅速刺入皮肤0.5～1寸，得气后，以提插，捻转，做重泻手法使患者感觉针处酸胀难忍。留针15～20分钟，每3分钟行针1次，在留针期间令患者向左右顾盼，由

---

①何光文.针刺天鼎穴为主配合牵引治疗神经根型颈椎病64例[J].中国针灸，1994(增刊)：345-346.
②林伟春.针刺手三里治疗急性腰扭伤50例[J].针灸临床杂志，1998(5)：20-21.

小到大试腰旋转。弯腰,下蹲,行走等活动,直到起针。本组 50 例中,治愈 42 例,好转 6 例,无效 2 例。

按语:《针灸甲乙经》有"腰痛不得卧,手三里主之"的记载。腰部扭伤主要是足太阳膀胱经的损伤,而手阳明经和足太阳膀胱经交于督脉的大椎。阳明经为多气多血,手三里为手阳明经腧穴,疏通经络作用较强,针刺手三里,可疏通阳明经与太阳经气血。

四、手阳明大肠经理论的古代临床应用

(1)《黄帝内经》对大肠腑和大肠经病候的认识和记载:《黄帝内经》全文涉及大肠腑和手阳明大肠经的病候论述颇多,主要有:

"小肠移热于大肠,为瘕,为沉"(《素问·气厥论》)。

"大肠咳状,咳而遗矢"(《素问·咳论》)。

"肠痹者,数饮而出不得,中气喘争,时发飧泄,饮食自倍,肠胃乃伤"(《素问·痹论》)。

"大肠病者,肠中切痛而鸣濯濯,冬日重感于寒即泄,当脐而痛,不能久立"(《灵枢·邪气藏府病形》)。

"大肠手阳明之脉……是动则病齿痛颈肿。是主津液所生病者,目黄口干,鼽衄,喉痹,肩前臑痛,大指次指痛不用。气有余则当脉所过者热肿,虚则寒栗不复"(《灵枢·经脉》)。

"腹中常鸣,气上冲胸,喘不能久立,邪在大肠"(《灵枢·四时气》)。

"肠中热则出黄如糜,脐以下皮寒……肠中寒,则肠鸣飧泄"(《灵枢·师传》)。

"大肠胀者,肠鸣而痛濯濯,冬日重感于寒,则飧泄不化"(《灵枢·胀论》)。

(2)《丹溪心法》列举手阳明大肠经见证:"手大指次指难用,耳聋,煇煇焞焞,耳鸣嘈嘈,耳后、肩、臑、肘臂外背痛。气满,皮肤壳壳然,坚而不痛"(《丹溪心法·十二经见证》)。

(3)《医学纲目》记载大肠经气滞痰嗽:"润下丸,治气实有痰,又治积气,并大肠经气滞痰嗽"(《医学纲目·卷二十六·肺大肠部》)。

(4)《医学纲目》以手阳明大肠经阐释"肿"等病候的病机:"诸病胕肿,疼酸惊骇,皆属于火,手阳明大肠经也"(《医学纲目·卷四十·释病机十九条》)。

(5)《医学纲目》以手阳明大肠经阐释牙齿"动而不休":"夫齿者,肾之标。口者,脾之窍。诸经多有会于口者,其牙齿是手足阳明之所过。上断隶于坤土,乃足阳明胃之脉所贯络也,止而不动;不断嚼物,动而不休,手阳明大肠之脉所贯络也"(《医学纲目·卷二十九·牙齿痛》)。

五、手阳明大肠经的现代临床见证

(1)沿手阳明大肠经抽痛案

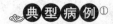

刘某,13岁,男,学生,住东安屯,门诊编号462,1975年4月19日上午9时许初诊。

主诉:右上肢沿食指向上抽痛3天。

现病史:于4月14日患感冒发烧,咳嗽咽痛,经治好转,17日夜晚,突感身冷,随即发生右上肢抽搐,疼痛。每抽时自觉右食指发凉,抽痛沿食指呈一带状直达颈部,痛连项背,兼有鼻塞,咽痛。经区卫生院诊断为痛症。内服汤药,抽痛不止。现每天抽痛2~4次,时间不定,每次抽痛时间大约持续5分钟左右,食指怕凉,患者为防止食指受凉,经常用左手握住食指,使其温暖,以防抽痛发作。

既往史:3岁时患麻疹,曾患颈淋巴结核。

检查:体格中等,肌肉不丰,面色淡白,颈不肿大,但右颈有枣核大结节二个,活动无压痛,咽部稍有充血,体温36.8℃,脉来沉弱无力,舌淡苔薄白,心肺无异常变化,腹平坦,肝脾未触及。右上肢皮肤常色,活动良好,外观无异常。诊察中,患者突然叫痛,抽搐发作,出现右上肢向内侧弯曲,活动受限。询问患者,告之抽痛从食指内侧开始,自觉食指发凉,所指抽痛处为沿第二掌骨,经合谷,达曲池,上肩髃,直达颈部天鼎,并向后伸展到大椎处。自诉好像一条带子抽痛,经测量抽痛中心带,下宽(指肘-腕部)上窄,最宽处约为1.5cm,抽痛在肘部,肩部呈向四周扩散范围约3cm左右。用指压检查,发现合谷、曲池、肩髃等穴均有明显的压痛,大椎处亦有压痛,但不明显。当时用经络测定仪测定体表电阻,结果表明:商阳左为9μA,右为4μA;原穴合谷左为12μA,右为7μA,病侧痛点(曲池、肩髃)电阻均比健侧高3~6μA,气血27μA,发作全过程,均无直视,流涎等证候。

诊断:根据抽痛始于食指,结合体虚、面白、脉弱,经络测定病侧电阻均低,特别是食指不能受凉,感寒即发抽痛的特点,认为是体虚,经气不足,外邪入侵大肠经脉所致虚证抽痛。

治疗:当即取患侧合谷、曲池、肩髃三穴,用捻转法,针感性质为麻胀感,方向是向上伸展缓慢上行,直达颈部天鼎,并向大椎处放散,针感所到处,抽痛完全停止,压痛消失,留针15分,加温针曲池而去。次日再诊,自述针灸治疗后,抽痛即停止,没有再发作,仅在夜间患肢有冷感,但没有抽痛。经络测定井穴:结果表

①吉林医大第四临床学院针麻经络研究组.沿手阳明大肠经抽痛的病例报导[J].新中医,1976(2):37-38.

明,商阳左为 $9\mu A$,右为 $7\mu A$,合谷左为 $17\mu A$,右为 $15\mu A$,三穴痛点与病侧皮肤电阻差异不大,单针合谷,用捻转法,当用逆时针方向捻转时,针感沿大肠经,呈一带状,宽约 1cm,缓慢上行,直达大椎处,复在迎香接刺一针,发现针感延伸到颈部天鼎,与大椎麻胀带仅差 3cm 即能相接。

三诊:针刺后抽痛完全停止,再不用左手握食指,食指着凉也不再发抽痛;经络测定,井穴左为 $9\mu A$,右为 $9\mu A$,原穴左为 $17\mu A$,右为 $16\mu A$,左右皮肤电阻接近平衡,气血 $47\mu A$,抽痛治愈。后经 2 周追查,右上肢抽痛从没再发。

按语:本例患者,首患感冒后出现沿大肠经抽痛。由于患者素体虚弱,经气不足,因而表病及里。手太阴肺经的支脉,从手腕部的列缺处分出,一直走向次指内侧,出于它的末端和手阳明大肠经相连,而大肠经脉,有段经络是向下进入缺盆,内络于肺脏。患者先患感冒咳嗽,咽痛发烧,提示先病在肺,然后出现食指怕冷,沿经抽痛,是因大肠经气不足,表邪借肺与大肠相表里的生理关系来实现的。同时手阳明大肠经气不足,出现循经脉分布的冷感、战栗而不容易回暖,即《灵枢·经脉》所述"虚则寒栗不复"。另外,值得关注的是,患者抽痛及针刺感传的麻胀均缓慢沿经上行,抽痛仅达颈部天鼎附近,然后向大椎处伸展,不能上达面部鼻旁,与《灵枢·经脉》所记载的手阳明大肠经上达面部鼻旁不同。

(2)"面口合谷收"现象的临床分析:"面口合谷收"提示了合谷在治疗面颊部及口腔周围疾病方面的特异性作用。笔者[1]曾遇两例中风偏瘫患者,针刺治疗过程中的某些现象可以支持这一理论。

典型病例(右脑基底节区大面积梗塞)

蔡某,男,45 岁。1996 年 7 月 4 日突发左侧肢体活动不利伴昏迷而入院抢救治疗。7 月 27 日头颅 CT 检查示:右脑基底节区大面积梗塞。1996 年 12 月 26 日因脑血管病后遗症接受针灸治疗。当时左侧肢体活动不利,肌力:左下肢 Ⅳ级,左上肢 Ⅳ级,但左手指腕关节活动较差,尤其是左拇指无明显自主屈伸活动。并伴左侧中枢性面瘫,有左口角流涎、说话漏风等症状,无言语障碍。针灸选穴:百会,以及患侧禾髎、夹承浆、肩髃、曲池、合谷、足三里、丰隆、太冲和十二井穴点刺。每次针刺左禾髎时,左侧拇食两指牵动不已,并在留针期间,左侧大拇指能做一定程度的自主屈伸活动。这种效应在起针后即消失。这种现象在以后的几十次治疗中每次都能重复出现,只要是针刺禾髎,不论是首先针刺还是在其他穴位之后针刺,左合谷附近就出现运动性反应。笔者认为,这种现象意味着禾髎(面颊和口周)与合谷(拇食指)之间存在着某种必然的联系。但同时也注意

①张建斌."面口合谷收"现象的临床分析[J].中国针灸,1998(10):636-637.

到：①针刺口禾髎时，并没有感觉上的传导与合谷相联系；②在针刺合谷试图诱发感觉传导时，尽管有较强而且持续的酸胀感，却也没有发生感觉上的传导和引起口唇周围肌肉的不自主运动等现象。

典型病例（右基底节区出血）

王某，男，70岁。1997年4月14日突发左侧肢体活动不利伴昏迷而入院。当时CT示：右基底节区出血约34ml。经抢救治疗，神志恢复正常，但左侧上下肢肌力0级，肌张力降低，并伴有左侧鼻唇沟变浅，左口角流涎等左侧中枢性面瘫的症状，无语言障碍。为进一步康复肢体运动功能，1997年6月18日开始接受针灸治疗。针灸选穴：百会、患侧禾髎、夹承浆、肩髃、曲池、合谷、足三里、丰隆、太冲及十二井穴。在治疗过程中，每次针刺合谷，患者都能感觉到左面颊部有非常明显而且强烈的酸胀感和麻木感，但在上肢段却无明显的感觉传导过程。这种现象在以后的治疗中也都能重复出现。笔者也注意到：①针刺合谷时，并没有引起左口唇及面颊部肌肉的不自主运动；②针刺这例患者的患侧禾髎，也没有引起患者合谷穴位周围组织在感觉上和运动上的变化；③从合谷到面颊部也没有一般所理解的沿手阳明大肠经的感觉传导线，而是合谷的刺激和面颊部的直接感知。

按语： 上述两病例分别从非自主运动和感觉两方面提示了合谷与同侧面颊部存在着某种联系。根据经络理论，手阳明大肠经从食指端沿上肢外侧的前缘到达口唇周围经水沟到达对侧鼻旁的循行路线，可以帮助我们理解合谷与面颊部的联系。但上述两例患者合谷与面口的联系，又不完全符合经络循行的路线，尤其是中间过程的缺如。

根据现代神经学的成就，合谷属于外周脊神经所支配，而面颊部为颅神经所司，仅从外周很难想象合谷与面口的联系。上述两例病例，给我们一个很好的启示，应该从中枢去理解这两个部位在非自主运动和感觉方面的特异性联系。根据影像学检查的结果，这种结合点很可能存在于大脑皮层下的基底节区的某个核团，它们在协同大脑皮质和小脑调节随意运动、肌张力和姿位反射等时，除完成神经通路上的信号传递外还可能发生横向联系，尤其是在病理情况下，更可能使某些联系增强或抑制，于是在外周就可能表现出了前述的现象。

（3）针刺左合谷诱发的循经感传：在医院进行针麻手术时，邓光国[1]偶然发现一例经络敏感人，兹介绍于下。

---

①邓光国．介绍一例经络敏感人［J］．新中医，1983（11）：36-37.

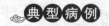
典型病例

方某,男,55岁,农民,住院号800。1977年4月1日,以"胃和十二指肠球部溃疡"收入外科住院。4月4日上午8时40分行"胃大部切除术"。

针刺处方:足三里(双)、上巨虚(双)。

术前诱导30分钟,由8时10分至8时40分。

观察过程:针刺时,患者诉说酸、麻感觉从两下肢沿胫骨前缘向上循胃经路线输注入腹部手术区,针感评"Ⅰ级"。从手术开始切腹皮到关腹缝皮,患者始终安静,脉搏、血压正常,偶尔呻吟,手术顺利完成。评级"优",手术过程2小时。

由于患者对经络敏感性,针感传导到手术区,提高了痛阈和耐痛阈。同时也提高了针刺疗效。为此我们对患者进行进一步的循经感传现象的观察。实验方法:取适当长度的不锈钢毫针,垂直刺入后,行捻转手法,穴位深处有酸、胀、麻为"得气",持续捻转,刺激强度以患者显著传感为度。选穴方面,取各经四肢、肘膝以下的穴位。

1977年4月6日上午9时,第二次针刺实验如下:左侧大肠经、针刺合谷。感传沿经推进,由合谷开始→阳溪→手三里→曲池→肩髃→迎香→人中→睛明→大椎(交叉于胃经)→伏兔→趾端,循行终止。循行时间50秒,经过2个经络路线。

1977年8月11日9时55分,第四次针刺实验如下:左侧大肠经,针刺合谷。出现典型感传路线。针刺开始,9时55分,感传从合谷开始:合谷(大肠经)→(上肢外侧,颈、项、头)→胃经→(颈、背、脊椎)→小腿内侧→脾经(下腹内面)→心经→(臂、肘、上肢内侧)→督脉→(腰、臀)→承山→下肢腿肚→膀胱经(麻痹、关节不灵)→肾经→(足小趾、内踝,感传如蚂蚁爬行)→(感传休息片刻)→胸胁满闷→期门→乳头→肝经→喉咙(咽干)→口角(口渴)→眼(头晕、目眩)→喉咙(感传休息片刻)→胸廓(胸胁满闷)→三焦经→上行右侧→口角(欲流口涎)→左侧头角→大椎→肩胛、腰背(感传如蚂蚁爬行)→长强(循行终止于10时12分)

按语:患者的感传路线与《灵枢·经脉》所描述的经脉走向基本一致在不同时候针刺同一条经络原穴,感传路线长短是一样的,但循行终止时间不相同。感传与针刺强度的关系密切,应用一定的手法运针或电针在适宜强度情况下,有较明显的感传路线。感传速度较慢,如沿胃经的速度是3分15秒。可见多种因素影响了感传。感传的镇痛作用有个发展过程,针刺时镇痛的感觉较慢,似乎与感传的"慢速"和感传分布的宽度有关。感传与脏腑的密切关系:循经感传到某些脏器附近,使这些器官的功能发生变化。感传现象与经络学说的形成可能有密切的关系,因此,经络感传现象值得临床仔细观察和进一步求证。

(4)溃疡性结肠炎患者大肠经原穴与下合穴红外光谱的比较:吴焕淦等[1]使用 PHE201 型高灵敏度红外光谱分析仪,检测 34 名溃疡性结肠炎患者大肠经原穴合谷与大肠经下合上巨虚的红外光谱。在 59 个检查波长中,溃疡性结肠炎患者右侧合谷共有 28 个波长的红外辐射强度与正常人有显著性差异($P<0.05$ 或 $P<0.01$),左侧有 13 个波长的红外辐射强度与正常人有显著性差异($P<0.05$)。右侧上巨虚共有 16 个波长的红外辐射强度与正常人有显著性差异($P<0.05$ 或 $P<0.01$),左侧有 17 个波长的红外辐射强度与正常人有显著性差异($P<0.05$ 或 $P<0.01$)。患者左右合谷有 18 个波长的辐射强度有显著性差异($P<0.05$ 或 $P<0.01$),正常人左右合谷 7 个波长上有显著性差异($P<0.05$)。患者左右上巨虚共有 4 个波长的辐射强度有显著性差异($P<0.05$ 或 $P<0.01$),而正常人左右上巨虚有 1 个波长的辐射强度有显著性差异($P<0.01$)。

研究结果提示,上巨虚与合谷均能在红外辐射光谱上反映出肠道病变,而合谷似乎更明显一些。

第三节 足阳明胃经理论的临床应用

一、足阳明胃经理论概述

(一)足阳明之脉循行部位与病候

胃足阳明之脉,起于鼻,交頞中,旁约太阳之脉,下循鼻外,入上齿中,还出,挟口,环唇,下交承浆,却循颐后下廉,出大迎,循颊车,上耳前,过客主人,循发际,至额颅;其支者,从大迎前下人迎,循喉咙,入缺盆,下膈,属胃,络脾;其直者,从缺盆下乳内廉,下挟脐,入气街中;其支者,起于胃口,下循腹里,下至气街中而合。以下髀关,抵伏兔,下膝膑中,下循胫外廉,下足跗,入中指内间;其支者,下廉三寸而别,下入中指外间;其支者,别跗上,入大指间,出其端。

是动则病:洒洒振寒,善呻数欠,颜黑。病至则恶人与火,闻木声则惕然而惊,心欲动,独闭户塞牖而处,甚则欲上高而歌,弃衣而走。贲响,腹胀。是为骭厥。是主血所生病者:狂、疟、温淫、汗出、鼽衄、口喎、唇胗、颈肿、喉痹,大腹水肿,膝膑肿痛,循膺、乳、气街、股、伏兔、骭外廉、足跗上皆痛,中指不用。气盛则身以前皆热,其有余于胃,则消谷善饥,溺色黄。气不足则身以前皆寒栗,胃中寒则胀满。(《灵枢·经脉》)

(二)足阳明之别(络脉)循行部位与病候

足阳明之别,名曰丰隆。去踝八寸,别走太阴。其别者,循胫骨外廉,上络头项,合诸经之气,下络喉嗌。其病,气逆则喉痹,卒瘖。实则狂、癫,虚则足不收、胫枯。取之所别也。(《灵枢·经脉》)

---

①吴焕淦,姚怡,沈雪勇,等．溃疡性结肠炎患者大肠经原穴与下合穴红外光谱的比较研究[J]．中国针灸,2008(1):49-55.

(三)足阳明之正(经别)循行部位与联系

足阳明之正,上至髀,入于腹里,属胃,散之脾,上通于心,上循咽,出于口,上頞,出颅,还系目系,合于阳明也。(《灵枢·经别》)

(四)足阳明经筋循行部位与病候

足阳明之筋,起于中三指,结于跗上,邪外上加于辅骨,上结于膝外廉,直上结于髀枢,上循胁,属脊;其直者,上循骭,结于膝;其支者,结于外辅骨,合少阳;其直者,上循伏兔,上结于髀,聚于阴器,上腹而布,至缺盆而结,上颈,上挟口,合于頄,下结于鼻,上合于太阳,太阳为目上网,阳明为目下网;其支者,从颊结于耳前。

其病:足中指支,胫转筋,脚跳坚,伏兔转筋,髀前肿,(㿉)癀疝;腹筋急,引缺盆及颊。卒口僻,急者目不合,热则筋纵,目不开。颊筋有寒,则急引颊移口;有热则筋弛纵缓,不胜收,故僻。治之以马膏,膏其急者,以白酒和桂,以涂其缓者,以桑钩钩之,即以生桑灰置之坎中,高下以坐等,以膏熨急颊,且饮美酒,啖美炙肉,不饮酒者,自强也,为之三拊而已。治在燔针劫刺,以知为数,以痛为输,名曰季春痹也。(《灵枢·经筋》)

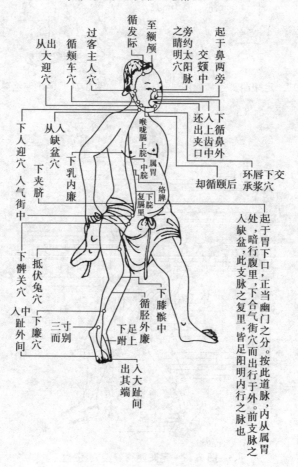

图 2-9　足阳明胃经循行图

59

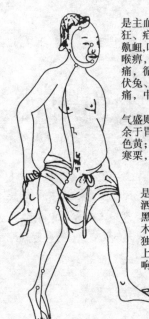

是主血所生病者：
狂、疟、温淫、汗出，
鼽衄、口喎、唇胗、颈肿，
喉痹、大腹水肿、膝膑肿
痛，循膺、乳、气街、股、
伏兔、骭外廉、足跗上皆
痛，中指不用。

气盛则身以前皆热，其有
余于胃，则消谷善饥，溺
色黄；气不足则身以前皆
寒栗，胃中寒则胀满。

是动则病：
洒洒振寒，善呻数欠，颜
黑。病至则恶人与火，闻
木声则惕然而惊，心欲动，
独闭户塞牖而处，其则欲
上高而歌，弃衣而走，贲
响，腹胀。是为骭厥。

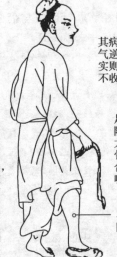

其病，
气逆则喉痹、卒瘖。
实则狂、癫；虚则足
不收、胫枯。

足阳明之别，名曰丰
隆。去踝八寸，别走
太阴。其别者，循胫
骨外廉，上络头项，
合诸经之气，下络喉
嗌。

丰隆

图 2-10　足阳明胃经病候图　　　　图 2-11　足阳明络脉循行与病候图

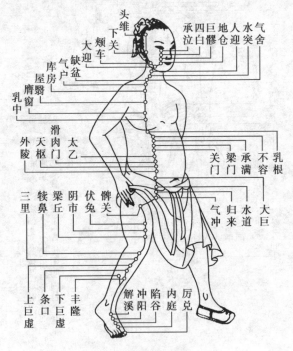

图 2-12　足阳明胃经经穴图

二、足阳明胃经理论衍义

(一)归于足阳明胃经腧穴举要

足阳明胃经的归经腧穴,有一个逐渐增多的过程。

《黄帝内经》有"胃,出于厉兑……为井金;溜于内庭……为荥;注于陷谷……为腧;过于冲阳……为原……行于解溪……为经;入于下陵(足三里)……为合……是足阳明也"(《灵枢·本输》)的记载,所载 6 穴,即是现在足阳明胃经的五输穴和原穴。《素问·气府论》有"足阳明脉气所发者六十八穴:额颅发际傍各三,面鼽骨空各一,大迎之骨空各一,人迎各一,缺盆外骨空各一,膺中骨间各一,侠鸠尾之外,当乳下三寸,侠胃脘各五,侠齐广三寸各三,下齐二寸侠之各三。气街动脉各一,伏菟上各一,三里以下至足中指各八俞,分之所在穴空"的记载,其中"三里以下至足中指各八俞",包括《灵枢·本输》,其他二穴可能是下巨虚和上巨虚。

《铜人腧穴针灸图经》记载"足阳明胃经左右凡九十穴"。现在足阳明胃经有经穴 45 穴,左右共 90 穴,与《铜人腧穴针灸图经》相同。

表6　足阳明胃经腧穴主治提要表

穴名	部位	主　治	
		本经及脏腑重点病症	特殊或全身病症
承泣	面	目赤肿痛	
四白	面	目赤痛,口眼㖞斜	
巨髎	面	口歪,鼻衄,齿痛	
地仓	面	口歪,唇疹	
大迎	面	口歪,颊肿,齿痛	
颊车	面	口歪,颊肿,齿痛,牙关紧闭	
下关	面	口歪,齿痛,耳聋	
头维	面	头痛,目疾	
以上头面部穴:主治头面、目、鼻、口、齿病			
人迎	颈	咽喉痛肿,喘息	
水突	颈	咽喉痛肿,喘息	
气舍	颈	咽喉痛肿	
缺盆	胸	喘咳,缺盆中痛	
气户	胸	喘咳	
库房	胸	咳嗽,胸胁胀满	

穴名	部位	主治	
		本经及脏腑重点病症	特殊或全身病症
屋翳	胸	咳嗽,乳痛	
膺窗	胸	咳嗽,乳痛,胸胁胀满	
乳中	胸	(禁针灸)	
乳根	胸	咳嗽胸痛,乳汁少	
以上颈胸部穴:主治喉、胸、肺疾患			
不容	上腹	腹胀,呕吐,胃痛	
承满	上腹	肠鸣腹胀,肋下痛	
梁门	上腹	食欲不振,胃痛	
关门	上腹	肠鸣泄泻,腹痛	
太乙	上腹	脘痛	癫狂
滑肉门	上腹	呕吐	癫狂
天枢	上腹	痢疾,肠鸣痛,绕脐痛	
以上上腹部穴:主治胃肠病及神志病			
外陵	下腹	腹痛	疝气
大巨	下腹	小腹胀痛,小便不利	疝气
水道	下腹	小便不通	
归来	下腹	经闭	疝气
气冲	下腹	外阴肿痛,月经不调	
以上下腹部穴:主治生育、小溲疾患			
髀关	大腿	痿痹股痛	
伏兔	大腿	腰胯痛,膝冷麻痹,脚气	
阴市	大腿	腿膝麻痹酸痛	
梁丘	大腿	胃痛,膝痛	
犊鼻	膝	膝痛麻木	
膝上部:下肢局部疾患			
三里	小腿	消化不良,腹胀,肠鸣便秘,膝胫酸痛	全身性强壮要穴
上巨虚	小腿	肠鸣泄泻,腹胀	肠痈
条口	小腿	小腿麻痹	
下巨虚	小腿	小腹痛,下肢痿痹	乳痈
丰隆	小腿	胸痛,呕吐,大便难	痰多,癫狂
以上小腿部穴:主治胃肠病及神志病			

穴名	部位	主治	
		本经及脏腑重点病症	特殊或全身病症
解溪	踝关节	头痛	癫疾
冲阳	足背	口眼喎斜	
陷谷	足背	肠鸣腹痛	
内庭	足背	口歪,齿痛,腹胀,痢疾	
厉兑	趾端	面肿,口歪,齿痛,腹胀	癫狂,多梦
以上足部穴:主治头面、目、鼻、口、齿病,胃肠病,神志病			

(二)归足阳明胃经药物举要

依据高学敏主编《中药学》,归入足阳明胃经的药物主要有:

生姜、白芷、升麻、葛根、石膏、知母、芦根、黄芩、黄连、苦参、金银花、土茯苓、白花蛇舌草、玄参、大黄、芒硝、巴豆、藿香、佩兰、苍术、厚朴、砂仁、肉豆蔻、薏苡仁、茵陈蒿、吴茱萸、丁香、胡椒、枳实、木香、沉香、川楝子、柿蒂、山楂、神曲、麦芽、莱菔子、鸡内金、使君子、槟榔、三七、斑蝥、半夏、白芥子、旋覆花、瓜蒌、竹茹、石菖蒲、白术、甘草、大枣、沙棘、沙参、百合、麦冬、天冬、石斛、瓜蒂、雄黄、炉甘石、硼砂等。

(三)与足阳明胃经联系的组织器官

足阳明胃经循行于下肢的前侧,内属于胃络于脾,与鼻、口腔、乳腺等组织器官有联系。

三、足阳明胃经病症治要与验证

(一)足阳明内属于胃病症治验

(1)从足阳明胃经治疗呃逆:呃逆是横膈肌不由自主痉挛收缩所致。膈间气逆上冲胸喉,喉间呃呃连声,声短而频不能自止的一种病证,古称为"哕",俗称"打嗝"。可单独出现,也可为其他疾病的兼证;有呈持续性发作,也有偶然性发作。导致呃逆的原因很多,一般认为有多种原因导致胃气上逆而致,如寒邪蕴结、胃火内盛、气郁痰阻及气血亏虚等。因此,从足阳明胃经和胃降逆治疗是首选。吴琛从足阳明胃经的络穴丰隆顺降胃气。

🌊典型病例①

金某,男,66岁,干部。患者胰腺癌术后10小时,出现腹胀、胸闷,行胃肠减压,抽出液体800ml、空气200ml,出现频繁呃逆,伴发热38.4℃,经肌肉注射胃

---

①吴琛. 丰隆穴临床功效探究[J]. 河南中医,1999(2):59-60.

复安、利他林无效，而邀针灸科会诊。刻诊：患者面容消瘦，面色憔悴，精神疲惫，持续呃逆，脉弦濡弱，舌质红，苔白腻。诊断：胰腺癌术后呃逆。治拟理气降逆，宽中利膈。取丰隆、内关、三阴交，施平补平泻法，留针60分钟，呃逆停止。次晨呃逆又作，上穴施以泻法，电针40分钟，呃逆停止。随访至拆线出院，未复发。

按语：呃逆的病因主要有饮食不节、过食生冷或寒凉药物，致使寒蕴于胃，胃失和降而上逆；或情志恼怒，肝郁气滞，横逆犯胃，以致胃失和降；或因气郁化火，灼津成痰，胃气夹痰上逆而成；或因津液损伤，胃失濡养，以致胃气上逆；或年老体弱、久病重病之后，脾胃阳虚，以致清气不能上升，浊气不能下降，胃气上逆而成。呃逆虽然都由胃气上逆而致，但有虚实寒热不同。此外，现代临床还多见术后呃逆，尤其是消化系统术后，多因损伤脾胃气机，胃气虚弱而上逆至呃。临床重用足阳明胃经腧穴，针刺以调畅脾胃气机以降逆，胃气以降为顺，六腑以通为用，从而呃逆可止。

（2）滑肉门治疗胃腑病症：滑肉门是足阳明胃经在腹部的重要腧穴之一，在治疗胃腑病症中有重要的作用。王金英[①]在临床选择滑肉门穴透刺法，治疗胃腑病症，收到较好效果。

典型病例（胃下垂）

王某，女，34岁。1993年5月2日初诊。患胃下垂3年。腹胀明显，食欲减退，每餐只能进食半碗稀粥，食后腹胀更甚，自觉腹内下坠感，时有嗳气，体型瘦弱。舌质淡红，边有齿痕，舌苔薄白，脉细弱。胃钡透提示胃小弯切迹在髂嵴连线下3cm，胃张力减退。证属中气虚、摄纳失权、升举无力。取滑肉门进针，垂直向下针至1.5寸，得气后施以补法，然后把针尖退至皮下，朝神阙方向以30°角透刺，至针尖约在神阙下方为度，得气后行以补法，此时针下出现较强的紧缩感，患者感觉腹内有强烈的向上提的感觉，留针20分钟。每日针1次，10次为1疗程，间隔3天，行第2疗程。3疗程后，患者再行胃钡透复查，提示胃小弯切迹升至髂嵴连线以上，随访半年无复发。

典型病例（慢性胃炎）

廖某，男，72岁。1998年12月3日初诊。主诉：胃脘部胀闷不适时缓时剧5年，加剧1个月。经胃镜检查确诊为浅表性胃炎。查：胃脘部胀痛不适，嗳气，按之痛减，泛吐清水，喜热饮食，脉虚软，舌质淡苔白。证属脾胃虚寒，中阳不振。

---

①王金英. 滑肉门穴的临床运用[J]. 中国针灸，1999(增刊)：58-59.

取滑肉门,进针后垂直向下针至1.2寸,得气后行以补法,然后把针尖退至皮下,朝中脘方向以15°角透刺,得气后行以补法,留针20分钟,并在两穴加温和灸,至皮肤红晕为度。每日针灸1次,10次为1疗程,间隔3天,行第2疗程,2疗程后症状缓解,又巩固治疗2疗程,症状消失。随访1年,症状无反复。

典型病例(胃肠神经官能症)

张某,女,67岁。1996年6月15日初诊。胃脘部胀闷连胁,嗳气频作,反复发作2年,复发1天。刻诊:脘胁胀甚,嗳气声高而长,隔房间都可听到,情绪不舒,口干喜饮,舌质红,苔薄白,脉象沉弦。经胃钡透提示正常,既往糖尿病史。证属肝气犯胃,气机阻滞。取滑肉门,进针后垂直向下针1寸,得气后行泻法,然后提针使针尖退至皮下,朝梁门方向以15°角透刺,至针尖在梁门下为度,得气后行泻法。顾及素病消渴证,肺胃有热,津液已伤,再取肺俞、胰俞、胃俞行先泻后补法。前后各留针20分钟。每日针1次,15次为1疗程,1疗程后上症解除,再巩固治疗1疗程,随访3个月未再发。

按语:滑肉门位于前正中线旁开2寸、脐上1寸,为足阳明脉气所发。本穴内应腹膜、外有筋肉。由于其解剖学上的特殊位置,临床针刺得气感强烈,对肠胃功能的调节作用显著,故在治疗胃腑病症中显示较好的疗效。按照王金英的经验,还需要配合操作手法,尤其是透刺法等,如胃下垂则滑肉门透刺神阙、慢性胃炎则滑肉门透刺中脘、胃肠神经官能症则滑肉门透刺梁门。

(3)针刺足阳明经穴对健康人胃运动功能的影响:针刺对胃腑病症的调治,离不开对胃运动功能的调节。常小荣等通过对针刺足阳明经穴对健康人胃运动功能的影响,研究足阳明经穴在调节胃运动功能方面的特异性。

临床报道

以往针刺足阳明经穴对人体胃窦面积和胃幽门压力影响的研究中,发现针刺足阳明经穴可使胃窦面积增大和胃幽门压力升高。在此基础上,进一步观察足阳明经穴对人体胃电及胃动总功率的影响。研究结果表明:①针刺四白前后胃电、胃阻抗总功率(PTP)的变化具有显著性差异;②针刺足三里和四白后,无论是针刺中,还是针刺后,胃动的PTP均明显高于针前,与针前比较有显著性差异,提示针刺足阳明经穴对胃的运动功能具有良好的调整作用。比较各组间针刺前后胃电、胃动PTP,发现;③针刺足三里时人体胃电PTP明显升高;④不论是穴位还是对照点,针刺中和针刺后人体胃电和胃动PTP的变化均成上升趋势,但针刺足阳明经穴时变化较为明显,针刺前后有显著性差异。

按语：本研究结果提示，从针刺足阳明胃经对健康人胃运动功能的特异性影响，更进一步说明了足阳明经与胃运动是有其内在联系的，也是针灸足阳明胃经腧穴治疗胃腑病症的现代生理学机制之一。

（二）足阳明内络于脾病症治验

（1）针灸足阳明胃经腧穴治疗功能性消化不良：功能性消化不良是一种常见的消化系统疾病，属中医的"痞证"、"胃脘痛"、"嘈杂"、"纳呆"、"嗳气"等范畴。一般认为，功能性消化不良系指存在被认为源自胃十二指肠区域的症状，且无任何可以解释这些症状的器质性、系统性或代谢性疾病。临床上消化不良可单独或组合出现上腹部疼痛、上腹烧灼感、餐后饱胀不适、早饱等症状。功能性消化不良多见有脾气虚弱、中气下陷等证，多属于脾的病症。

临床报道[①]

常小荣等通过针刺足阳明经特定穴（原穴冲阳、络穴丰隆、合穴足三里、郄穴梁丘）治疗功能性消化不良患者，并和非经非穴对照，观察足阳明经特定穴对功能性消化不良是否具有相对的经穴效应特异性。将 60 例功能性消化不良患者随机分到治疗组和对照组各 30 例。治疗组针刺足阳明经特定穴，对照组针刺非经非穴。两组均每日针刺 1 次，每次 0.5 小时，每周 5 次为 1 个疗程，治疗 4 个疗程。分别于治疗前、治疗完成、治疗后 1 月，由受试者填写尼平消化不良指数，包括症状指数和生活质量指数、消化不良症状积分、健康相关生活质量评分。结果发现，治疗组各症状包括上腹饱胀不适、早饱、上腹痛、上腹烧灼感的总有效率分别为 85.72%、78.26%、94.11%、60.00%，明显高于对照组（19.23%、20.00%、6.25%、7.69%），统计学上有极其显著性差异（$P < 0.01$）；治疗完成和 1 个月随访时，两组相对治疗前症状指数、消化不良症状积分均显著降低，症状指数、生活质量量表（SF-36）均显著增加（均 $P < 0.01$）；两组同期比较，治疗组症状指数、消化不良症状积分明显低于对照组，症状指数、生活质量量表（SF-36）明显高于对照组（均 $P < 0.01$）。研究结果提示，针刺足阳明经特定穴对治疗功能性消化不良有较好的特异性作用，包括近期疗效（治疗完成）和远期疗效（治疗后 1 个月）。

按语：消化不良是指一组常见的症状，包括上腹疼痛或不适（如上腹饱胀、早饱、烧灼感、嗳气、恶心呕吐以及难以描述的上腹部不适感等）。根据功能性消化不良症状的临床证候，一般都责之于脾虚，或肝郁脾虚，或脾虚湿热。针灸足阳

---

①常小荣，兰蕾，严洁，等．针刺足阳明经特定穴治疗功能性消化不良 30 例[J]．世界华人消化杂志，2010(8)：839-844．

明胃经腧穴对功能性消化不良的相对特异性作用,也提示了足阳明胃经腧穴对脾的特异性作用。

(2)功能性消化不良患者足阳明胃经下肢腧穴的电生理研究

临床研究①

刘芳通过对门诊及住院的 57 例功能性消化不良,进行临床症状量表观察和脾、胃经腧穴音乐声波传导接收和皮肤导电量测试。其中,功能性消化不良患者脾、胃经腧穴皮肤导电量分析结果:①脾经地机、阴陵泉,胃经下巨虚、足三里的导电量高于对照组,即电阻抗低于对照组,差异有统计学意义;②足三里在所测腧穴中,导电量最低,即阻抗值最高;③左右侧腧穴皮肤电阻抗存在差异,左侧大于右侧;④患者脾、胃经穴导电量与功能性消化不良罗马分型、餐后腹胀、脘胁疼痛症状评分及中医分型的相关性无统计学意义。

按语: 功能性消化不良患者主要有脾胃虚弱,或者肝郁脾虚、脾虚湿热等证型,患者还伴有较多的抑郁、焦虑和躯体化等情感障碍。从经络学角度分析,与足太阴脾经和足阳明胃经关系密切,本研究也证实了这一点。而从经穴较多分析,足阳明胃经的足三里,具有高阻抗、低导电量的特性,与患者脾虚状态之间的关系,值得进一步研究。

(三)足阳明联系其他脏腑器官病症治验

足阳明胃经,起于鼻,与头面部鼻、眼、口腔等都有联系,向下循行,与颈部甲状腺、胸部乳腺等组织器官,都有一定联系。因此,可以从足阳明胃经诊治相关组织器官的病症。

(1)从足阳明胃经诊治头目胀痛

典型病例②

郭某,女,33 岁,工人。1985 车 5 月 12 日初诊。

主诉:头痛 8 年余。以前额和两侧太阳较重,严重时伴有恶心,呕吐,两眼球胀痛,怕光,不能睁眼。夜间失眠,多梦,长期服止痛片和镇静剂,疗效不佳。查:血压 120/90mmHg,眶上神经孔处稍有压痛。诊断:头痛。

治疗:针丰隆(双),针感向下抵足,两颞骨前区疼痛明显减轻,复调针感向上过膝,疼痛顷消,两眼胀疼亦消失,能睁开眼,亦不怕光。但前额痛仍未减。针鸠

---

①刘芳. 功能性消化不良患者心身症状及下肢脾胃经穴声电特性研究. 北京中医药大学硕士学位论文,2007:1.

②何友信. 丰隆穴的临床功效初探[J]. 中医杂志,1986(12):48-49.

尾,针感向上,前额痛顿减,留针 20 分钟,复调针感一次。翌日二诊:头痛明显减轻,但仍失眠多梦。取穴同上,又加刺间使,手法同上,每日一次,连续三日。5月 19 日再诊,近两天来头痛、两眼球胀痛未作,睡眠好转,梦少。停针间使,手法同上,又连续三日,以巩固疗效。以后随访,头痛和眼球胀痛愈后未发。

按语:足阳明胃经起于鼻,然后与足太阳膀胱经交会,联系到眼睛;而足阳明胃经的第一个腧穴承泣,就位于眼眶内;其次,前额部头痛为阳明头痛。故本案患者,取用足阳明胃经的络穴——丰隆治疗,能够收到明显效果。

(2)从足阳明胃经诊治面瘫:面瘫古称"口歪(喎)""口眼歪(喎)斜"。在《黄帝内经》中已经认识到面瘫一症,更多与足阳明经有关,其中足阳明经脉病候和足阳明经筋病候中都有记载:如《灵枢·经脉》"口喎";《灵枢·经筋》"卒口僻,急者目不合","口目为僻"。李欣明等[1]从足阳明经筋的病因、病机、临床表现和治疗等方面论治周围性面瘫,认为《灵枢·经筋》中"卒口僻,急者目不合","口目为僻"与周围性面瘫的症状基本相吻合,因此周围性面瘫从足阳明经筋论治更为恰当。

临床报道[2]

孙丽琴选用足阳明面部经筋穴位排刺治疗 40 例面瘫患者,其中男性 37 例,女性 3 例;病程最长的 15 年,短的为 3 天以内。具体方法如下:①风池斜刺,针尖向对侧眼窝或下颌,进针 1～2.5 寸,施用小幅度高频率捻转手法 3 分钟,每分钟做 200～300 次。患者自觉头面部发热;②完骨斜刺 5～8 分,手法与风池相同;③风府直刺,针尖对准下颏方向,进针 1～2 寸,只做提插不做捻转;④足阳明面部经筋排刺:眼裂以上受损者(抬眉无力,额纹消失,眼睑不能闭合),先取阳白 3 针,刺阳白,另外刺周围 2 针,一针从左向右刺,一针从右向左刺,3 针各间隔 1cm,不做特殊手法;再晴明透瞳子髎,沿皮刺。留针 20 分钟。眼裂以下受损者(口角歪斜,鼻唇沟消失,流口水,咀嚼受限),先取四白、承泣、巨髎,然后取地仓,沿地仓依次排列浅刺至颊车,进针 5 分;取承浆,沿此穴排刺至大迎,排刺时每穴间隔 5 分,不做特殊手法。留针 20 分钟。40 例患者中,37 例治愈,1 例显效,余 2 例因某种原因中途出院。平均治愈天数为 20 天,最短治愈天数为 7 天。急性期较轻患者为 12～20 天治愈,后遗症期多为 20～40 天。

按语:许多医家从临床实践中认识到,经筋取穴法,可以疏通体表皮肤经筋

①李欣明,阎丽娟. 从足阳明经筋辨证论治周围性面瘫[J]. 天津中医药,2009(3):215-216.
②孙丽琴. 足阳明经筋排刺法治疗面瘫 40 例[J]. 人民军医,1988(11):52-53.

络脉,使其促进血脉流通,并有祛风祛邪之功,可缩短疗程,提高治愈率。

(3)从足阳明胃经诊治面肌痉挛:面肌痉挛,常见以上下眼睑不自主的跳动为首发症状,以后逐渐加重,并波及邻近面部肌肉。在中医属于"目眴"、"胞轮振跳"、"眼睑眴动"等范畴。《灵枢·经筋》"足阳明之筋……上颈,上挟口,合于顺,下结于鼻,上合于太阳。太阳为目上网,阳明为目下网;其支者,从颊结于耳前……其病……卒口僻,急者目不合,热则筋纵,目不开";"足太阳之筋……其支者,为目上网,下结于顺。"可见,目上睑为足太阳经筋所主,而目下睑为足阳明经筋所主,且足阳明经之经筋与足太阳之经筋相合于目上,目的开合运动的正常同足阳明经之筋经关系密切,足阳明经筋的病变将导致到目的开合失常。除目外,足阳明经筋"上挟口,合于顺,下结于鼻……其支者,从颊结于耳前"在面部所过之处,几乎包括了整个眼睑以下的面部。

临床报道①

安勇从足阳明经入手,运用针刺配合中药调理足阳明经治疗面肌痉挛20例,疗效理想。治疗时,患者平卧,取人迎,一手拇指在喉结附近按住颈动脉搏动最明显处,双侧人迎常规消毒后,另一手沿拇指指甲从颈总动脉内侧进针0.5～1.0寸,不提插,得气后留针30分钟。如针后双面颊潮红,或针感向面部放射或胸部放射,则其疗效较佳。每日针刺1次,10天为1个疗程,隔2日再行下一个疗程。中药以桂枝葛根汤加减。

典型病例

陈某,女,43岁,2005年7月4日初诊。主诉:右侧面部不自主抽搐3年。3年前无明显诱因突然出现右侧下眼睑不自主跳动,后向下面部扩展,口角牵引抽动,逐渐加重,发作频繁。发作时面肌紧绷,牵引至颈肌,每次抽动约3～7分钟,每日不定时发作次数甚多,难以数计。右侧面肌稍见萎缩,表情呆滞,面色不容,神疲肢倦,精神紧张或注意力集中及劳累后加剧,大便不调,小便可,舌淡苔薄白,两脉弱缓。诊为右侧面肌痉挛,阳明气血不足,经脉失养而动风。经上述方法治疗,针刺15次,内服中药15剂而治愈,随访1年未复发。

按语:面肌痉挛是面神经支配的面部肌肉发作性、反复、不自主的阵发性抽动,常在精神紧张、情绪激动、疲劳时加剧。神经系统检查无阳性体征,是针灸科常见病种之一。面部肌肉主要为足阳明胃经分布区域,从足阳明胃经诊治,可以

---

①安勇.从足阳明胃经论治面肌痉挛28例临床观察[J].光明中医,2009(3):527-528.

起到疏通面部经脉气血，达到息风止痉的作用。聂卫华等[1]应用董氏奇穴、足阳明胃经子午对冲经穴（内关）为主治疗面肌痉挛，经过23例患者诊治观察，发现具有疗效确切、见效快、疗效稳定等优点。

（4）循胃经疼痛的心绞痛案：对原因不明的面颊痛，可能是心绞痛的早期表现之一。沿着面颊部足阳明胃经循行部位的疼痛，对早期冠心病的诊断价值须引起重视。

典型病例[2]

柳某，女，59岁，退休干部，于1994年3月24日初诊。

1992年10月因生气后，出现面颊疼痛，疼痛由左目内眦沿鼻旁放射至左口角旁、左下颌角及左耳前上方。月余后，面颊痛加重，由左口角放射至左侧喉结及缺盆处，并向下延至左胸部，伴心前区闷痛，气短。劳累、生气后症状加重，甚出现左口角抽搐。心电图检查示冠状动脉供血不足，血压29/14.5kPa，诊断为冠状动脉硬化型心脏病、高血压病，给予扩冠脉、降压治疗，病情缓解。1999年2月26日，因受寒感冒后，疼痛按上述路线加重并放射至左腹部及左大腿、小腿前外侧及足背。经络检查见：左睛明压痛明显，且沿眶下缘放射至地仓附近，由左喉结传至缺盆再下传至心前区。颊车压痛上传过耳前至悬厘处。按压足背之冠心穴（位于解溪与内庭连线上，距解溪3.5寸，是冠心病发作的敏感点和治疗主穴）疼痛剧烈，且由小腿、大腿之前外侧经左侧腹部至心前区。患者可自己指出疼痛由目内眦至足背的全部走行路线。心电图示Ⅰ、Ⅲ、avF之T波低平，$V_{4\sim6}$ST段下移＞0.05mV且T波低平。属冠状动脉供血不足。血脂示血清胆固醇6.7mmol/l，甘油三酯2.2mmol/l。治疗时，取冠心穴，配合左侧睛明、四白、人迎，另取足三里、三阴交、太冲、合谷、内关均双侧。手法以平补平泻为主。针刺得气后留针30分钟。针治2次后，患者目、面疼痛消失，胸闷憋气及心前区疼痛均明显减轻。针治9次后，临床症状全部消失。

按语：心绞痛沿着部分面部或胸部胃经疼痛，在临床上只要细心观察不难见到，本例心绞痛贯穿胃经循行路线始末疼痛，却为少见，而且病情由头面部、颈部最后贯穿全经，心绞痛也从轻到重而相应的。冠心病为阳明虚衰，心脉痹阻之表现，此病例属循胃经疼痛的心绞痛，故冠心病心绞痛的治疗独取阳明，自会治之有效。

①聂卫华，黄霞，蒋良共．董氏奇穴、足阳明胃经子午对冲经穴为主治疗面肌痉挛23例[J]．湖南中医杂志，2006(6)：37．
②王艳丽，陈文光．循胃经疼痛的心绞痛1例报道[J]．上海针灸杂志，1995(5)：221．

70

（四）足阳明外循肢节病症治要与验证

足阳明胃经，从头面部向下，沿人体前侧循行，在下肢分布于前侧偏外的部位。故足阳明经脉循行经过部位的肢节疼痛等病症，都可以从足阳明胃经诊治。

（1）从足阳明胃经诊治下颌关节疼痛

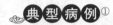

典型病例①

丁某，女，45岁，教师。1981年4月7日初诊。

主诉：右侧下颌关节痛1月余，咀嚼食物时疼痛加重，伴有关节弹响，服"安乃近""消炎痛"后痛减，停药后又复。既往有风湿痛病史。查：右下颌关节略高于健侧，压痛明显，皮肤色泽正常，张口仅容二指。诊断：右侧下颌关节风湿痛。治疗：针丰隆（右），针感抵足。令患者做下颌关节运动，疼痛消失，压痛减轻，张口可容三指。复调针感向上过膝，压痛消失，留针30分钟，复行手法一次。翌日二诊：下颌关节疼痛消失，咀嚼食物和张口时疼痛均除，唯留有弹响未愈。取穴手法同上，又连针三日，弹响消失。1983年4月17日左下颌关节又疼痛，日渐加重，张口、嚼食均疼痛加重。查：左下颌关节无红肿，压痛明显，张口仅可容二指。针丰隆（左），针感向下抵足。令患者做下颌关节运动，疼痛顷消，压痛消失，张口随之可容三指，留针30分钟，复行手法一次。翌日二诊：疼痛未作，未复针。1986年3月20日随访，双侧下颌关节疼痛，愈后均未复发。

按语：颞颌关节功能紊乱综合征的主要表现有关节弹响、关节疼痛、下颌运动异常、开口度异常（表现为开口过大或过小），有的还伴有头痛、头晕、耳鸣、耳闷、眼花、眼胀以及吞咽困难、咀嚼肌酸胀不适等。颞颌关节是足阳明胃经循行和分布所经过的部位，足阳明胃经的下关即在关节中央。因此，临床选择足阳明胃经的腧穴诊治颞颌关节紊乱综合征，有较好的特异性效果。另外，也有临床选择手阳明经的腧穴，如合谷等治疗，也可以收到非常好的疗效。

（2）慢性颈前肌筋膜炎与足阳明胃经证候群：临床在治疗慢性颈前肌筋膜炎时，针对慢性颈前肌筋膜炎引起的颈前疼痛及上肢的神经刺激症状，进行锁骨上窝软组织手术松解术，术后出现部分患者原伴有胸腹部及胫前的一些症状亦同时消失。临床证据表明：慢性颈前肌筋膜炎，可以引起颈前及同侧上肢症状；同时也可以引起胸腹部和胫前的一系列证候群。将相关症状与中医经脉病候对比，王全美②而将此组症状称为"足阳明胃经证候群，"并进行进一步临

---

①何友信. 丰隆穴的临床功效初探[J]. 中医杂志,1986(12):48-49.

②王全美. 颈前慢性肌筋膜炎可以引起足阳明胃经证候群[J]. 颈肩腰腿痛防治通讯,1985(s1):20-21.

床观察。

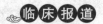

王全美共观察 8 例患者 11 侧有症状,病程最短 1 年,最长的 18 年,平均 8.4 年。8 例 11 侧全有颈前疼痛、酸胀,锁骨上窝压痛明显,咽部不适,有异物感,但咽部检查均无异常发现。6 例 8 侧有同侧上肢不适、酸胀、麻痛,肱二头肌反射及肱三头肌反射正常,霍夫曼征阴性。8 例均伴有胸闷、不适。4 例有胸部紧束感。7 例有腹胀、食欲不振、嗳气频繁,上消化道钡餐检查均无特殊发现。6 例 8 侧小腿前方沉重、无力、隐痛,胫前有轻压痛,症状全部在颈前疼痛的同侧。胸腹部及小腿前方的症状同足阳明胃经所描述的经络和脏象很类似。

典型病例

缶某,女,42 岁。右侧颈前方疼痛、同侧上肢尺侧放射痛、沉重无力 12 年。近 4 年来感到咽部有异物,咯之不出,吞之不下,胸前如同压一重物,腹胀,矢气多,食欲不振,大腿及小腿前方酸胀、沉重、隐痛。检查:发现右锁骨上窝压痛明显,右侧肱二头肌反射及肱三头肌反射正常,霍夫曼征(一),心肺正常,肝脾未触及,右侧跟腱反射及膝反射正常,髌下脂肪垫及胫骨前方有轻压痛。诊断为慢性重症颈前肌筋膜炎。于 1980 年 3 月 16 号在局麻下行右颈前软组织松解术,术中发现前斜角肌紧张,膈神经颈段被增生的纤维组织紧束,颈神经干外的鞘膜较紧,将其一一松解,术后原先症状完全消失,3 年后随访,从未复发。

按语:王全美的临床观察提示,当颈前疼痛,局部有明显的压痛,胸腹部及下肢前方出现隐痛、沉重不适时,在排除有关内脏疾病的情况下,可以诊断为慢性颈前肌筋膜炎。针对锁骨上窝压痛部位进行治疗,如封闭、推拿、必要时手术松解颈前肌筋膜,常常收到良好的效果。

慢性颈前肌筋膜炎,引起颈前及同侧上肢症状比较容易解释。在慢性无菌性炎症的情况下,局部引起颈前方疼痛,同时造成神经支配的区域发生疼痛,即肩周和上肢的放射痛和其他症状。此外,慢性疼痛引起交感神经功能紊乱,交感传出纤维与伤害传入纤维中的 C 纤维都为无髓鞘纤维,两者之间的绝缘性差,可能发生接触,使交感传出传动兴奋痛觉传入纤维而疼痛,反馈地引起肌筋膜紧张,从而激发交感神经兴奋,形成交感神经系统的恶性循环。颈部交感神经和腰骶段支配下肢的交感神经及支配胸腹部脏器的交感神经有解剖及功能上的联系,可能是出现胸腹部及下肢前方症状的主要原因。

（3）针刺丰隆治疗足阳明胃经循行所过部位疼痛：足阳明胃经循行于人体前侧，何友信[1]选用足阳明胃经的络穴丰隆，治疗足阳明胃经循行所过部位的病症，收到较好疗效，提示了足阳明胃经与这些部位之间的密切关系。

典型病例（胸部肌肉风湿痛）

王某，男，60岁，炊事员。1985年6月3日初诊。

主诉：左侧胸痛3天，咳嗽，深呼吸时加重。夜间尤甚，不能入睡。既往有关节痛病史，否认外伤史。查：左胸前贴有风湿止痛膏，锁骨中线第4、5肋间肌肉有明显压痛，范围5×10cm。诊断：胸肌风湿痛。治疗：针丰隆（左），针感在穴周，胸痛明显减轻，再调针感，压痛消失。留针20分钟，复行手法一次。翌日二诊：昨晚7时疼痛稍作，治疗同上。三诊：昨日针后疼痛未作，夜间安然入睡。取穴手法同上。1986年4月随访，愈后未发。

典型病例（颈部肌肉和足背风湿痛）

刘某，男，54岁，干部。1985年3月20日初诊。

主诉：颈右前侧突然疼痛，转动时加重。右足背痛2天，步履困难。既往有风湿痛病史。查：颈部右前侧胸锁乳突肌中段有轻度压痛，颈向左侧转动时疼痛加重。右足第2、3跖骨背侧有明显压痛。诊断：①颈部肌肉风湿痛；②足背风湿痛。治疗：两症均在足阳明经的循行路线上，针丰隆（右），针感抵足，颈部疼痛明显减轻，复调针感，转动自如，疼痛消失。足背压痛点明显减轻，步履如常。七日后二诊：颈部愈后未作，足背痛复发，再求针治。查：右足第2、3跖骨背侧稍有压痛。针丰隆（右），针感抵中趾，压痛明显减轻，复调针感，压痛消失，留针20分钟。连针三日以巩固疗效。8月15日随访，足痛愈后未作。1986年4月27日再访，愈后均未复发。

典型病例（小腿肌肉风湿痛）

马某，男，22岁，工人。1985年8月13日初诊。

患者前天下河游泳后，双下肢酸痛，步履困难。查：双下肢小腿屈伸两侧肌肉均有明显压痛，伸屈时疼痛，功能受限。诊断：小腿肌肉风湿痛。治疗：针内关，针感到手，令患者伸屈小腿，疼痛顿消，压痛消失，留针20分钟。翌日二诊：双下肢疼痛消失后未作。唯左足背伸屈时腓骨前侧肌肉仍有疼痛。查：左腓骨前外侧肌肉压痛明显。针丰隆（左），针感抵足，令患者左足背伸屈，疼痛即消。

---

①何友信. 丰隆穴的临床功效初探[J]. 中医杂志，1986(12)：48-49.

留针15分钟。三诊:昨日针后痛消,不复针。1986年4月10日随访,愈后未发。

按语:《黄帝内经》有"其直者,从缺盆下乳内廉,下挟脐,入气街中……以下髀关,抵伏兔,下膝膑中,下循胫外廉,下足跗,入中指内间;其支者,下廉三寸而别,下入中指外间;其支者,别跗上,入大指间,出其端……循膺、乳、气街、股、伏兔、骭外廉、足跗上皆痛,中指不用"(《灵枢·经脉》)的记载,不仅提示了足阳明胃经的循行所过,也提示了自前胸至足趾部位的疼痛,也与足阳明胃经有关。何友信运用足阳明胃经的络穴治疗疼痛病症,部位涉及胸、颈和足背以及小腿等,与足阳明胃经有关,尤其是颈与足背之间存在着证候的相关性,更加佐证了足阳明胃经和络脉的循行与联系。

四、足阳明胃经理论的古代临床应用

(1)《黄帝内经》对胃腑和胃经病候的认识和记载:《黄帝内经》中涉及胃和胃经的病候论述颇多,如:

"伤寒二日,阳明受之,阳明主肉,其脉侠鼻、络于目,故身热目痛而鼻干,不得卧也"(《素问·热论》)。

"胃疟者,令人且病也,善饥而不能食,食而支满腹大"(《素问·刺疟》)。

"脾咳不已,则胃受之。胃咳之状,咳而呕,呕甚则长虫出"(《素问·咳论》)。

"胃风之状,颈多汗恶风,食饮不下,膈塞不通,腹善满,失衣则腹胀,食寒则泄,诊形瘦而腹大"(《素问·风论》)。

"胃病者,腹膜胀,胃脘当心而痛,上支两胁、膈咽不通,食饮不下"(《灵枢·邪气藏府病形》)。

"胃足阳明之脉……是动则病,洒洒振寒,善呻数欠颜黑;病至则恶人与火,闻木声则惕然而惊,心欲动,独闭户塞牖而处,甚则欲上高而歌,弃衣而走,贲响腹胀,是为骭厥。是主血所生病者,狂疟温淫汗出,鼽衄,口㖞唇胗,颈肿喉痹,大腹水肿,膝膑肿痛,循膺、乳、气街、股、伏兔、骭外廉、足跗上皆痛,中指不用。气盛则身以前皆热,其有余于胃,则消谷善饥,溺色黄。气不足则身以前皆寒栗,胃中寒则胀满"(《灵枢·经脉》)。

"胃胀者,腹满,胃脘痛,鼻闻焦臭,妨于食,大便难"(《灵枢·胀论》)。

(2)《丹溪心法》列举足阳明胃经见证:"恶人与火,闻木声则惊,狂,上登而歌,弃衣而走,颜黑,不能言,唇肿,呕,呵欠,消谷,善饮。颈肿,膺乳、冲股、伏兔、骭外廉、足跗皆痛,胸傍过乳痛,口㖞,腹大水肿,奔响腹胀,跗内廉痛,髀不可转,腘似结,腨似裂。膝膑肿痛,遗溺失气,善伸数欠,癫疾,湿浸心欲动,则闭户独处,惊,身前热,身后寒栗"(《丹溪心法·十二经见证》)。

(3)《医学纲目》将"大便难""瘰"作为足阳明胃经经脉病候:"足阳明胃经行身之前,病主腹满胀,大便难,宜下之"(《医学纲目·卷九·用药宜禁》)。

"升阳调经汤,治绕项下或至颊车生瘰,此症出足阳明胃经中来也"(《医学纲目·卷十九·瘰马刀》)。

(4)《外科正宗》认为"唇疽""茧唇"为足阳明胃经病候:"唇疽,生唇上,有头脑起,寒热交作,胃经积毒所致"(《外科正宗·卷一·痈疽图形》)。

"茧唇乃阳明胃经症也。因食煎炒,过餐炙爆,又兼思虑暴急,痰随火行,留注于唇,初结似豆,渐大若蚕茧,突肿坚硬,甚则作痛;饮食妨碍,或破血流久则变为消渴、消中难治之症"(《外科正宗·卷四·茧唇》)。

(5)《证治准绳》记载足阳明胃经"面痛"案:"许学士医检正患鼻颊间痛,或麻痹不仁,如是数年。忽一日,连口唇、颊车、发际皆痛,不开口言语,饮食皆妨。在颊与颊上常如煿,手触之则痛。此足阳明经络受风毒,传入经络,血凝滞而不行,故有此证。或以排风、小续命、透髓丹之类与之,皆不效。制犀角升麻汤赠之,数日愈。夫足阳明胃也"(《证治准绳·第四册·面痛》)。

五、足阳明胃经的现代临床见证

(1)面神经麻痹与足阳明胃经的关系:按照《灵枢·经脉》的记载,面神经麻痹,出现口眼㖞斜,是足阳明胃经的经脉病候之一。王启才[1]发现一例面神经炎患者,出现足阳明胃经经络敏感现象,更加佐证了这一事实规律。

典型病例

李某,女,53岁,左侧面神经麻痹。1986年3月17日上午就诊。

在治疗面神经麻痹的过程中,自述前一天晚上睡觉时,因感双下肢大腿部发凉,便置一大热水袋于两大腿正面中央(相当于双侧足阳明胃经伏兔附近)。少顷,便自觉有一种舒适的温热感从大腿部上行,经腹部、胸部到达左侧面部,继而又感有一股较大的牵引力从面部向下拉,以致感到瘫痪的面肌很舒服。牵拉感经胸部、腹部又回到了大腿部。在经过腹部时,自觉胃脘部灼热,阵发性肠蠕动增强3次,每次蠕动就矢气一次。治疗完毕,当即对该患者进行了经络敏感测定:

以低频脉冲电先刺激左侧胃经井穴厉兑,有明显刺痛,约半分钟后,开始出现流水样循经感传。嘱其口述并以手指出感传经过的部位,其循行路线几乎与足阳明胃经经脉循行趋于一致,即沿下肢前面正中经过踝关节、膝关节,大腿前面正中上行,进入腹腔到胃脘部,继而上行,从胸部出经颈部至对侧面

---

[1]王启才.足阳明胃经经络敏感现象[J].江苏中医,1990(1):24.

颊而散,共 8 分钟走完全程。停止刺激后,感传又沿原线路回流,约 5 分钟后感传回流至刺激点厉兑。右侧刺激情况和结果与左侧基本相同,但只到达对侧颈部而没有上至面颊,所需时间也稍长,10 分钟走完全程,6 分钟回流完毕。

测试其他经脉结果(均刺激各经井穴),手三阴经和手三阳经全部敏感,能沿各自路线经过腕关节、肘关节进入胸腔,但不上行至头面。均在 4 分钟走完全程,2～3 分钟回流至各经刺激点。足太阳膀胱经、足少阳胆经和足少阴肾经部分敏感(均为左侧)。其中膀胱经沿下肢外后缘之间经踝、膝、髋关节上至肩胛,不入体内,约 8 分钟走完全程,5 分钟回流结束,胆经沿下肢外侧正中经踝、膝、髋关节到胁肋部,似有进入体内的感觉,约 5 分钟走完全程,4 分钟回流结束,肾经沿下肢内后缘经踝关节、膝关节到达腰部,不入体内,约 4 分钟走完全程,3 分钟回流结束。足太阴脾经和足厥阴肝经均不敏感。

该患者完成上述经络测定大约 6 小时后(下午 4 时左右),左侧面颊和双侧手背相当于手阳明大肠经分布区域内出现许多散在的红色斑点,无痛痒感和任何不适。次日上午 8 时许,红色斑点相继消失。3 月 21 日,笔者又对该患者进行了重复测定,上述结果基本可重复出现。

按语:本例患者的研究提示,该患者敏感经络的循经感传线路,基本上与《灵枢·经脉》所述循行线路相符,除体表的循行外,也有进入体内与相应脏腑发生联系的反应。其次,该患者是在罹患颜面神经麻痹后出现经络敏感,病变区域为手足阳明经所分布,尤以足阳明经分布最广,故以足阳明胃经最为敏感,而且在经络测定之后,手足阳明经分布区域内出现散在红色斑点。第三,左右两侧足阳明胃经的循经感传,均从颈部走向对侧,似可说明胃经的循行路线与手阳明大肠经一样,也是左右交叉而行的。

(2)针刺激发面瘫患者循足阳明胃经出现黑线:广东省中医院二沙岛分院针灸科李勇等[①]曾遇一例面瘫患者,在接受针刺治疗时,出现了符合下肢足阳明胃经的循行路线暗黑色线条。

◈典型病例

吴某,女,27 岁,2001 年 2 月因面瘫就治。

初诊时患者右侧面瘫第 1 天,予针刺阳白、太阳、下关、颊车、地仓、颧髎、迎香、足三里(均右侧),合谷、太冲(双侧)3 天,症状改善不明显。第 4 天针刺时,发现右下肢膝外侧(犊鼻)至踝关节前方(解溪)沿胫骨嵴外侧约 1 寸许出现一条

①李勇,李伟雄. 临床 4 例经络现象的报告[J]. 中国针灸,2002(3):173-176.

暗黑色线条,且刚好经过针刺足三里之针孔处。暗黑色线条所过符合下肢足阳明胃经的循行路线,宽约 3mm,粗细一致,无丘疹状突起,所经过皮肤平坦光滑,触摸无异样感,无压痛,患者局部无异常感觉。患者述平素从未出现过此类现象,甚感惊奇。按前述穴位继续治疗,留针 30 分钟。出针时见右下肢线条颜色稍变浅,形态同前。第 5 天复诊时,患者述针后约 1 小时入厕方便时,因好奇再行观看,发现右下肢线条颜色明显变淡,若隐若现。夜间向家人展示时,右下肢线条已完全消失。当日诊察右下肢已毫无痕迹。继续治疗共 3 周,患者面瘫痊愈。此后治疗期间一直未再出现类似现象。

按语:本例患者沿足阳明胃经出现循经性黑线,可能首先与罹患面瘫有关,足阳明胃经循行与面部,其次与针刺刺激有关,患者循经性现象出现在针刺治疗的第 4 天。该现象提示了足阳明胃经存在的内在客观机制。

(3)足阳明经疼痛案

典型病例[①]

庆某,男,30 岁,门诊号:02579。

主诉:2 周前无明显诱因,突感左下肢前廉疼痛,活动时尤甚。在当地医院经治未效。检查:按其左足下肢前廉,沿足阳明经循行所过处压痛并以膝关节下外廉为重,行走困难。

治疗:取右手同名经"二间",沿指间关节前滑囊边垂直刺入 5 分,以强刺激捻转泻法,并嘱患肢活动和行走。1 分钟后,患者诉疼痛明显减轻,可扶杖步行;6 分钟后,疼痛消去大半,已能不持杖而行;留针 10 分钟后出针,疼痛基本消失。嘱患者次日复诊一次,告疼痛已完全消失,行走如常人。

按语:本例患者出现了沿足阳明胃经膝以下部位的疼痛,临床治疗时,选择手阳明大肠经的荥穴二间进行针刺刺激,获得很好疗效。提示了手足阳明脉气相通的事实规律存在。

(4)红色带循胃经感传案

典型病例[②]

肖某,女,38 岁,工人。门诊号 072780,1984 年 8 月 16 日就诊。

主诉:鼻鞍部肿痛 2 日。

---

① 李标. 二间穴治疗沿足阳明经疼痛 1 例[J]. 上海针灸杂志,1992(1):47.

② 周行晓,唐正蓉. 红色带循胃经感传 1 例报导[J]. 上海针灸杂志,1987(3):6.

现病史:1984年8月14日乘车时因突然急刹车,鼻鞍部骤遭撞击以致肿痛不息。翌日发现鼻旁口吻和颈胸部出现红色带,自觉弱痒。经我院伤科诊治后,拟为经络感传人,转来我科检测。检查:鼻鞍部微肿,按之痛。其红色带由鼻翼两旁环绕口吻,在下唇相交,下行经颔颈锁骨中线至胸乳而消失。红色带宽约0.3～1.5cm。

随即针刺足阳明胃经足三里与足少阳胆经绝骨,均出现蚁行感,上行至颈部,而未上头面。其走形路线基本与经脉循行符合,但未见到红色带。上述红色带经信访获悉,历18日而消退。

按语:本例患者外伤后,自发出现循足阳明胃经从头面部到颈、胸部的红色带。针刺足阳明胃经的合穴足三里后,出现向上的循经性感觉传导,也提示两者现象之间还存在相关性。

(5)足阳明经脉循经感传的自我体验与分析:王玲医生[①]自身体验循足阳明经脉循行感传并报道。

作者因乘车当窗感寒致胃脘部疼痛,拘急不能引身,弓腰屈背,疼痛难忍。试用针灸自治,遂取足阳明胃经郄穴梁丘施以针刺。常规消毒穴位皮肤,取0.35mm×25mm毫针直刺进针约20mm,针感酸痛沉紧,如鱼吞钩饵,留针观察数秒钟后渐感针下热,热感逐渐沿足阳明胃经循行路线上传,形成一宽约10cm热感带,约6～7秒钟后感传到达腹股沟处气街。停顿约10余秒后,忽感胃脘部温热,似有股热流缓缓散开,约5～6秒后突然有肠胃蠕动一下的感觉,有开塞启闭的快感;同时温热感逐渐扩散至右下腹部直至腹股沟处气街,腹部温暖轻松异常舒适,整个过程不足3分钟。随着疼痛的逐渐解除,梁丘至气街的温热感已在不知不觉中减弱。因怕病情反复,又留针2分钟后起针,大腿前面及腹部的温热感逐渐消失。后两日,在屈膝时,右侧大腿前面感传出现区又重复出现热感数次,无明显传导。热感面积越来越小,每次持续时间由5分钟减至2分钟,亦越来越短,最后均自行消失。感传特点:①趋病性;②有跳跃现象;③有一定宽度;④速度慢;⑤有顺经和逆经传导;⑥与疾病状况相关。

作者分析循经感传机理,认为:①针感的产生,是由于穴区交感神经受刺激后兴奋,引起所支配的肌肉的血管、皮肤的汗腺、竖毛肌等的相应变化,这些变化复合在一起就出现了酸、沉紧的针感,痛感为针的损伤性刺激直接引起的;②温热感的产生,可能是强烈的针感引起了局部组织的代谢增强,导致代谢产物积聚,使局部血管扩张产生"热"感;③沿足阳明胃经循行路线的热感传导,可能为穴区交感神经受到刺激后,引起兴奋,以扩散方式沿股神经分布区调节靶器官

---

①王玲.循经感传之我见[J].中国针灸,2005年(增刊):28-29.

（这类似于交感神经在某些神经丛处以扩散方式调节靶器官的过程），使其代谢增强，代谢产物的积聚引起了沿经分布区的血管扩张，这些变化通过感受器，经传入神经纤维至感觉中枢，于是感知到了从梁丘至气街的循经热感传导。从气街到胃脘的感传跳跃现象，可能是感传入腹腔后，因伴行的感觉神经减少，造成了感觉的缺失。后两日屈膝时出现的大腿上热感，考虑为屈膝引起大腿组织的牵拉、压迫刺激，使处于易激状态的该区交感神经兴奋起来，重复了前面的过程。

本例患者的临床现象提示，感寒后的胃脘部剧痛应为交感神经兴奋引起的胃肠痉挛，而循经感传的效应性反应（治疗作用）为迷走神经功能的体现。针刺梁丘诱发的神经冲动以循经感传的形式沿与股神经伴行的交感神经上传至 L_{2-4} 脊髓节段，通过灰白交通支与相应交感干上的神经节相联络，将神经冲动传达到椎前神经节，抑制了该交感神经节发出的节后纤维的兴奋性，使迷走神经的功能占主导地位，从而解除了胃肠痉挛。

（6）针刺足阳明胃经下肢段腧穴对胃的作用：常小荣等[1]针刺足阳明经下肢段穴位，在 B 超显像下观察受试者胃窦面积及上下径、前后径的不同变化。90 例受试者，其中男 72 例，女 18 例，平均年龄 27.5 岁（18～60 岁）。选用足阳明经下肢段伏兔、梁丘、足三里、上巨虚、冲阳、内庭 6 个穴组。每组 15 例，每例均在不同穴组中不同实验日接受刺激左侧肢体的经穴及其穴位左右旁开 1～2cm 对照点的观察。

研究发现，针刺足阳明经下肢段足三里、上巨虚、冲阳、内庭穴，对胃运动功能有特异性影响；而针刺其左右对照点无明显差异。而针刺伏兔、梁丘 2 穴则对胃窦面积的影响也不明显。

（7）胃脘痛患者经穴电阻相关性研究：赵雪梅[2]从临床研究不同证型胃脘痛患者经穴电阻的变化，发现其相关性。胃脘痛患者 60 例，其中男 25 例，女 35 例；年龄最小 21 岁，最大 56 岁，平均 38 岁。参照全国高等中医院校教材《内科学》辨证分型，脾胃虚寒型 30 例，肝气犯胃型 30 例。60 例患者均经胃镜或钡餐造影检查，其中萎缩性胃炎 32 例，胃溃疡 28 例。同时，选取健康志愿者 100 人进行比较。用 TZ-01 型腧穴电阻测定仪观测经穴电阻变化。60 例不同证型胃脘痛患者经穴电阻的变化，分析其相关性，结果发现，60 例胃脘痛患者均在足太阴脾经、足阳明胃经特定穴（五输穴、郄穴、络穴）出现电阻失衡，足三里电阻失衡最显著。不同证型间经穴电阻失衡反应亦不同。

①常小荣，严洁，易受乡，等．B 超显像观察针刺足阳明经下肢段穴位对胃窦面积的影响［J］．湖南中医学院学报，1997(3)：60-63.

②赵雪梅．不同证型胃脘痛患者经穴电阻相关性研究［J］．中国针灸，2005(3)：194-196.

第四节　足太阴脾经理论的临床应用

一、足太阴脾经理论概述

(一)足太阴之脉循行部位与病候

脾足太阴之脉，起于大指之端，循指内侧白肉际，过核骨后，上内踝前廉，上腨内，循胫骨后，交出厥阴之前，上循膝、股内前廉，入腹，属脾、络胃，上膈，挟咽，连舌本，散舌下；其支者，复从胃，别上膈，注心中。

是动则病：舌本强，食则呕，胃脘痛，腹胀善噫，得后与气，则快然如衰，身体皆重。是主脾所生病者：舌本痛，体不能动摇，食不下，烦心，心下急痛，溏、瘕、泄、水闭、黄疸，不能卧，强立，股膝内肿厥，足大指不用。(《灵枢·经脉》)

(二)足太阴之别(络脉)循行部位与病候

足太阴之别，名曰公孙。去本节之后一寸，别走阳明。其别者，入络肠胃。厥气上逆则霍乱。实则肠中切痛，虚则鼓胀。取之所别也。(《灵枢·经脉》)

(三)足太阴之正(经别)循行部位与联系

足太阴之正，上至髀，合于阳明，与别俱行，上结于咽，贯舌中。(《灵枢·经别》)

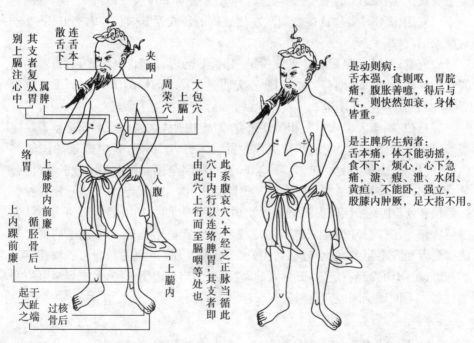

图 2-13　足太阴脾经循行图　　　　图 2-14　足太阴脾经病候图

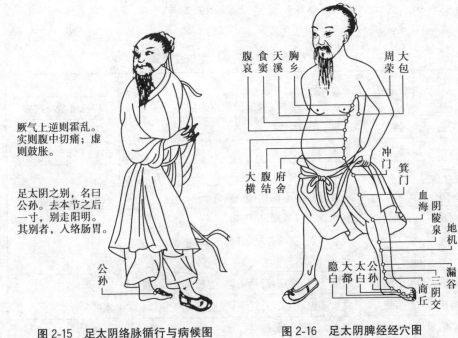

厥气上逆则霍乱。实则腹中切痛；虚则鼓胀。

足太阴之别，名曰公孙。去本节之后一寸，别走阳明。其别者，入络肠胃。

公孙

腹食天胸　　　周大
哀窦溪乡　　　荣包

冲门
箕门

大腹府
横结舍

血海
阴陵泉
地机

隐大太公　　漏谷
白都白孙　　三阴交
　　　　　　商丘

图 2-15　足太阴络脉循行与病候图　　　图 2-16　足太阴脾经经穴图

(四)足太阴经筋循行部位与病候

足太阴之筋：起于大指之端内侧，上结于内踝；其直者，络于膝内辅骨，上循阴股，结于髀，聚于阴器，上腹，结于脐，循腹里，结于肋，散于胸中；其内者，著于脊。

其病：足大指支，内踝痛，转筋痛，膝内辅骨痛，阴股引髀而痛，阴器纽痛，下引脐两胁痛，引膺中脊内痛。治在燔针劫刺，以知为数，以痛为输。(《灵枢·经筋》)

二、足太阴脾经理论衍义

(一)归于足太阴脾经腧穴举要

足太阴脾经的归经腧穴，有一个逐渐增多的过程。

《灵枢·本输》有"脾，出于隐白……为井木；溜于大都……为荥；注于太白……为腧；行于商丘……为经；入于阴之陵泉……为合，足太阴也"(《灵枢·本输》)的记载。此5穴现为足太阴脾经的五输穴。

《铜人腧穴针灸图经》有"足太阴脾经左右凡四十二穴"的记载。现在足太阴脾经21穴，左右42穴，与《铜人腧穴针灸图经》同。

(二)归足太阴脾经药物举要

依据高学敏主编《中药学》，归入足太阴脾经的药物主要有：

紫苏、生姜、香薷、升麻、葛根、黄芩、黄连、大黄、火麻仁、郁李仁、藿香、佩兰、苍术、厚朴、砂仁、肉豆蔻、草果、茯苓、薏苡仁、茵陈蒿、附子、干姜、肉桂、吴茱萸、丁香、花椒、陈皮、枳实、木香、山楂、神曲、麦芽、莱菔子、鸡内金、延胡索、乳香、没药、马钱子、莪术、三棱、半夏、地龙、

81

冰片、人参、黄芪、白术、山药、白扁豆、甘草、大枣、刺五加、补骨脂、益智仁、菟丝子、当归、白芍、龙眼肉、黄精、乌梅、白矾、樟脑、升药等。

表7 足太阴脾经腧穴主治提要表

穴名	部位	主治	
		本经及脏腑重点病症	特殊或全身病症
隐白	趾端	腹胀,月经过多	癫狂
大都	趾	腹胀,胃痛	热病无汗
太白	足	腹胀,胃痛,呕吐,泄泻	
公孙	足	呕吐,泄泻,不饮食,腹痛,胃痛	痢疾
商丘	踝关节	肠鸣,腹胀,泄泻,足踝痛	
三阴交	小腿	脾胃虚弱,肠鸣腹胀,月经不调,遗精,小便不利,遗尿,水肿	失眠
漏谷	小腿	腹胀肠鸣,痢疾,月经不调,遗精,小便不利	
地机	小腿	食欲不振,痢疾,月经不调,遗精,小便不利	水肿
阴陵泉	小腿	遗精,小便不利,膝痛	水肿
血海	大腿	月经不调,股内侧痛	
箕门	大腿	小便不通,遗溺	
以上下肢部穴:主治胃肠疾患,其次治生育、小溲疾患			
冲门	腹	腹痛	疝气
府舍	腹	腹痛	疝气
腹结	腹	绕脐腹痛	疝气
大横	腹	小腹痛,痢疾,便秘	
腹哀	腹	腹痛,消化不良,便秘,痢疾	
以上腹部穴:主治胃、肠病			
食窦	胸	胸胁胀满	
天溪	胸	咳嗽,胸部疼痛	
胸乡	胸	胸胁胀满	
周荣	胸	咳嗽,胸胁胀满	
大包	胸	胸胁痛,气岔	全身疼痛,四肢无力
以上胸部穴:主治胸、肺疾患			

(三)与足太阴脾经联系的组织器官

足太阴脾经分布于下肢内侧面的前缘,内属于脾络于胃,与膈、咽、舌、心等组织器官有联系。

三、足太阴脾经病症治要与验证

(一)足太阴内属脾脏病症治验

脾位于腹腔上部,膈膜下面,在左季胁的深部,附于胃的背侧左上方,《黄帝内经》有"脾与胃以膜相连"(《素问·太阴阳明论》)的记载。古代医籍中有对脾形态结构的描述:"扁似马蹄"(《医学入门·脏腑》);"其色如马肝紫赤,其形如刀镰"(《医贯》);"形如犬舌,状如鸡冠,生于胃下,横贴胃底,与第一腰骨相齐,头大向右至小肠,尾尖向左连脾肉边,中有一管斜入肠,名曰珑管"(《医纲总枢》)等。脾的主要生理功能有:脾主运化,将水谷精微转输至全身各脏腑组织,运化水液,促进水液的吸收和转输,调节人体水液代谢和平衡;脾主生血统血,既促进血液的生成和补充,又统摄和控制血液,使之在经脉中运行而不溢于脉外。因此,脾具有升清、喜燥恶湿的特性。

(1)从足太阴脾经治疗脾虚便溏:脾主运化,是足太阴脾经最主要的生理功能。如果中气不足,脾失健运,就可以出现腹痛腹胀、大便溏泄等症。即足太阴脾经经脉病候中出现的"心下急痛,溏、瘕、泄、水闭"(《灵枢·经脉》)等证候,针灸临床当从足太阴脾经诊治。

🌀典型病例①

陈某,男,28岁,因腹痛便溏半年余来诊。每日大便2~4次,多为不消化食物残渣,有时带少许黏液,开始服"土霉素"等药物暂能缓解,但饮食不慎或受凉时则易复发,再服中西药不效,且胃纳减退、神疲肢倦。脉象濡缓,舌苔白稍腻,脐周围轻压痛,肝功能检查未见异常,大便常规:色稀黄、黏液少许,镜检:白细胞0~2/HP。诊为泄泻(慢性肠炎)。针灸治疗,主穴:三阴交、足三里。配穴:天枢、气海、脾俞、大肠俞,平补平泻法,留针20分钟,针灸并用,间日治疗1次,经6次治疗后,症状减轻,连续治疗1月后大便正常,饮食增进,观察半年未复发。

按语:此类患者脾虚为本,水湿乱于肠胃为标,治疗当以健脾化湿为法。脾气健运,才能将水谷精微传输至全身各脏腑组织,才能运化水液,促进水液的吸收和传输,调节人体水液代谢和平衡;故临床治疗,重用足太阴脾经之三阴交健脾化湿,配合天枢、大肠俞以温补大肠,足三里、脾俞补土,气海调气机,脾健湿化而泄自止。

(2)艾灸隐白治疗痰饮证:隐白属足太阴脾经的井穴。安培祯对隐白的临床

①路绍祖.三阴交穴应用点滴[J].贵阳中医学院学报,1983(3):49.

应用,进行了验证和总结。其中,用于痰饮证的治疗,颇有心得。

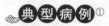 **典型病例**①

王某,男,57岁。1994年11日初诊。

患者形体肥胖(体重97kg),平常较少参加户外活动。10年前不明原因突患呕恶病,每遇寒凉气候症状加重,晨起刷牙时常有黏涎呕出,若逢早餐过饱时,经常会连痰涎及饮食一并呕出。常年有胸脘满闷之感。曾经中西医多方治疗,但未取得明显疗效。诊查:精神疲倦,面色㿠白,舌质润滑,苔白腻,六脉沉细。此乃中阳不振,脾失健运,湿阻中焦所致。

治疗当以健脾化湿,温中补阳。遂取隐白进行艾灸,每日1次,每次40分钟,并隔一日酌加足三里。共治疗12次,病患全部消失,半月前天气急剧寒冷并持续1周余,亦未产生呕恶之感,且连常患感冒之病也随之消失。

按语:脾主运化,调节水液代谢。脾和足太阴脾经功能下降,就可以导致体内水液停聚而产生的病理性产物痰湿。《金匮要略·痰饮咳嗽》有"咳逆倚息,短气不得卧,其形如肿,谓之支饮"和"病痰饮者,当以温药和之"的记载。因痰湿为阴邪,遇寒则凝,得阳则化,所以针灸临床治疗,选择足太阴脾经的井穴,并以艾灸代温药和之。借助艾火温通经脉,旺盛阳气,可蒸化水饮,使水饮不至于蓄留体内,从而达到治疗之目的。

(3)从足太阴脾经治疗功能性子宫出血:功能性子宫出血,中医称"崩漏",多由素体阳盛、肾气不足、七情过激及房劳伤肾所致,与肝脾肾三脏功能失调密切相关。其中中气不足、脾失统血是造成功能性子宫出血的直接原因。临床可以从足太阴脾经诊治功能性子宫出血。

 临床报道②

宋悦玲多年来采用火针点刺肝脾经井穴为主治疗功能性子宫出血36例,35例为育龄期妇女,1例为中学生;年龄最小17岁,最大42岁;病程最短1个月,最长1年半。临床表现为月经期过后仍淋沥不尽,出血时间延长,经量增多而就诊。妇科检查均排除器质性病变。治疗时取隐白、大敦,配穴关元、气海。隐白、大敦常规消毒后,将火针在酒精灯火焰上烧至发红对准两穴分别快速点刺,不留针。关元、气海按常规消毒针刺后,接电针治疗仪采用连续波,神灯照射,留针30分钟。火针每3天1次,体针每天1次。结果,36例中35例治愈,经1次治

---

①安培祯. 隐白穴的临床应用[J]. 四川中医 1995,(8):56.

②宋悦玲. 火针点刺井穴为主治疗功能性子宫出血36例[J]. 中国针灸,2005(增刊):130.

疗血止 6 例,2 次治疗血止 21 例,3 次治疗血止 8 例,无效 1 例。

按语: 古代治疗崩漏(功能性子宫出血),有麦粒灸隐白的方法。隐白是足太阴脾经的井穴,对于激发足太阴脾经经气,统摄血液有很好的即时效应。为加强作用和提高疗效,临床还常与足厥阴肝经的井穴大敦连用,使肝能藏血,脾能统血,引血归经。

刘华[1]也有点刺隐白、大敦治疗功能性子宫出血的经验报道,在两穴后1.5cm 处用线缠紧,穴位常规消毒后,用三棱针对穴位迅速点刺,深度约 1mm,随即退出,以出血 2～3 滴为度,可轻按点刺穴位附近皮肤帮助排血。随后将线去掉,用消毒干棉球按压止血,每日或隔日 1 次,一般 1～3 次即可获愈。

承邦彦[2]则有艾灸隐白、大敦、百会治疗血崩症的经验。认为"隐白"属脾经、"大敦"属肝经,不仅所谓肝藏血,脾统血;而且足三阴经均会于中极、关元,内络胞宫。故二穴治疗血崩之有效。而"百会"位于头部之巅顶,为诸阳之会。对猝倒晕厥,子宫出血等症,能应手而愈者,即"陷者举之"的功效,故亦为起死回生之第一要穴。因此,治疗严重功能性子宫出血(即血崩症)当用三穴组合。并有验案一例:

典型病例

去秋(1957 年 8 月),邻妇李某,突然患下血不止,患者顿成贫血状态,全身皮肤发生苍白,心虚,忐忑四肢发麻,头晕眼花,呼叫不应,脉沉伏,血崩不止。余与马生菊英,同灸"隐白"二穴,各七壮;"大敦"二穴各七壮(同时着火);"百会"九壮(壮如绿豆)。灸毕,血止,神清,观者称奇。后以阿胶、人参,三七等品,嘱服两剂,作为补血,培气,化瘀等调理法以善其后。

按语: 从隐白和大敦治疗功能性子宫出血已经成为针灸临床的常规治疗方法。此外,还可以从足太阴脾经的郄穴进行治疗。因为功能性子宫出血属于急性血证,则阴经郄穴为要,当取足太阴脾经郄穴。

黄定泰[3]有在脾经郄穴埋针治疗功能性子宫出血的经验。主要方法为:取右侧地机,用 28 号一寸半的毫针针刺。操作时,常规针刺地机,使针感下行至内踝后,留针 10 分钟,出针至皮下结缔组织,随即针柄向上,沿脾经的循行路线向下刺一寸左右,即用胶布固定。埋针 24 小时后,如尚未全止,加用血海埋针,即

---

[1]刘华.点刺井穴治疗功能性子宫出血[J].江苏中医杂志,1982(4):48.

[2]承邦彦.灸隐白、大敦、百会,治疗血崩症[J].江苏中医药,1958(7):35.

[3]黄定泰.脾经郄穴埋针治疗功能性子宫出血[J].江苏中医杂志,1981(1):56.

可见明显效果。取血海时同上法,针尖向上,针柄向下,沿皮埋针。为了巩固疗效,可在下一周期继续使用此法。

🌿典型病例

徐某,女,48岁,干部。1974年3月11日就诊。

主诉:每次月经来潮,有大量出血2年。

现病史:患者近几年来,每次月经来潮甚多,站立后血从裤管流出,经期来潮时总需卧床10天左右,每天总得换几次衣服。经南京各医院妇科治疗无显著效果,并诊断为更年期功能性子宫出血,多次动员手术治疗,但本人要求保守治疗,经人介绍来我处给予埋针治疗。

治疗经过:3月11日下午,月经来潮第2天,埋右侧地机(手法上述)。

3月12日下午复诊,出血呈已明显减少,并能下地行走。因本例病程已2年,为了巩固疗效,故在地机出针后加用血海。

3月13日,血海出针,月经量中等,3天后,停经,随访,未见复发。

按语:足太阴脾经具有统摄血液,使血液循血脉正常运行;其次,足太阴脾经起于足大趾隐白,循经上达少腹部,与中极、关元交会,内络于胞宫。因此,选择足太阴脾经诊治胞宫出血,当为临诊的要务。

(二)足太阴内络胃腑病症治验

足太阴脾经内属于脾、络于胃。脾胃相互表里,"脾与胃以膜相连"(《素问·太阴阳明论》),因此,足太阴脾经及其腧穴可以有效治疗胃肠疾病。

(1)从腹结治疗中风后便秘:中风发生于中老年人,且机体多器官生理机能减退,腹部肌张力降低和结肠平滑肌松弛,使肠蠕动减弱,极易发生便秘。白娜采用腹结埋皮内针的方法,取得了良好的效果。

🌿典型病例[1]

王某,女,64岁。诊断:中风(脑梗塞),入院后7天未排便,在其左右两侧腹结埋1号皮内针,当晚自觉腹痛后有便意,排出干硬粪便300g,以后每日早晨排便1次,排便规律,直至出院,持续埋针20天。

按语:便秘是以大便秘结不通,患者粪质干燥、坚硬,排便时间延长,或欲大便而艰涩不畅为主要表现的病症。腹结为足太阴脾经的腧穴,脾主运化,针刺腹

---

[1]白娜.腹结穴埋皮内针防治中风患者便秘的护理[J].辽宁中医杂志,2007(12):1801-1802.

结可增强脾的运化功能,加强肠蠕动。腹结埋皮内针治疗便秘,此法方便快捷,起效快。临床运用时,尤其要重点关注左侧的腹结。

(2)足太阴脾经与急性细菌性痢疾:细菌性痢疾简称菌痢,是志贺菌属(痢疾杆菌)引起的肠道传染病。有全身中毒症状和腹痛、腹泻、里急后重、排脓血便等消化道表现。有学者研究急性细菌性痢疾患者足太阴脾经的阳性反应,并利用反应点进行针灸治疗。

临床报道

杨逢伦[①]采用针刺足太阴脾经"过敏点"的方法,治疗急性细菌性痢疾60例,取得较好效果。首先进行足太阴脾经触诊:60例均有过敏点出现。具体方法为:患者取仰卧位,两腿呈半屈状。医者在其足太阴脾经循行路线上,由内踝向上,轻重一致地用拇指按压,以发生特殊的酸重感之处为过敏点。一般可在上三阴交(或三阴交上的一横指)、地机(或地机上下约5分左右)、阴陵泉(或阴陵泉下5分至1寸左右)等处找到过敏点,找过敏点后,即在过敏点上进行针刺。针刺手法:本文病例属实证、热证,故采用逆经捻转,食指向前,拇指往后的迎随捻转泻法(迎而夺之)。一般每天针刺1次(病重者可每天针2次),留针30分钟至1小时或2小时。在留针时间内,每隔20分钟捻针。

典型病例

邓某,女,14岁。住院号:356060。1959年8月6日入院。主诉:发热,头疼,腹痛,里急后重,每昼夜下利40余次,为黏液血便。检查:发育营养中等,意识清楚,体温38.6℃颜面及指甲发青,舌苔白厚,脉浮数有力,呼吸急促;心、肺正常,肝、脾未叩及,脐区及乙状结肠处均有明显压痛。大便培养:弗氏痢疾杆菌(十)。经络压诊:足太阴脾经左地机、右上三阴交、阴陵泉有过敏点。诊断:急性菌痢。治疗:单用针刺过敏点的方法治疗。针1次后,即有好转,一昼夜大便3次;针刺6次后症状消失。大便培养及镜检各2次,均为阴性。痊愈出院。

典型病例

满姓,男,20岁。住院号:26395。1964年6月5日入院。主诉:喝冷水后发生腹痛,下脓血便,每天20余次,里急后重,已2天。检查:面色青,四肢凉,体温38.2℃脉浮数有力,乙状结肠处有压痛。足太阴脾经左地机上一横指、上三阴交处有过敏点。治疗:单用针刺过敏点的方法,针刺3次后,症状消失。大便培

①杨逢伦. 针刺过敏点治疗急性细菌性痢疾60例的报导[J]. 上海中医药杂志,1965(8):33.

养及镜检均为阴性。

按语：急性细菌性痢疾，病情凶险。中毒型菌痢起病急骤、突然高热、反复惊厥、嗜睡、昏迷、迅速发生循环衰竭和呼吸衰竭，而肠道症状轻或缺如，病情凶险。虽然本病有有效的抗菌药治疗，治愈率高，但是上世纪 50—60 年代的针灸治疗细菌性痢疾的临床实践，给我们提供了许多珍贵的资料，值得深入研究。

（3）足太阴脾经与急性食物中毒：急性食物中毒，可以在足太阴脾经上出现阳性反应点。饶仁明观察并利用其进行灸疗，获得较好临床疗效。

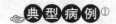 **典型病例**[①]

赖某，男，12 岁。代诉：因吃野菇中毒，起初心窝部烧灼难忍，继即腹部剧痛，后来发狂，乱跑乱跳，精神失常，历 3 小时。就诊时已昏迷不醒，两手交叉胸前，两足屈曲无力，皮肤轻度发紫，瞳孔散大，牙关紧闭，呈严重中毒现象。诊断：急性食物中毒。经进行经络检查：发现两腿内侧线（即在脾经经络上）的第 3、4 等分之中点（即内踝上 3 寸半外），有一索状物可触知，就在此处施灸，左右各施 3 炷（黄豆大）。共计六炷。当左足三炷灸完时，患者胃肠蠕动亢进，并发声叫痛；右足三炷灸完时，即想起来（由其母亲扶坐起来）。继即大吐，吐后神志清醒，诸症消失。

按语：本案患者，因食用野菇中毒，出现急性中毒症状。进行经络诊察，发现在足太阴脾经上、距内踝上 3 寸半的地方出现反应点——索状物，针对性进行施灸，获得疗效。其效应还包括施灸过程中出现胃肠蠕动亢进、引起呕吐反射等，最终获得治愈。其实，足太阴脾经的络穴公孙，直接连属胃肠，对于急性腹痛、上吐下泄等急性胃肠炎和，都有直接的治疗作用。

（三）足太阴联系其他脏腑器官病症治验

（1）足太阴脾经与胆囊疾病的相关性：日本学者发现，胆囊疾病时，可以在脾经出现反应点。并依据腧穴反应疾病和治疗疾病一体化原理，以此进行灸治，获得较好疗效。进一步探索，发现与背部特定区域（脾俞及其周围）有关[②]。

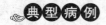 **典型病例**

曾对一胆石症患者，于疼痛发作时，在胆囊点（阳陵泉下 1 寸）留针，无效。

---

①饶仁明. 灸脾经反应点救治急性食物中毒[J]. 福建中医药，1960(6)：25-26.
②唐有为译. 胆囊疾病与灸[J]. 国外医学中医中药分册，1995(2)：55-56//〔日〕町田勉. 胆囊疾病与灸. 医道の日本，1994，53(1)：191-194.

遂按深谷伊三郎的方法,在右足脾经的三阴交、漏谷、地机、阴陵泉等穴施灸,每穴灸 20～30 壮,腹部胀痛消失。

按语:胆囊虽然是足少阳胆经内属,但是胆道经过胰腺开口于十二指肠,与脾胃关系密切。慢性胆囊炎的患者,可以表现出以脾虚湿重为临床特征,常常在阴陵泉、脾俞等部位而不是阳陵泉出现阳性反应。因此,要重视足太阴脾经与胆囊疾病之间的关系。

(2)从足太阴脾经治疗阴囊湿疹:阴囊湿疹即发于阴囊及会阴肛周的局限性湿疹,中医古代称为"绣球风""肾囊风"等。临床以多形损害、自觉瘙痒、反复发作易演变成慢性为特点,是一常见皮肤病,属西医学过敏性炎症性皮肤病范畴。目前治法虽多,但效果均不甚理想,难于达到根治。从足太阴脾经诊治,是一个较好的途径。

陈驰等[1]采用当归注射液选脾经箕门穴位注射,外加艾灸。临床观察 42 例,有效 24 例,好转 13 例,无效 5 例。

◎典型病例

沈某,男,26 岁,干部。患者 3 年前夏末始觉阴囊肛周痛痒,局部皮肤潮红肿胀,搔抓则更甚,并现丘疹、水疱,经外院以阴囊湿疹治疗,症状消散。后每至夏秋之际则阴囊部瘙痒剧烈,丘疹明显,抓之出水,并皮肤增粗,触之较硬,观之呈褐色。多次中西药物治疗,无治愈之望,于 1988 年 10 月 21 日就诊。

刻见:阴囊肛周皮肤呈褐色,苔藓样变明显,边有少许鳞屑,有渗液、糜烂之趋。查体:形体消瘦,面色苍黄,发枯无泽,舌苔薄黄而干,脉细数。经选穴箕门注射当归液 2ml,局部艾灸 20 分钟,首治 1 个疗程后,症状有改善,配合曲池、三阴交针刺续治 1 个疗程,临床症状消失,为巩固疗效而加治 1 个疗程,共治 3 个疗程,仅皮肤局部褐色略淡外,余症悉除而告痊愈,经随访诉未复发。

按语:足太阴脾经"上循膝、股内前廉,入腹,属脾、络胃"(《灵枢·经脉》)、足太阴经筋"上循阴股,结于髀,聚于阴器"(《灵枢·经筋》),足太阴脾经与前阴部有直接的联系。同时,脾主运化水湿,脾虚失运则水湿下注,可以出现前阴部湿疹、瘙痒症等疾病。选用足太阴脾经及其腧穴治疗,可以达到健脾化湿,从本论治的目的。

因此足太阴脾经也可以运用于女性外阴瘙痒症等。如路绍祖[2]选择足太阴

---

①陈驰,谭艳羚. 当归箕门穴注射治疗阴囊湿疹 42 例[J]. 陕西中医,1990(11):513.

②路绍祖. 三阴交穴应用点滴[J]. 贵阳中医学院学报,1983(3):49.

脾经的三阴交、地机、血海,平补平泻法,治疗女性外阴部色素减退伴瘙痒,取得较好疗效,并认为三阴交疏调肝、脾、肾三经的经气,地机为脾经的郄穴、配血海直达血分行瘀化积而瘙痒止、色素恢复。

(3)艾灸命关治疗虚危证:病危急救,在古代临床主要依赖于针灸治疗。其中灸法是经常被应用的。一般来说,大多选择神阙、关元等回阳救逆之用。但是,宋代窦材在《扁鹊心书》中独用命关来急救。命关,即左侧足太阴脾经上的食窦。窦材的这一经验,得到当代医生李全治[①]的临床验证,临床病案如下:

🌀 典 型 病 例

马某,男,68岁,临沂县王桥大队人。素体虚弱,1960年4月22日上午10时。该大队支书邀我往诊。患者仰卧地铺,颜面脱色,目陷腮收,肢冷身僵,遗尿湿裤,呼吸似无,如死状。因思即为元气虚脱之证,何不灸命关试之,即着学生取来艾条,如法灸起。5分钟后,见患者唇吻微动,突然喷出一口腥冷之气。再着另一学生另燃艾条助灸关元,以续丹田之气。灸间,患者忽又抡动左手,发出哼声,接着两腮鼓起,呼吸由弱逐渐转强。后点滴灌服参汤,咽下喉间虚痰之后,患者脉复眼睁。抢治过程历2小时,共用4支艾条。

🌀 典 型 病 例

历城仲宫未庄刘某亭之母,74岁。素有胃病,身体虚弱。1961年端午节卒然昏倒,不省人事,撒手遗尿,鼾睡便秘,右半身瘫痪,不食不语,循衣摸床,气如游丝,病情危笃。其时,我正带领学生在仲宫一带实习,故闻讯赴诊。但见患者肢体僵硬,胸高腹陷,呼吸微细,形色俱脱,时有鼾声,秽气熏人,十候脉皆绝,用听诊器偶可听到微弱不整的心音,此乃中风脱证之尾声。急灸命关,配灸关元、中脘、膻中三穴以益气。灸后,心音转强,十脉均起,再服参汤,生机恢复。

按语:命关(即脾经左食窦),位于左乳下一寸六分,旁开二寸处。《扁鹊心书》记载,命关"能接脾脏真气,治三十六种脾病。凡诸病困重,尚有一毫真气,灸此穴二、三百壮,能保固不死。一切大病属脾者,并皆治之"。脾与胃相表里,胃之大络"虚里"即在命关内侧。《黄帝内经》有"胃之大络,名曰虚里,贯膈络肺,出于左乳下,其动应衣,脉宗气也"(《素问·平人气象论》)的记载,艾灸命关,是否与充实宗气、提高衰竭的心肺功能有关,尚需要进一步的临床和实验证据,但是窦材的记载和李全治医生的经验,都提示我们不要轻视古代医家经验的临床验

---

①李全治. 灸命关穴治虚危症[J]. 山东中医杂志,1982(2):71.

证和应用,也需要重视足太阴脾经在急救中的价值。

（四）足太阴外循肢节病症治要与验证

（1）针刺血海治疗上睑下垂:眼睑下垂通常指的是上眼睑下垂,即上睑下垂,表现为上眼睑部分或完全不能抬起,致上眼睑下缘遮盖角膜上缘过多,从而使病眼的眼裂显得较正常眼裂小。临床上分先天性和后天性两类。中医学认为,眼睑属脾,脾的精气是生养眼肌之本。故常从脾和足太阴脾经诊治。

高青[1]的临床经验认为,上睑下垂者,脾虚气弱,脉络不和,气血凝滞。脾经血海,又名血郄,可以助脾气上行于目,导血归海,以血养肉;配合眼局部取穴,使眼部脉络通畅,开窍明目。故可以取得较好的临床疗效。

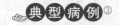

患者,女,2岁,1989年5月门诊。双眼上睑下垂2月余。曾在湖州二院眼科、上海等地求诊,嘱手术治疗。检查:双眼上睑睑缘遮住瞳孔区2/3。角膜荧光染色阴性。瞳孔等大。直、间接对光反射均存在。小瞳孔检查眼底正常。针刺首取血海,得气后双眼上睑即上抬。眼局部再取攒竹,鱼腰透丝竹空。球后得气后不留针。双眼上睑抬举自如。连续针刺1周,基本恢复正常。又加强巩固治疗2次。随访至今未发。

按语:上睑下垂中通常益气健脾,针刺脾经穴位为主,而脾经中以血海疗效最佳。曹仁龙等[2]有同样的经验,并且认为,针刺血海的手法很重要,操作时,血海宜做强刺激,得气后向大腿内侧上行。

（2）针刺隐白治疗中风下肢瘫痪:中风可以导致半侧肢体自主随意运动障碍。肢体运动功能的恢复,对于恢复患者的生活能力、提高生活质量和信心都是非常必要的。但是在选择经络和腧穴时,不同医家的经验也有不同,如有从"治痿独取阳明"立论,选择多气多血的手足阳明经治疗;也有从"井主心下满"立论,选择十二经脉的井穴治疗等。从足太阴脾经切入,选择其井穴隐白针刺,对于中风瘫痪患者下肢功能恢复,有较好的临床价值。

典型病例[3]

病案一

王某,女,35岁,家庭妇女,住院号638070。

---

①高青.针刺血海穴治疗上睑下垂心得[J].中国中医眼科杂志,1995(4):239.

②曹仁龙,刘绍德,赵华.针刺血海穴治疗上睑下垂[J].齐齐哈尔医学院学报,1996(1):65.

③李育群.针刺隐白穴治疗中风症下肢瘫痪的经验介绍[J].中医杂志,1965(1):26.

患者于妊娠期有头昏、目眩，于 1963 年 9 月 20 日上午入院，早产一死婴。随之出现抽搐，左侧半身不遂，神志欠清，头昏嗜睡，呵欠频频，言语謇涩，胸部胀满。脉象弦细而滑，舌苔滑腻，质淡，边见齿痕，根部浊滞。系产后血虚，肝木失荣，肝阳上扰，脾土受克，痰湿阻遏中焦，脾失运化。治以平息肝风，潜阳摄纳，并当开导阳明、调和脾胃，使脾土健运，精气输布，经脉畅通，则四肢运动可以自如。针刺风府、脾俞、内关、曲池、行间、曲泉、三阴交、气海。

二诊：头昏及嗜睡减轻，言语较清晰，神志稍爽，肝风已渐平息，上肢活动稍灵，下肢瘫痪仍重。胃脘膨胀，食纳不佳，舌苔滑腻，脉滑，大便秘结。仍用前法，加灸中脘、足三里。

三诊：上肢活动渐有力，惟手指持握欠灵，精神食纳好转，胃脘仍见满胀，按上穴加刺太白。在针刺太白时，发现患腿足大踇趾有微微的屈趾运动反应。

四诊：由于上次针刺太白引起屈趾运动反应之启示，今日针刺治疗时，即沿太白至隐白区，用毫针在经络路线刺探。在隐白上加重针刺时，引起了患腿之强烈迅速收腿反应，因此更引起了笔者之注意。于是以后每次在针刺之时，即以此穴作为治疗下肢瘫痪之主穴，并配以环跳、阳陵泉、曲泉、绝骨、行间、解溪等穴。

隐白针刺深度约一分，针刺手法，按一般井穴速刺法略加捻转，大拇指向前捻刺，直至引起患腿发生缩腿反射为止，按病情之轻重缓急，每日或隔日针 1 次。每次针刺隐白时，都能引起缩腿反应。经连续针治 6 次后，能自动伸缩患腿；8 次后，就能扶床栏杆试步；12 次后，患腿完全恢复正常，步行出院。

病案二

沈某，男，58 岁，沈阳籍，搬运工人，住院号 658980。

患者素有头昏、小便频数、失眠多梦等症，曾在门诊内科治疗过高血压症。突于入院前晨起开门时骤感身麻不支，猝然昏聩，随之口眼㖞斜，言语不清，大便秘结，需赖洗肠排便，小便频数，腰腹痛，舌苔滑腻，根部微黄，脉象弦劲兼滑，左侧肢体失用，手足拘急，血压 160～180/120mmHg。系水亏木旺，肝阳上扰，木旺侮脾，脾土失其运化，浊痰阻滞经隧，治以息风开窍，宣通经络。针取百会、风府、十井（泻血）、曲池、肩井、丰隆、三阴交、行间、丘墟。

二诊：头昏减轻，其他各症尚无出人。加刺隐白、合谷、支沟，去十井。

三诊：头昏进一步减轻，脉稍和缓，血压下降至 150/100mmHg。患者反映前日经针刺隐白后，当夜卧时，感到下肢突然能收缩活动，今晨感觉头部轻松，能扶床栏杆坐起和翻转，大便能自排。加刺阳陵泉、绝骨。

四诊：下肢已能扶持试步跛行；继续按上法治疗，能弃杖缓缓步行；共针 12 次，运动功能恢复，血压稳定在 150/100mmHg 左右而出院。

按语:隐白位于足大趾内侧,距趾甲角1分许。是"大接经法"治疗中风病十二经穴之一。一般初始患者,该穴疼痛不敏感,随着功能恢复,针刺时的疼痛感越来越明显。针刺该穴,对于恢复下肢肌力和张力,都是有很好的即时效应。反复刺激,能积累较好的疗效。曾治一老年女性患者,颞叶和额叶大面积梗塞,以患者隐白为主穴进行针刺,间断性治疗2月余,下肢运动功能全部恢复正常。

(3)从足太阴脾经诊治中风不语(脾经不语):舌强不语是中风重症常见的症状,患者非常痛苦,且治疗比肢体瘫痪更加困难。《黄帝内经》有"脾足太阴之脉……入腹,属脾,络胃,上膈,挟咽,连舌本,散舌下……是动则病,舌本强,食则呕,胃脘痛,腹胀善噫……"(《灵枢·经脉》)的记载,提示中风不语与脾、足太阴脾经关系密切。《医学心悟》曾有"脾经不语,则人事明白,或唇缓,口角流涎,语言謇涩"的阐述,提出了"脾经不语"的概念。在此基础上,当代进一步的临床体会和阐述。

临床报道[①]

孟宪坤认为,"脾经不语"的患者,多脾虚生痰湿,湿蒙清窍,使神明似明似昧。痰湿滞于廉泉,致舌强不语,闭阻经络,则肢体不用。然而痰湿可随体质而变化,患者素有蕴热,则痰从热化;若患者为虚寒之体,则从寒化。痰从热化,可移热于阳明,证见大便燥结,舌质红、苔黄腻或燥黑,脉滑数。治宜清热息风,涤痰通腑。针刺选用百会、神庭、本神、廉泉、曲池、足三里、丰隆、支沟、阳陵泉、涌泉、然骨、三阴交、气海等穴。运用中强刺激,凉开泻法。药用安宫牛黄丸、清气化痰丸、礞石滚痰丸等。若痰从寒化,证见腹胀善噫,筋骨肌肉不利,寒湿下注,大便溏泄,舌体多见胖大,苔白腻,脉濡滑。治宜温化寒湿,通经活络。针刺选用中脘、天枢、气海、足三里、丰隆、内关、公孙。运用温补手法加灸。药用温胆汤、香砂六君子汤加减,亦可用周氏回生丹等药。

典型病例

张某,男,58岁。1991年12月4日,因右侧肢体偏瘫、失语半月入院。诊见:右侧半身不遂,失语,饮水不呛,无吞咽困难,腹痛,腹泻,大小便时有失禁,饮食、睡眠尚可。查体:神志尚清,右侧肢体肌力0级,肌张力较左侧低。右侧鼻唇沟变浅,伸舌右偏,舌体胖大,边有齿痕,舌质紫黯,苔黄腻,脉弦滑。CT示:左额、颞、枕区脑梗塞。病机:患者年过半百,气阴已衰,素有痰蕴,痰从热化,阻于

---

①孟宪坤.中风不语针灸证治心得[J].中医杂志,1992(11):21-23.

廉泉,舌强不语,滞于经络,肢体不用。今见大便溏泄,乃发病之初,大便燥结,医者过用苦寒药品所致。拟以清热化痰,活血通络。针刺百会、神庭、廉泉、曲池、合谷、足三里、丰隆、涌泉、然骨、三阴交。中强刺激,泻法。留针30分钟,每日1次。处方:瓜蒌20g,陈皮10g,半夏10g,制胆南星10g,黄芩10g,丹参12g,赤芍10g,远志10g,石菖蒲10g,甘草6g,水煎服,日2次,每日1剂。宗此法,治疗20天后,病情明显好转,患者可以开口称呼姓名及发一些简单词汇,在搀扶下可以行走。痰热现象消失后,服用补阳还五汤收功。

按语:清代医家程国彭有"脾经不语,则人事明白,或唇缓,口角流涎,语言謇涩"(《医学心悟》)的阐述,指出了中风不语的脾经类型及其临床特点——唇缓,口角流涎,语言謇涩等。此类患者以脾虚重、痰湿盛为病机特点,因此临床上需要从脾和足太阴脾经切入,健脾和祛湿并用为治,即可取得较好疗效。

(4)从足太阴脾经诊治劳淋:劳淋是指淋证日久不愈,遇劳即发,故名。主要表现为小便淋沥、尿后下阴部隐痛、肢倦腰酸、缠绵难愈。此症多因淋证经久失治,或调治失宜,致脾肾两虚而起。若面色㿠白,少气懒言者,为脾气虚;形虚肢冷,脉虚弱者,为肾阳虚;手足心热,舌红,脉细数者,为肾阴虚。从足太阴脾经合穴(阴陵泉)诊治,可以获得较好疗效。

典型病例[①]

马某,女,47岁。患者从15岁起得淋证,达32年,日久病深,甚至行动即发,小腹痛急,欲溺不得,欲止不能。经用针灸治疗,取穴:补阴陵泉,泻足三里,数小时后,小便通畅,身即轻快。连续施治5次,症状消失。经追踪了解,多年来病不复发。

按语:劳淋一症,有遇劳即发的特点,为中气不足、脾经失约、水湿不化,因此,临床出现尿意急迫、尿量甚少、欲通不通、欲止不止,伴有小腹弦急,痛引脐中等,其病因皆由水湿蕴结膀胱所致。阴陵泉是足太阴脾经的合穴,足三里是足阳明胃经的合穴,取这两穴补其阴而泻其阳,可以畅小便而开壅滞,则膀胱蕴结水湿自除,而淋证即可痊愈。

四、足太阴脾经理论的古代临床应用

(1)《黄帝内经》对脾与脾经病候的认识和记载:《黄帝内经》对脾与脾经病候

---

① 黄廷翼,黄之光. 针灸治愈三十二年劳淋[J]. 福建中医药,1963(2):40.

有丰富的认识,如:

"中央为土,病在脾,俞在脊"(《素问·金匮真言论》)。

"中央黄色,入通于脾,开窍于口,藏精于脾。故病在舌本,其味甘,其类土,其畜牛,其谷稷,其应四时,上为镇星,是以知病之在肉也,其音宫,其数五,其臭香"(《素问·金匮真言论》)。

"中央生湿,湿生土,土生甘,甘生脾,脾生肉,肉生肺,脾主口。其在天为湿,在地为土,在体为肉,在藏为脾,在色为黄,在音为宫,在声为歌,在变动为哕,在窍为口,在味为甘,在志为思。思伤脾,怒胜思;湿伤肉,风胜湿;甘伤肉,酸胜甘"(《素问·阴阳应象大论》)。

"二阳之病发心脾,有不得隐曲,女子不月;其传为风消,其传为息贲者,死不治"(《素问·阴阳别论》)。

"脾胃者,仓廪之官,五味出焉"(《素问·灵兰秘典论》)。

"脾胃大肠小肠三焦膀胱者,仓廪之本,营之居也,名曰器。能化糟粕,转味而入出者也,其华在唇四白,其充在肌,其味甘,其色黄,此至阴之类,通于土气"(《素问·六节藏象论》)。

"脾之合肉也,其荣唇也,其主肝也……肾之合骨也,其荣发也,其主脾也"(《素问·五藏生成》)。

"帝曰:四时之序,逆从之变异也,然脾脉独何主。岐伯曰:脾脉者土也,孤藏以灌四傍者也。帝曰:然则脾善恶,可得见之乎。岐伯曰:善者不可得见,恶者可见。帝曰:恶者何如可见。岐伯曰:其来如水之流者,此谓太过,病在外;如鸟之喙者,此谓不及,病在中。帝曰:夫子言脾为孤藏,中央土以灌四傍,其太过与不及,其病皆何如?岐伯曰:太过,则令人四支不举;其不及,则令人九窍不通,名曰重强"(《素问·玉机真藏论》)。

"肝痹,一名曰厥,胁痛出食……弗治,肝传之脾,病名曰脾风,发瘅,腹中热,烦心出黄"(《素问·玉机真藏论》)。

"脾主长夏,足太阴阳明主治,其日戊己,脾苦湿,急食苦以燥之"(《素问·藏气法时论》)。

"脾病者,身重,善肌肉痿,足不收,行善瘛,脚下痛;虚则腹满、肠鸣、飧泄、食不化,取其经,太阴、阳明、少阴血者"(《素问·藏气法时论》)。

"太阴阳明为表里,脾胃脉也,生病而异者何也……食饮不节,起居不时者,阴受之……阴受之,则入五藏……入五藏,则膜满闭塞,下为飧泄,久为肠澼"(《素问·太阴阳明论》)。

"帝曰:脾病而四支不用何也?岐伯曰:四支皆禀气于胃,而不得至经,必因于脾,乃得禀也。今脾病不能为胃行其津液,四支不得禀水谷气,气日以衰,脉道不利,筋骨肌肉,皆无气以生,故不用焉"(《素问·太阴阳明论》)。

"脾热病者,先头重颊痛,烦心颜青,欲呕身热,热争则腰痛不可用俛仰,腹满泄,两颔痛;甲乙甚,戊己大汗,气逆则甲乙死。刺足太阴阳明"(《素问·刺热》)。

"腹中鸣者,病本于胃也。薄脾则烦不能食,食不下者,胃脘隔也"(《素问·评热病论》)。

"脾疟者,令人寒,腹中痛,热则肠中鸣,鸣已汗出,刺足太阴"(《素问·刺疟》)。

"脾移寒于肝,痈肿筋挛……脾移热于肝,则为惊衄……肾移热于脾,传为虚,肠澼,死,不可治"(《素问·气厥论》)。

"脾咳之状,咳则右胁下下痛,阴阴引肩背,甚则不可以动,动则咳剧"(《素问·咳论》)。

"脾风之状,多汗恶风,身体怠惰,四支不欲动,色薄微黄,不嗜食,诊在鼻上,其色黄"(《素问·风论》)。

"脾痹者,四支懈惰,发咳呕汁,上为大塞"(《素问·痹论》)。

"脾主身之肌肉……脾气热,则胃干而渴,肌肉不仁,发为肉痿……有渐于湿,以水为事,若有所留,居处相湿,肌肉濡渍,痹而不仁,发为肉痿。故《下经》曰:肉痿者,得之湿地也……脾热者色黄而肉蠕动"(《素问·痿论》)。

"脾主为胃行其津液者也,阴气虚则阳气入,阳气入则胃不和,胃不和则精气竭,精气竭则不营其四支也。此人必数醉若饱以入房,气聚于脾中不得散,酒气与谷气相薄,热盛于中,故热偏于身内热而溺赤也。夫酒气盛而慓悍,肾气有衰,阳气独盛,故手足为之热也"(《素问·厥论》)。

"有病口甘者……名曰脾瘅。夫五味入口,藏于胃,脾为之行其精气,津液在脾,故令人口甘也;此肥美之所发也。此人必数食甘美而多肥也,肥者令人内热,甘者令人中满,故其气上溢,转为消渴"(《素问·奇病论》)。

"刺皮无伤肉,肉伤则内动脾,脾动则七十二日四季之月,病腹胀烦,不嗜食"(《素问·刺要论》)。

"太阴有余,病肉痹寒中;不足病脾痹;滑则病脾风疝;涩则病积心腹时满"(《素问·四时刺逆从论》)。

"脾病身痛体重,一日而胀,二日少腹腰脊痛胫酸,三日背䏣筋痛,小便闭,十日不已,死。冬人定,夏晏食"(《素问·标本病传论》)。

"岁木太过,风气流行,脾土受邪。民病飧泄,食减,体重,烦冤,肠鸣腹支满,上应岁星。甚则忽忽善怒,眩冒巅疾。化气不政,生气独治,云物飞动,草木不宁,甚而摇落,反胁痛而吐甚,冲阳绝者死不治,上应太白星"(《素问·气交变大论》)。

"诸湿肿满,皆属于脾"(《素问·至真要大论》)。

"肝虚、肾虚、脾虚,皆令人体重烦冤……夫脾虚浮似肺,肾小浮似脾,肝急沉散似肾,此皆工之所时乱也……夫脉浮大虚者,是脾气之外绝,去胃外归阳明也……四支解惰,此脾精之不行也"(《素问·示从容论》)。

(2)《丹溪心法》列举足太阴脾经见证:"五泄注下五色,大小便不通,面黄。舌本强痛,口疮,食即吐,食不下咽。怠惰嗜卧,抢心,善饥善味,不嗜食,不化食,尻阴股膝腨足背痛,烦闷,心下急痛。有动痛,按之若牢,痛当脐,心下若痞。腹胀肠鸣,飧泄不化,足不收,行善,脚下痛,九窍不通,溏泄,水下后,出余气则快然。饮发中满,食减,善噫,形醉,皮肤润而短气,肉痛,身体不能动摇,足溏肿若水"(《丹溪心法·十二经见证》)。

(3)《外科正宗》有"眼胞菌毒"为足太阴脾经病候的记载:"菌毒者,乃脾经蕴热凝结而成。其患眼胞内生出如菌,头大蒂小,渐长垂出;甚者眼翻流泪,亦致昏蒙"(《外科正宗·卷四·眼胞菌毒》)。

(4)《证治准绳》有"足太阴脾经受风寒"的病机分析:"东垣治董监军,腊月大雪初霁出外,忽觉有风气暴仆,诊得六脉俱弦甚,按之洪实有力,其证手挛急,大便秘涩,面赤热。此风寒始至加于身也。四肢者脾也,以风寒之邪伤之,则搐急而挛痹,乃风淫末疾而寒在外也……本人素多饮酒,内有实热,乘于肠胃之间,故大便闭涩而面赤热。内则手足阳明受邪,外则足太阴脾经受风寒之邪"(《证治准绳·杂病·挛》)。

五、足太阴脾经的现代临床见证

(1)阴陵泉的诊断意义和价值:受探查经穴、观察经络变化、推断病症的启发,明国春等[1]研究阴陵泉的诊断意义和价值。

首先,在多年的临床工作中,作者发现指压阴陵泉可以出现一些不同反应,进一步观察这些反应又发现它与某些疾病的诊断、病情的轻重、预后的良劣有一定的联系,故提出"阴陵泉征"的概念。

其次,确定阴陵泉征的检查方法与结果判断:①嘱患者赤足,医生用手握其一侧小腿上端近膝处,以拇指捏压阴陵泉,同时观察患者足趾动态;②各趾向跖底屈曲为阴性"-",各趾均无反应为"0",蹑趾向足背屈,其余四趾呈开扇外展为阳性"+"。

第三,临床共观察 300 例患者(依据病原学、流行病学、临床检验确诊,其中流行性脑脊髓膜炎 50 例,乙型脑炎 51 例,病毒性肝炎 149 例),初步探讨①不同疾病及其病情与阴陵泉征的关系;②某些疾病的预后与阴陵泉征的关系;③阴陵泉征与 Babinski 征之比较。

临床观察发现,300 例实践证明阴陵泉征与 Babinski 征至为吻合。按照病理生理学研究成果,在大脑皮质运动区(Brodonann4 域)及其下行通路损害出现

---

①明国春,宋在舜. 阴陵泉征——附 300 例实践报告[J]. 蚌埠医药,1986(1):96-98.

踇趾背屈反应,在大脑皮质前区(Brodonann6 域)及其下行通路损害则出现足趾开扇征,两征同时出现即典型的 Babinski 征。Babinski 征的诱发是刺激足跖外缘引起,但其诱发范围有时很广,可以扩大到足背、小腿。因此这些广泛诱发区内,表浅感觉或深部感觉的刺激象征与 Babinski 征完全相同,将这些病理征统称为 Babinski 等位征。因此,可以认为 Gordon 征,Oppenbeim 征及阴陵泉征均属此等位征之列。而阴陵泉征的检查方法简便,患者可坐可卧,可伏可仰,下肢可屈可伸,不需搔刮用具,较 Babinski 征的检查更为方便,且较之更为敏感,有时检查一侧可以诱发两侧反应,结果较为可靠。

(2)健康受试者脾经五输穴皮肤电位的测量:黄碧玉等[1]应用 HB-EDT 穴位诊断治疗仪对 34 例健康受试者,在巳时测定脾经五输穴皮肤电位值,并同时测定胃经、胆经五输穴皮肤电位值作为对照,结果发现:巳时脾经五输穴表现为低电阻、高电位的特性。认为子午流注按时气血旺盛,其有实质性的生理特征。通过巳时对脾经、胃经、胆经五输穴皮肤电阻的测定表明,子午流注学说关于脏腑经络的功能活动,随着一日十二时辰中气血流注而出现盛衰变化规律有其实质性的生理特征。当流注经络穴位时,皮肤阻抗小、电位值高。为进一步深入研究子午流注学说提供了研究基础,应当看到,穴位皮肤电阻变化的生理基础将涉及多学科领域。

(3)三阴交交点研究:三阴交虽为脾经、肝经、肾经三阴经之交点,但有两点需进行考察:三阴经是在一点上交叉呢,还是以不同的深度立体交叉呢?

有人[2]为证实上述问题,试以各种不同深度针刺三阴交,并用热感测定器测量三经之井穴。经实验观察,三经测定值由于针刺深度的不同而发生变化。其中:三阴交在脾经上的深度为 1～5mm;肝经的深度为 10～15mm 之间;肾经的深度为 5～10mm。因此,针刺三阴交治疗疾病时,必须考虑针刺的深度。脾经病为 1～5mm,肝经病为 15mm 左右,肾经病必须刺入 10mm 左右。特别是由于三阴交为妇科疾患的重要穴位,而生殖系统属于肝经病,故留针时深度必须在 15mm 左右。

(4)黄芪入脾经功效相关的药理研究:黄芪为豆科植物蒙古黄芪或膜荚黄芪的干燥根,又名箭芪、绵芪、棉芪等。明代《本草纲目》记载"耆长也,黄芪色黄,为补者之长,故名",《中华人民共和国药典(2005 年版)》记载,黄芪味甘、性温,入肺、脾经,具补气固表,利尿托毒,排脓,敛疮生肌之效。用于气虚乏力……便血崩漏,表虚自汗,气虚水肿,内热消渴,慢性肾炎蛋白尿,糖尿病。

---

①黄碧玉,傅晓晴.巳时脾经五输穴皮肤电阻的初步研究[J].福建中医学院学报,1995(2):19-21.
②张文苑译.三阴交交点研究[J].中医药学报,1979(4):42-46.

方哲等[①]通过查阅中国期刊全文数据库、中国生物医学文献数据库、万方数据库和维普数据库 1995—2009 年有关文献,将黄芪归经与相关的现代药理学研究进行归纳分析。现代药理研究表明:黄芪具有促进小肠运动、改善胃肠功能等;增强造血、改善出血;抗炎、抗病毒;增强免疫、延缓衰老;降血糖等作用和功效。作者认为,目前研究主要集中孤立地探讨黄芪的现代药理学研究或传统药性归经理论,将现代药理学与传统中药药性归经理论结合研究的较少;黄芪传统归经理论与现代药理作用有吻合之处,如黄芪入脾经,具有健脾和胃、托毒排脓等功效,与改善胃肠功能、提高免疫、抗炎、抗病毒等一致;当然,由于中医传统理论和现代医药理论是两个不同的理论体系,有些现代药理学的作用很难在中医理论中加以归类划分,还需要更全面和深入的探索。

(5)脾经的病态显现:刘忠国[②]曾收治 1 例出现经络病态显现的患者。该患者右胸腹部皮下出现 2 条索状物。经检查,发现该索状物位置不符合该部皮下血管、神经及淋巴管的走行途径,而符合右侧脾经走行途径。对索状物进行针刺可产生阵发性酸、麻、胀、痛感并沿脾经放射。活检 2 次、3 个切口之索状物残端均在脾经经气来源方向形成块状物,提示该索状物可能为脾经的病态显现。经组织切片发现该索状物除了大片增生的平行排列之胶原纤维和具有长杆状细胞核之细胞外,在局部尚可见到一种纤维状结构,即细胞彼此联结形成小管状,管内为胶原纤维物质,彼此之间有清楚的间隔分开,若干纤维集合在一起。这种纤维-管状结构可能即是经络的物质基础。

典型病例

患者,男,22 岁。1989 年 2 月开始有头昏,眼花,耳鸣,心悸,全身无力,食欲欠佳等症状。有时活动中会突然晕倒。1991 年查血红蛋白 6g/dl,诊断"贫血"。经治疗好转。1992 年 2 月初突感右胸疼,2 月 13 日发现右乳头外侧约 4cm 处皮下长一绿豆大小硬结,疼痛,并从硬结渐向乳头下方长出一长约 5cm 的硬索状物,表面无红肿。到 2 月 16 日,该处表面皮肤渐凹陷,皮下索状物及皮肤凹陷沿右乳头线向肋缘处逐渐延伸。到 2 月 18 日,在硬结稍下方自原索状物长出一分支,垂直向腹部方向伸长,表现同上,于 2 月 18 日入院。

入院检查:患者一般情况尚好。头、五官、颈、心、腹部均无异常发现,各处浅表淋巴结不肿大。舌淡,苔白,脉沉细无力。胸透正常,血红蛋白 11.5g/dl,血白细胞 $8.6×10^9/L$,中性粒细胞 67%,淋巴细胞 23%,嗜酸性粒细胞 10%,肝功能

---

①方哲,陈素红,吕圭源.黄茂"入脾经"功效相关的药理研究[J].现代医药卫生,2010(9):1372-1374.

②刘忠国.从一个特殊病例看经络的实质[J].上海针灸杂志,1998(6):21-23.

正常,小便正常,大便有钩虫卵0～1。局部情况:右胸乳头外约4cm(相当于脾经天溪处)皮下可触及一硬结,约0.4cm×0.6cm大小,压痛,可移动,自硬结直上达第2肋间均有压痛,未触及索状物。自硬结斜向乳头直下肋缘方向(相当于脾经路线)有一长20cm之皮肤凹陷,无红肿,于皮下可触及硬索状物,有压痛。自硬结稍下处分出一支垂直向下28cm之皮肤凹陷,皮下亦可触及硬索状物。左胸腹壁无异常发现。

诊断:西医:(1)肠功能紊乱;(2)右胸索状物待查。中医:脾胃虚寒证。

入院后经消炎治疗,索状物不仅无缩小,反由主干沿脾经方向向腹壁伸长约11cm(但近肋缘一段不显)。为明确诊断,3月4日行第1次活检。于局麻下在硬结处做长约1.5cm之皮肤切口,在皮下脂肪组织中发现一块状物,约0.3cm×0.4cm×0.6cm大小,淡红色,质硬,无包膜,有纤维与周围粘连,下端与一索状物相连。索状物亦位于皮下脂肪组织中,界限清楚,表面光滑,在块状物下端约2cm处索状物分出一分支,粗细相近。索状物白色,质硬,实心,切断无液体流出。将块状物连同与其相连之索状物在分支下端处切断取出。经福尔马林固定,石蜡切片,H.E染色,结果显示块状物及索状物均为纤维脂肪组织,无包膜。其特点是大片增生的纤维结缔组织为脂肪包围,细胞核呈杆状,彼此平行排列,纤维亦与杆状核平行整齐排列。在增生之纤维结缔组织中有粗细不等的血管。局部还可见到一种纤维-管状结构(横切面上呈圆形或卵圆形,直径约10～30μm,壁薄,纵切面上可见壁层由一层细胞构成,细胞界限不清,细胞核杆状,其内为染成均匀淡红色之胶原纤维样物质),它们共同构成波浪状条索结构,几条这种结构聚在一起。

3月9日患者自述头昏,心悸,大便1天4次,稀溏,有时呈泡沫样。3月15日拆除活检伤口缝线,愈合良好。靠外侧之索状物分支痛感消失,表面皮肤凹陷亦消失,但可触及。内侧之索状物主干于活检处残端形成一黄豆大硬结,且在腹壁索状物上出现2个绿豆大硬结,分别位于靠肋缘处和相当于腹哀处。以毫针刺激腹哀处小结,患者感阵发性疼痛且放射,捻针后术者针下有沉紧得气感,患者感针刺处疼痛且沿索状物向上传导到切口处。持续数十秒,上述感觉消失,术者针下沉紧感亦消失。再持续捻针,得气感及传导性疼痛又复出现,反复多次均如此。

3月18日行第2次活检。在局麻下将腹壁腹哀以下一段索状物及3月4日活检后残端新形成之硬结分别取出。术中发现索状物已变细为4号丝线粗,且有很强弹性及韧性,拉长2倍以上尚不断裂,去除拉力又恢复原状。二者均有走向胸或腹壁深层之小分支。所取组织病理切片检查所见与第1次活检组织相似,为纤维脂肪组织块。纤维组织中具有长杆状细胞核之细胞呈单层形成一种管状物,内为胶原纤维,两管之间有清楚间隙,互相平行排列成一片。腹壁索状物可见一较粗血管,壁厚,在血管外有纤维样结构弯曲盘绕与血管伴行。3月23日活检伤口拆线,愈合良好。但于3月25日发现腹部切口下端索状物垂直向下延伸约2cm。此时开始对患者用归脾汤加减等治疗。

3月30日在腹哀处索状物小结上针刺,患者开始感酸、胀、痛,向四周扩散,随之感剧疼并沿脾经垂直向腹股沟部呈线状放射,止于腹股沟部,1分钟后上述感觉完全消失。在该部外侧1.5cm处腹壁针刺对照,除有轻度疼痛外,余无其他感觉,亦不放射。

4月2日发现腹部切口下端及胸部第2次切口下端索状物残端分别长出一块状物,为绿豆到花生大小,且在胸部切口下端约3cm处之索状物上又新长出一个分支垂直向下,长约10cm,表现同前。而切口上方残端无块状物形成。

患者经反复针刺,温补脾胃之中药治疗后,索状物主干及两个分支疼痛逐渐减轻以至消失,索状物逐渐变细,其他症状亦渐减轻,于5月12日出院。

按语:患者全身症状表现属胃肠功能紊乱,从西医观点看,它与胸腹壁皮下索状物无内在联系。该索状物局部不红不肿,不符合局部炎症表现。其位置不符合该部皮下血管、神经、淋巴管走行途径,两次活检切片检查亦发现不是血管、神经或淋巴管和淋巴结。对索状物两次活检,均见其位于皮下脂肪层中,表现光滑,有清楚之界限,并有分支。镜下可见到一种特殊之纤维组织,其共同特点是:在纵切面上,可以看到一种具有长杆状细胞核的细胞连续成单层包围在胶原纤维的两侧,相互之间有清楚的间隙,彼此平行排列,在横切面上单层细胞围成圆形或椭圆形小管,中有被伊红染成淡红色之胶原蛋白,几条或十几条小管聚在一起。因此,作者称之为纤维-管状结构。此外,尚可见到大片平行排列之细胞和胶原纤维,它们是这种纤维带状结构在病态下增生的结果。

而从中医观点看,该患者属脾胃虚寒证,局部皮肤凹陷亦符合脾气虚之表现。索状物之主干基本符合右足太阴脾经的走行路线。用针灸针刺激该索状物及硬结多次,观察到该结构具有兴奋性及传导性。对针刺反应为酸、胀、痛感,且如针刺得气样阵发性出现,并沿索状物传导或沿足太阴脾经呈线状放射。索状物经两次三个切口活检后均在下端残端形成新的硬结,与血管及神经损伤后完全不同。而从经络方面来看,脾经经气从足向上行走,切断后经气上行受阻,新形成之硬结恰都在经气来源方向上。因此,作者认为,该索状物是脾经的病态显现,切片检查中观察到的纤维-管状结构应该是经络的物质基础。

第五节　手少阴心经理论的临床应用

一、手少阴心经理论概述

(一)手少阴之脉循行部位与病候

心手少阴之脉。起于心中,出属心系,下膈,络小肠。其支者,从心系,上挟咽,系目系。其直者,复从心系,却上肺。下出腋下,下循臑内后廉,行太阴、心主之后,下肘内,循臂内后廉,抵掌后锐骨之端,入掌内后廉,循小指之内,出其端。

是动则病,嗌干,心痛,渴而欲饮,是为臂厥。是主心所生病者,目黄,胁痛,臑臂内后廉痛、厥,掌中热。(《灵枢·经脉》)

(二)手少阴之别(络脉)循行部位与病候

手少阴之别,名曰通里。去腕一寸,别而上行,循经入于心中,系舌本,属目系。

其实则支膈,虚则不能言。取之去腕后一寸。别走太阳也。(《灵枢·经脉》)

(三)手少阴之正(经别)循行部位与联系

手少阴之正,别入于渊腋两筋之间,属于心,上走喉咙,出于面,合目内眦。(《灵枢·经别》)

(四)手少阴经筋循行部位与病候

手少阴之筋:起于小指之内侧,结于锐骨;上结肘内廉;上入腋,交太阴,伏乳里,结于胸中;循贲,下系于脐。

其病:内急,心承伏梁,下为肘网。其病:当所过者支,转筋,筋痛。治在燔针劫刺,以知为数,以痛为输。其成伏梁、唾血脓者,死不治。(《灵枢·经筋》)

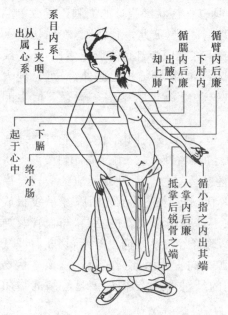

图 2-17　手少阴心经循行图

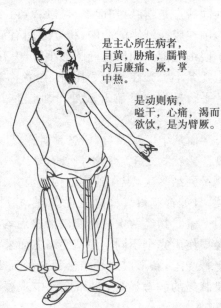

图 2-18　手少阴心经病候图

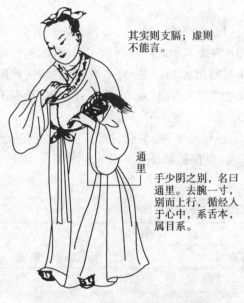

其实则支膈；虚则
不能言。

通里

手少阴之别，名曰
通里。去腕一寸，
别而上行，循经入
于心中，系舌本，
属目系。

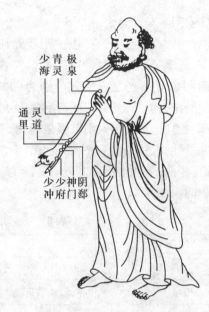

少青极
海灵泉

通灵
里道

少少神阴
冲府门郄

图 2-19　手少阴络脉循行与病候图　　　　图 2-20　手少阴心经经穴图

二、手少阴心经理论衍义

(一)归于手少阴心经腧穴举要

手少阴心经的归经腧穴，有一个逐渐增多的过程。

《灵枢·本输》指出，"心，出于中冲……手少阴也"其中 5 个腧穴，现为手厥阴心包经的经穴。而现在的手少阴心经经穴，在《灵枢·本输》中没有记载。关于手少阴之脉的腧穴，《黄帝内经》中有过一段讨论："黄帝曰：手少阴之脉，独无腧，何也？岐伯曰：少阴，心脉也。心者，五藏六府之大主也，精神之所舍也，其藏坚固，邪弗能容也，容之则心伤，心伤则神去，神去则死矣。故诸邪之在于心者，皆在于心之包络。包络者，心主之脉也。故独无腧焉。黄帝曰：少阴独无腧者，不病乎。岐伯曰：其外经病而藏不病，故独取其经于掌后锐骨之端，其余脉出入屈折，其行之徐疾，皆如手少阴心主之脉行也。故本腧者，皆其因气之虚实疾徐以取之。是谓因冲而泻，因衰而补。如是者，邪气得去，真气坚固，是谓因天之序"（《灵枢·邪客》）。

由此，可以推测，《黄帝内经》时代，真正归属于手少阴心经的腧穴当为神门（"掌后锐骨之端"），故有"手少阴之本，在锐骨之端，标在背俞也"（《灵枢·卫气》）、"邪客于手足少阴太阴足阳明之络……后刺手心主，少阴锐骨之端各一痏"（《素问·缪刺论》）等说法。而在《素问》直接指出了神门与心的关系：如"岁水太过，寒气流行，邪害心火……神门绝者，死不治，上应荧惑辰星"（《素问·气交变大论》）、"病本于心，神门绝，死不治……甚则入心，善忘善悲。神门绝，死不治"

103

(《素问·至真要大论》)等。

《针灸甲乙经》有"手少阴及臂凡一十六穴"的记载,有"少冲、少府、神门、阴郄、通里、灵道、少海、极泉"8穴,左右16穴。其中,按照《灵枢·本输》的五输穴例,手少阴心经之五输穴分别为,少冲("所出为井")、少府("所溜为荥")、神门("所注为输")、灵道("所行为经")、少海("所入为合")。而阴郄穴则称"手少阴郄"、通里为"别走太阳"、极泉为"脉气所发"。

《铜人针灸腧穴图经》记载"手少阴心经有少冲、少府、神门、阴郄、通里、灵道、少海、青灵、极泉9穴,左右18穴。现在的认识与《铜人针灸腧穴图经》相同。

表8 手少阴心经腧穴主治提要表

穴名	部位	主治	
		本经及脏腑重点病症	特殊或全身病症
极泉	腋中	心痛,胁肋疼痛	
青灵	上臂	胁痛,肩臂痛	
少海	肘	心痛,臂麻,手颤肘挛	瘰疬
灵道	前臂	心痛,肘臂挛急	瘰疬
通里	前臂	心悸怔忡,臂腕痛	舌强不语,暴瘖
阴郄	前臂	心痛,惊悸	盗汗
神门	腕关节	心痛,心烦,癫痫,健忘,怔忡,失眠	
少府	掌	心痛,胸痛,手小指拘挛	阴痒
少冲	指端	心悸,心痛,热病,心烦,胸肋痛,癫狂	中风昏迷
以上上肢部穴:主治胸、心病、神志病、热病			

(二)归手少阴心经药物举要

依据高学敏主编《中药学》,归入手少阴心经的药物主要有:

桂枝、细辛、栀子、黄连、苦参、金银花、连翘、大青叶、紫花地丁、半边莲、生地黄、牡丹皮、水牛角、川乌、茯苓、木通、灯心草、垂盆草、附子、肉桂、小蓟、大蓟、延胡索、郁金、乳香、没药、红花、桃仁、益母草、贝母、竹沥、朱砂、磁石、龙骨、酸枣仁、柏子仁、灵芝、首乌藤、合欢皮、远志、珍珠母、赭石、羚羊角、牛黄、麝香、冰片、苏合香、石菖蒲、人参、甘草、大枣、刺五加、沙棘、紫石英、当归、龙眼肉、五味子、莲子、常山、蟾酥、樟脑等。

(三)与手少阴心经联系的组织器官

手少阴心经循行于上肢内侧的后缘,内属于心中、心系,内络于小肠,联系到肺、咽喉、舌、面、眼睛等组织器官。

三、手少阴心经病症治要与验证

(一)手少阴内属心脏病症治验

《黄帝内经》时代,确立了心的中心地位,并逐渐成为五脏理论的主导。对心的主要认识有:心位于胸腔偏左,膈膜之上,肺之下,圆而下尖,形如莲蕊,外有心之包络卫护。心,在五行属火。主血脉,又主藏神志,为五藏六府之大主、生命之主宰。明代医家李梴指出:"有血肉之心,形如未开莲花,居肺下肝上是也。有神明之心……主宰万事万物,虚灵不昧是也"(《医学入门·脏腑》)。在四时,与夏相通应。心与小肠、脉、面、舌等构成心系统。从生理功能来说,心有主管血脉和推动血液循行于脉中的作用;还有主管思维、意识、精神等的作用。心藏神而为神明之用,指出了五脏六腑必须在心的统一指挥下,才能进行统一协调的正常的生命活动,所以有"心者,君主之官,神明出焉"(《素问·灵兰秘典论》),"心为君主之官"的称谓。

心脏的病理变化,主要是心主血脉功能的异常,出现心血瘀滞、胸痹心痛等;或者心主神明功能的异常,出现热入心包、痰蒙心窍等神志昏迷、意识模糊,或心神失养、心肾不交等心悸、怔忡、焦虑、失眠、健忘、痴呆等。

(1)从手少阴、厥阴经腧穴治疗冠心病心绞痛:冠心病心绞痛是心脏科常见病,主要由于冠状动脉粥样硬化所致管腔狭窄以及冠状动脉痉挛而引起心肌缺血而致。针灸临床,常选用手少阴心经和手厥阴心包经的腧穴进行治疗,能够获得满意疗效,尤其是大陵、内关、郄门等穴为常用。

🌸**典型病例**①

徐某,女,40岁,工人。20天前,心前区疼痛,呈紧压性,并涉及背部,每日发作3~4次,每次10分钟左右,多在体力劳动时诱发,休息能缓解。伴有胸闷,心悸,气短,畏寒,大便溏,小便清长。苔白,脉细。心电图检查:T波:Ⅱ低平,Ⅲ在R波较高情况下倒置;S-T段:V₃水平下移。诊断为冠心病心绞痛,中医辨证属"阳虚型"。取穴分两组:第一组:第5胸椎棘突下旁开5分的夹脊、巨阙、心平(心经线上,肘横纹下3寸处)、大椎。第二组:第4胸椎棘突下旁开5分夹脊、膻中、内关、关元。两组穴位交替使用,每日针1次。夹脊在取得针感后,向内刮针柄2分钟,然后起针。大椎取得针感后即出针。其他穴位,在取得针感后留针20分钟。10次为1疗程,疗程间休息3~5天。第1疗程结束后,心前区疼痛、胸闷短气、心悸均消失,心电图检查正常。为进一步巩固疗效,继续治疗至3个疗程结束。

---

①王清术. 针刺治疗冠心病、心绞痛验案[J]. 贵阳中医学院学报,1988(3)5-6.

按语：冠心病心绞痛属于中医"胸痹"范畴，与心络瘀阻有关。当心络瘀阻、心脉失养，则出现不通、不荣而痛。取用手少阴心经和手厥阴心包经的腧穴以及心和心包的背俞穴、募穴，可以达到疏通心及心包经气血、通心络养心的作用。

（2）神门对心脏功能影响的临床研究：神门为手少阴心经的原穴，对于心脏本身的疾病具有诊断和治疗的意义。临床研究发现，针刺神门对心脏功能有一定的影响。

✿临床报道[①]

张庸等根据 46 人所进行的 72 实验研究，证明针刺神门（心经原穴），能引起心电图中 P 波、R 波、P-R 间歇、Q-T 间歇的持续时间延长，R 波高度略有降低，心电周中的这些改变，可能与迷走神经紧张度增强有关。针刺冲阳（胃经原穴），虽亦能引心电图的类似改变，但其改变甚小。因此可以认为，心经原穴神门与心脏机能的联系，较胃经原穴冲阳与心脏机能的联系为多。

按语：张庸等的研究表明，神门和冲阳对心电图的影响，确实存在明显的差别。冲阳虽亦引起了心电图的一些改变，但是，除 P 波外，神门对心电图的影响都较冲阳大。研究提示，手少阴心经神门同心脏之间似乎有其特殊的联系，这种联系就可能构成了经络学说的临床实践基础。

（3）极泉弹拨法治疗心脏神经官能症：由于气血不畅，可以导致心悸、胸闷、气短、呼吸困难，心悲欲哭等症，排除心脏器质性病变，则可以诊断为心脏神经官能症。

极泉"在腋下筋间动脉，入胸，手少阴脉气所发"《针灸甲乙经》，可以治疗臂时厥寒，四肢不收，心痛干呕、烦渴目黄、胁下满痛、悲愁不乐等症。肖国良[②]在临床中发现应用弹拨极泉之法，对因气血不畅引起的心悸、胸闷、气短、呼吸困难，心悲欲哭等症，其效颇著。操作方法：取仰卧位或坐位，使其臂稍外展，常规取极泉，并在穴位附近摸到条索状物（此处为血管神经鞘）。此时，固定食指并使指尖向上扣压在穴位之处，一前一后地来回弹拨极泉，其频率以每分钟 60 次为宜。弹拨时患者觉有电麻感传至指端，部分也有向胸颈部传导，而以向胸颈部感传其效最佳。以弹拨左极泉为宜，一般弹拨 5～10 分钟症状即可缓解或消失，如10 分钟后症状不减，可改弹拨右极泉，多能奏效。

①张庸，张经济. 针刺神门（心经原穴）和冲阳（胃经原穴）对心电图影响的比较[J]. 兰州医学院学报，1959(3)：1-9.

②肖国良. 极泉穴临床应用[J]. 针灸临床杂志，1993(6)：40.

🔹典🔹型🔹病🔹例

潘某,女,41岁,因心悸、胸闷加重2天入院。患者阵发性心悸2个月,拟诊为心脏神经官能症。2天前因情志不舒,自觉喉中如物窒塞,呼吸不利,继之胸闷,心中动悸不安,胸部隐痛,手指胀麻,服用硝酸甘油、救心丸类药物,症状无缓解而急诊入院。症见面色苍白,神情恍惚,气短不足以息,四末不温,舌质黯淡,苔薄黄,脉虚促。心电图示:窦性心动过速,ST-T改变(Ⅱ、Ⅲ、avF,ST呈水平型下移0.05mV,T波低平)。体格检查:痛苦面容,心界不大,心率110次/分,各瓣膜区未闻及病理性杂音,余正常。依法弹拨左极泉,5分钟后心悸、胸闷、气短之症缓解,10分钟后诸症消失。心电图示:窦性心律、心率78次/分,ST-T恢复正常。

(4)从神门治疗睡眠障碍:睡眠障碍是临床常见疾病之一,尤其是现代社会压力和生活节奏的改变,使得发病率不断上升。睡眠障碍可以分为失眠症和睡眠过多症两大类,前者又有入睡困难、早醒、睡眠浅、多梦等。中医理论认为,心主神明,心神失养或心神被扰,都可以出现失眠。针灸临床,选择手少阴心经腧穴,尤其是原穴神门,常获得较满意的疗效。

🔹典🔹型🔹病🔹例(心脾两虚,心神失养)[1]:

林某,女,45岁。干部。1996年11月2日就诊。

患者半年来因思虑过度出现少寐多梦,心悸惊恐,面色萎黄,气短头晕,腹胀便溏,舌质淡,苔白,脉沉缓。曾做多种检查无异常,口服"安神冲剂"等多种中西药物效不佳。

依其脉诊,中医诊断为不寐,乃思虑劳倦,内伤心脾,气血不足,心神失养所致。

治疗以补益心脾、宁心安神为大法,取神门为主穴,配以三阴交、大都、足三里、脾俞等。配穴均施调法,诸穴神门顺经而刺,做提插、捻转等综合补法,并使针感顺经传导,留针15分钟,每日1次,共治疗5次即愈。随访1年余未复发。

🔹典🔹型🔹病🔹例(肝胆实火,上扰心神)[2]

杨某,女,62岁,本矿家属,失眠2天。两天前因生气引起失眠,入睡困难,伴有心烦、口苦、口干、两胁胀痛、纳呆,大便干,舌质红,苔薄黄,脉弦滑。来门诊

①袁军,肖震,刘巧敏.浅谈神门穴的补与泻[J].河北中医,1998(2):120.
②王鸿雁.针刺神门为主治疗失眠100例疗效观察[J].针灸临床杂志,2001(3):41-42.

求治。

证属肝胆实火,上扰心神。

主取双侧神门,以宁心安神,取双侧行间、太冲,泻肝胆实火;以上诸穴皆行泻法。双侧足三里,针用补法,健脾行气;取"见肝之病,知肝传脾,当先实脾"之意,留针30分钟。第2天,患者自述睡眠好转,心烦、胁胀减轻,遵方继续治疗4天,患者睡眠如常,诸症悉除。

典型病例(嗜睡症)[1]

钱某,女,29岁,农民。1982年4月12日就诊。患者于1年前起常感困倦,时时欲睡,并逐渐加重,以至难以控制,每每急不可待,不择地点而坐卧入睡。呼之能醒,醒后又睡。曾多处就医,查脑电图未见异常,叠进中西药物收效不显,甚为苦恼。

治疗:取手少阴心经的神门(双侧),消毒后,以28号1寸毫针刺入,行泻法,得气后留针30分钟,每5分钟行针1次,每日针刺1次。如法针刺7次后虽有困意,但可以控制。共治10次获愈。随访2年余未见复发,正常参加劳动。

按语:嗜睡症是一种主观难以控制而非正常睡眠的病理现象,临床较为少见。一般认为,心阳宣发,气血通达,人则应时而起,反之则体倦身困,嗜卧多寐。《灵枢·九针十二原》指出"五藏有疾取之十二原"。神门系手少阴心经之原穴,刺之可调其气血、和其阴阳。针用泻法,能达泻阴气之盛,使阳气蒸腾,而阴阳归于平衡之目的。

(5)从神门治疗其他神志疾病:"心者,五藏六府之大主也,精神之所舍也"(《灵枢·邪客》)。故心功能失常,出现一系列与精神异常有关的表现:失眠、心烦、健忘、心悸、癫、狂等。神门为手少阴心经的原穴(输穴),也是针灸临床治疗神志疾病的常用腧穴之一,故针取神门具有宁心安神、开郁散结之效。

典型病例(偏瘫伴嘻笑不休)[2]

郑某,男,69岁。退休工人。因右侧肢体活动不利伴嘻笑不休2月余,于1996年12月7日就诊。

患者每日无故嘻笑数次,不能自制,言语不清,口角向左侧歪斜,心烦面赤,口干欲饮,小便短赤,大便干结,舌质红,苔薄黄,脉弦滑数。发病时行头颅CT检查诊为"左基底节、左顶叶多发性梗塞"。

---

①陈福连. 针刺神门穴治愈嗜睡症一例[J]. 江苏中医杂志,1985(11):38.
②袁军,肖震,刘巧敏. 浅谈神门穴的补与泻[J]. 河北中医,1998(2):120.

故本证为心经实热扰动神明所致。

治疗以清心泻热，安神除烦为大法，取心经的子穴神门为主穴，配以合谷、太冲。神门逆经而刺，强刺激，得气后做捻转泻法，留针30分钟，每日1次，配穴亦施泻法，针刺共6次，嘻笑不休愈，仅遗右侧肢体活动不利等症。

按语： 善笑不休是神志病的一种表现，为心神异常的一种表现。《黄帝内经》记载："心气虚则悲，实则嘻笑不休"（《灵枢·本神》）；"神有余则笑不休，神不足则悲"（《素问·调经论》）。中风后出现嘻笑不休，为邪扰心神所致，故取用手少阴原穴神门为主治疗，获得良效。

典型病例（记忆力减退）①

李某，女，42岁，干部。主因记忆力明显减退2月余，于1997年1月9日就诊。

患者素体虚弱，2个月前因子宫肌瘤而行子宫全切术，术后即觉记忆力明显减退，遇事善忘，即使熟悉的往事也需要努力追忆或他人提醒。伴有腰膝酸软，精神疲倦，气短乏力。舌质淡，苔白，脉沉细。曾服用"脑复康"及中药，疗效不佳。

本证乃大病之后心肾不足，精神之海空虚，心神失养而致。中医诊为健忘。

治疗以补益心肾，填精益髓为大法，以神门为主穴，配以心俞、肾俞、太溪。神门顺经而刺，弱刺激，行捻转补法，配穴亦皆施补法，留针15分钟，每日1次，针刺1疗程（10次）病情逐渐好转，休息3天后继行第2疗程治疗，记忆力已基本恢复如初。

按语： 记忆是人脑识记、保持、再认识和重现客观事物所反映的内容和经验的能力。记忆出现障碍，可以表现为能力减退和健忘，是大脑皮层出现障碍，可以是功能性或器质性病变所致。《圣济总录·心脏门》"健忘之病，本于心虚，血气衰少，精神昏聩，故志动乱而多忘也。"针灸临床，可以从手少阴心经治疗。

(6)心经不语症：失语也是中风后的常见症状，孟宪坤②依据临床表现：认为有中风后的"心经不语症"，并进一步细分为3型：①心本经为患，证多为邪热壅盛，证见神志不清，舌强不语，咽干心痛，渴而欲饮，面赤口糜，肢体拘急，舌绛无苔，脉滑数。亦可称为实热闭证。治宜清心开窍，凉血安神，针刺选用百会、神庭、四神聪、本神、人中、廉泉、金津、玉液、神门、通里、中冲、三阴交、涌泉等。针

---

①袁军，肖震，刘巧敏. 浅谈神门穴的补与泻[J]. 河北中医，1998(2)：120.
②孟宪坤. 中风不语针灸证治心得[J]. 中医杂志，1992(11)：21-23.

刺顺序,足三阳经由上而下,足三阴经由下而上。手经反之。运用中强刺激,凉开手法,药用安宫牛黄丸、牛黄清心丸,并静滴清开灵等。此证为危难重症,针药并用,措施得当,生命可以挽回;②心包经为患,较心经受邪为轻,多为虚火上炎,证见神志时昏时醒,舌强不语,或自喜笑,或善悲伤,口干欲饮,心烦失眠,头眩面赤,四肢无力,掌中烦热,舌瘦无苔,脉细数。证属阴虚火旺,治宜滋阴降火,宁心安神。针刺选用四神聪、本神、神庭、廉泉、阴郄、曲泽、间使、大陵、中冲、列缺、三阴交、照海、然骨等。运用轻柔刺激,凉开补法。药用加减麦门冬汤、增液汤之类;③血脉空虚为患,心主血脉,血脉空虚,九窍不利,舌强不语,唇青,身冷,半身不遂,舌质紫黯,苔薄白,脉浮迟。治宜益气养血,通经活络。针刺百会、四神聪、神庭、廉泉、中脘、天枢、气海、曲池、合谷、足三里、上巨虚、下巨虚等穴。运用温补手法。药用八珍汤、补阳还五汤之类。

典型病例

阎某,男,72岁。因站立不稳,强哭强笑3个月,于1991年10月14日,以"中风"收住院。患者于6月17日,突然感觉头晕、视物旋转,恶心呕吐,右手麻木无力。即去某医院就诊,诊为"基底动脉血栓",住院治疗18天后,病情好转出院。7月18日,头晕、恶心、呕吐再次发作,伴有语言障碍,四肢无力,又住院51天,头晕好转出院。为了进一步治疗收入我院。证见:头晕时有发作,不能站立及行走,语言謇涩,口角发木,强哭强笑,口干欲饮,纳可,二便调。查体:神志尚清,表情呆滞,双眼水平震颤,右面颊痛觉减弱。肌力:四肢均为 V^-。肌张力:右下肢稍高,腱反射双侧活跃。病理征:双侧霍氏征(+),双侧巴氏征(+),吸吮反射(+)。扶物能站,行走困难,舌体瘦小,无苔,脉细数兼弦。

辨证:综观诸症,为阴虚火旺,心包经为患,拟以滋阴降火,宁心安神。

针刺四神聪、本神、廉泉、阴郄、郄门、间使、列缺、照海。运用轻柔刺激,清凉补法,留针30分钟,每日1次。处方:玄参10g,麦冬10g,生地黄12g,山药20g,牡丹皮10g,赤芍10g,丹参15g,桃仁10g,红花10g,枣仁12g,桔梗10g,甘草6g。水煎,早晚分服,每日1剂。宗此法,针药并用,住院月余,病愈出院。

按语:《灵枢·经脉》有"手少阴之别,名曰通里。去腕一寸,别而上行,循经入于心中,系舌本,属目系。其实则支膈;虚则不能言。取之去腕后一寸。别走太阳也"(《灵枢·经脉》)的记载,提示不语症可能与手少阴心经及其络脉有关。中风不语,有多种类型。孟宪坤从临床表现的角度,提出了心经不语症的概念,并且进一步分成心本经为患、心包经为患、血脉空虚为患三种类型,是对经络辨证的进一步发展,值得临床借鉴。

(二)手少阴内络小肠腑病症治验

《灵枢·经脉》记载:"心手少阴之脉。起于心中,出属心系,下膈,络小肠。"手少阴与小肠的络属关系,提示了脏和腑的相合。理解与心相表里的小肠腑,似乎不应该局限在"受盛"和"化物"的功能上。《外科正宗》有"清心莲子饮……治心经蕴热,小便赤涩,玉茎肿痛,或茎窍作疼;及上盛下虚,心火炎上,口苦咽干,烦躁作渴"(《外科正宗·卷三·下疳论》)的记载。《医宗金鉴》总结各家经验,还有"心与小肠为表里也。然所见口舌生疮,小便赤黄,茎中作痛,热淋下利等症,皆心移热于小肠之证"的系统阐述。从关元作为小肠腑的募穴分析,小肠还当与人体下焦元气、胞宫等有密切联系。

(1)从手少阴脉辨别妊娠:判断是否怀孕,无论对于医学还是新生命的期待,都是非常重要的,不仅受到医家的重视,也被孕妇及其家属所重视。从脉诊来判断早期妊娠,在古代或许是比较先进的技术,而脉诊部位的选择,手少阴心经是一个主要部位。《黄帝内经》有"妇人手少阴脉动甚者,妊子也"(《素问·平人气象论》)的记载,此处所指的少阴脉动,即神门之脉动。此后,该方法受到后世医家的推崇和不断验证。

临床报道①

1979 年以来,汤力子在临床应诊时,观察了 500 名停经妇女的神门脉动情况,发现神门脉动甚有妊者 370 人,不动甚无妊者 81 人,合计 451 人,符合率为90.2%。神门脉动甚而无妊及不动甚有妊者 49 人,不符合率为 9.8%。

典型病例

蔡某,25 岁,工人,停经 32 天,有妊娠反应。1980 年 6 月 10 日妇科检查:子宫增大不明显,平位,附件正常,双神门脉动甚。诊断:早孕。经本人要求,于停经 37 天时做人工流产手术,探宫腔 9cm,术后 7.5cm,刮出绒毛组织 8g。

典型病例

陆某,29 岁,干部,停经 38 天,无妊娠反应。1980 年 6 月 16 日妇科检查:子宫平位,稍大、软,附件正常,HCG 试验阳性,本人要求终止妊娠。切神门脉为弱涩。遂诊断为闭经,建议观察。第 2 天月经来潮,而并非妊娠。

按语:从手少阴经的神门辨妊娠,源自《素问·平人气象论》。一般来说,中

---

①汤力子.神门脉辨妊娠[J].湖北中医杂志,1981(4):47.

指取脉，脉形如豆，厥厥动摇，滑数有力，不论浮取、沉取可得者即为动甚。神门为手少阴心经原穴，之所以能辨早期妊娠，可能与"两精相搏谓之神"（《灵枢·本神》）和"心藏神"（《素问·宣明五气》）有关。此外，《素问·三部九候论》还有"中部人，手少阴也"，此处，"中部人，手少阴也"是指掌后锐骨之端的神门也，与天地之间的人相对应。因此，唐代王冰有"手少阴脉，谓掌后陷者中，当小指动而应手者也……动，谓动脉也。动脉者，大如豆，厥厥动摇也"（《补注黄帝内经素问》）的阐释，明代张景岳进一步验证临床，有"启玄子云：手少阴脉，谓掌后陷者中，当小指动而应手者也。盖指心经之脉，即神门也，其说甚善。然以余之验，左寸亦应"（《类经·脉色类》）的记载。当代医家周益新等①认为，妊娠脉应以尺脉切之滑利为主，神门切之为辅，此外，还当联系《黄帝内经》"身有病而无邪脉"来理解，必须结合月经停止、恶心困倦、嗜食酸味及腹部膨大等有关情况，综合分析，才能作出正确的诊断。另外，体质虚弱之孕妇，早孕期滑脉不明显，或仅表现为细滑，更当详辨。

西医学认为：妊娠早期对心肺器官功能的影响最为明显，尤其是心率、心排出量、肺血流量以及皮肤血液量均增快增多，血流速度的增加以手部明显；另外，由于孕期雌激素的作用，可使血浆中肾素活动及原量增加数倍，并随孕期的增长而肾素增加，可以出现具有孕期特征的脉象。

（2）从少府治疗小儿遗尿：陈学超②在临床上采用针刺少府治疗小儿遗尿症，收到了良好效果。

典型病例

患儿，女，11岁，小学生。自幼睡中遗尿，每夜不间断，尿后呼之也不易醒。几年来使用多种方法、中西药物治疗，疗效均不明显。患者疲倦、健忘、焦虑、羞愧。查：患者发育营养一般，面色略白，略显憔悴，目光少泽，舌淡、脉沉弱。尿检（一）。素无其他慢性病。诊断：小儿遗尿。治疗时，取双侧少府，常规消毒，直刺0.3～0.5寸，采用捻转补法。施手法1分钟，得气后不留针，快速出针。出针后轻按其穴，每日1次，连续10次为1个疗程。用上法针刺双侧少府，针刺3次后，睡中遗尿，自己有些知觉，家长喊之即醒。针刺5、6次后，遗尿后自己惊醒。至第9次治疗时，已能在睡中感觉尿意，醒来排尿。又针刺数次以巩固疗效。追访半年未再复发。

按语：小儿遗尿，多与气虚不摄、肾元不固、膀胱不禁等有关，患者也表现为

①周益新，张芙蓉.妊娠脉辨析[J].浙江中医杂志2000,（1）：36-37.
②陈学超.针刺少府治疗小儿遗尿85例临床体会[J].天津中医,1995(3)：32.

下焦亏虚、小肠气虚等。少府为手少阴心经荥穴，具有补心醒神的功能，有效治疗小儿遗尿，当与手少阴心经内络于小肠腑有关。

(三)手少阴联系其他脏腑器官病症治验

(1)从手少阴心经腧穴治疗眼球运动障碍：手少阴心经，从心系向上的脉，挟着咽喉上行连系"目系"。眼睛疾病，可能与手少阴心经有关。王玉华[1]等，曾从手少阴心经诊治脑干小脑炎患者1例，患者伴有眼球运动障碍。

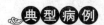

患儿，男，12岁。1月前接种甲肝疫苗，2002年7月20日发病，患者半月前(7月20日)突然出现复视、步态不稳、醉酒状，无头痛，但呕吐2次，为喷射状，为胃内容物，无肢体麻木及口角㖞斜症状。在某医院儿内科做EEG示慢波重度增多，腰穿生化正常，MRI怀疑小脑炎，眼科检查示交叉复视，活动受限，并行阿托品扩瞳，予激素、阿昔洛韦、胞二磷胆碱、20%甘露醇稍好转。

查体：扶入病房，目光呆滞，眼球运动障碍，瞳孔5.5mm，对光反射消失，共济差，跟膝试验(±)，指鼻不准，界限性脑电图。

诊断为脑干小脑炎。中医查体：舌体略胖，舌淡红，苔薄，脉象沉缓，右寸弱，面白少红，阳气不能上荣于目。证属心气不足，血气虚弱。治疗方法：第1、2、3日取足三里、太冲、曲池、合谷等穴，无明显疗效。第2次改主针手少阴心经。取穴少冲、神门、通里、少海、天池、廉泉、承泣、太溪、手三里(左侧为主)、太阳、百会，针后行针3~4次，并施灸，每穴每次3壮，按天池、小海、神门、廉泉、承泣等顺序逐个施灸，意在引气至"眼"。治疗3日后患者闭眼时眼球在眼皮下，手能感到动(入院时没有)，但肉眼观察未见活动，第8日停高压氧，肉眼能看见活动少许，约左右0.5mm，第10日活动进步能左右活动1mm，第12日能上下左右移动3mm，针灸2月出院，门诊治疗2月，共济也逐渐好转，但外展露白1mm。

按语： 五脏六腑之精气，皆上注入目而为之精。手少阴心经起于心中，出属心系，并从心系向上，挟着咽喉上行连系"目系"。本案患者诊断为"脑干小脑炎"，出现眼球运动障碍、共济失调等症状。根据心经连系"目系"，引心气至"目系"引至目能转动，患者获得痊愈。

进一步分析本案患者病情，痊愈的基础还与疾病本身属于自限性、早期激素治疗有效等有关。虽然运用手少阴心经治疗眼肌麻痹尚需得到更多临床实践所肯定，但是与心和手少阴心经的关系，古代医家的论述，值得关注。

(2)从神门治疗口舌生疮：心为火脏，开窍于舌，舌又为心之苗。心火上炎，

---

①王玉华,王保才,宫丽莉.手少阴经治眼球运动障碍[J].上海针灸杂志,2006(11):30.

可以出现口舌生疮等病症。袁军等[1]选用神门治疗，获得较好的疗效。

✿典型病例

孙某，男，38 岁。1996 年 10 月 4 日就诊。

舌尖赤痛，口舌反复生疮 2 月余。伴有烦躁、口干渴，小便短赤，大便干结。舌质红，以舌尖为甚，苔黄，脉弦数。

依其脉症，中医诊为舌疮，证属心火炽盛。

治宜清心泻火。取神门为主穴，配以中极。神门逆经而刺，做提插、捻转泻法，留针 30 分钟，中间再行针做泻法 1 次，以加强针感。每日 1 次，共 4 次诸症消失。

按语：古代文献中，又称此病为口破、口疳、口疡，发生在舌的称舌疡。相当于西医的口腔溃疡。诸痛疮疡皆属于心，心火循经上炎，可以出现上述症状。因此，可以从心和手少阴心经论治。临床上，需要区分实火与虚火，实火多为湿热蕴结，虚火多由阴血亏耗所致。

(3)从手少阴心经治疗盗汗：盗汗与心之阴阳盛衰有密切关系。阴郄为心经之郄穴，对盗汗有较好的治疗作用和效果。刘邦开[2]曾灸阴郄治疗盗汗 1 例。

✿典型病例

陈某，男，42 岁。1985 年 12 月 19 日诊。

盗汗月余，无潮热及咳嗽。口干，五心烦热，时有心悸、失眠、乏力，食欲尚可，二便正常。8 年前曾患肺结核。近期胸透未发现结核活动灶。

治疗：用艾条熏灸器灸左阴郄，5 分钟后，灸感自阴郄沿手少阴心经上传至心前区，20 分钟后，阴郄处无觉，而心前区则感热如火灼。约 40 分钟，此感消失而停灸。当夜盗汗即止。又嘱患者自灸阴郄，以巩固疗效。随访 7 个月未复发。

按语：盗汗，又称"寝汗"，是以入睡后汗出异常，醒后汗泄即止为特征的一种病症，与睡眠-觉醒有关。汗出玄府，依赖于神明调节。盗汗与心之阴阳盛衰有密切关系。此例既具心阴虚弱之证，又有心阳耗伤之候。阴郄为心经之郄穴，是治疗盗汗有效特穴。本案患者在治疗过程中，出现了灸感传导，并达到心前区，提示了阴郄-手少阴经脉-心-盗汗四者之间的相关联系。

---

①袁军，肖震，刘巧敏．浅谈神门穴的补与泻[J]．河北中医，1998(2)：120.

②刘邦开．灸法治疗盗汗[J]．四川中医，1987(6)：48.

(四)手少阴外循肢节病症治要与验证

手少阴外循肢节,从腋下而出,分布于上肢内侧的后缘,直至小指端。手少阴循行通路上的病症,可以从心和手少阴心经论治。

(1)沿手少阴心经分布的限局性硬皮病:兰州医学院二院皮肤科刘铭锐[1]曾报道 1 例限局性硬皮病,皮损沿手少阴心经分布。

典型病例

王某,男性,26 岁,甘肃省清水县人,为农业机械修理厂工人。1979 年 3 月 24 日下午住入我院,住院号 8485。

主诉:右腕尺侧第 2 横纹处出 2 结节 10 月余。逐渐向前臂、上臂、腋窝和右胸前发展约 4 月。10 月余前,右手腕部尺侧被铁屑划破一口,因流血用手之压迫止血,当时手及腕部沾有冷却水(亚硝酸钠、乳化油及水)和铁屑。创口约经 1 月而愈。此时发现附近有 2 结节,不痛不痒,约半年久之,皮损延及肘部,曾内服扑尔敏、四环素及维生素 B_1 治疗无效,皮损继续向上臂延伸,约 8 个月后曾在天水地区医院诊治。当时(1979 年 2 月 28 日)上臂皮损活检结果:表皮层角化不全,鳞状上皮色素沉着增多,鳞状细胞间偶见白细胞浸润;真皮毛细血管周围少数淋巴细胞、浆细胞、嗜中性粒细胞浸润,胶元纤维肿胀变性明显,少数胶元纤维透明变性。未见黄色瘤,可结合临床考虑诊断。于 1979 年 3 月 24 日住入我院。既往体健,未患过急慢性传染病,嗜酒。父、母、姐、弟、妹及一子均健康,未患过同样疾病。体检无异常发现。

皮肤科情况:右腕尺侧起有高出皮面的硬性结节,有的类似风团,有的如枣核,有的如大米粒,皮损色红,扪之质硬,与皮肤粘连而与皮下组织不粘连,呈条状散在分布,与血管及神经无关。沿手少阴心经分布区,经肘至腕;腋前皱襞及腋窝有明显的硬性条索状皮损,延及胸前右侧第 6 肋间,其下有 2 结节,色暗红、肿轻,右腋窝、右胸有散在分布的一片结节状皮损。

右上臂皮损活检结果(病理切片号 17381):表皮棘细胞层萎缩,真皮层内大量胶原组织增生,呈束状排列,其中细胞成分少,增生的胶原组织形成结节。皮肤附件受压少,其周围有少量炎性细胞浸润。革兰氏染色未找见孢子丝菌。病理诊断:局限性硬皮病(早-晚期过度)

治疗:4 月 3 日起给予八珍汤加三棱、莪术内服;毛冬青注射液注射肺俞、曲池、心俞、极泉、足三里等穴。经 10 天治疗后,前臂近腕部尺侧皮损较前缩小,上臂近腋下的皮损扪之亦缩小。穴位注射 14 次后曾停用。5 月 11 日,改为毛冬青注射液肌肉注射 40mg/d,中药为四物汤加味(当归、赤芍、熟地黄、三棱、莪术

①刘铭锐. 沿手少阴心经分布的限局性硬皮病一例报告[J]. 兰州医学院学报,1982(4):71-73.

各 10g,川芎 6g,丹参、黄芪各 15g)。5 月 25 日,皮损较前变软缩小,色近于正常。5 月 28 日至 6 月 6 日,曾给患者用强的松龙 1ml、1％普鲁卡因 5mg 损害处局封 3 次,患者诉封闭后有心前区不适、遂停用。6 月 16 日,停用毛冬青注射液,给予二巯基丙醇(BAL)100mg 肌肉注射,每日 2 次。6 月 26 日,观察皮损变化不大,于是又给予中药:淫羊藿、桂枝、桑寄生、防风、羌活、独活、当归、党参、白术各 10g,鸡血藤、黄芪各 15g,干姜、川芎、甘草各 5g。同时给予烟酸及维生素 E 内服。7 月 14 日皮损变化仍不大,于是又给患者加服复方磷酸脂酶片,至 7 月 30 日皮损轻度变软,好转出院。

按语:硬皮病是局限的或弥漫的皮肤僵硬。现代皮肤病学,以病变是否侵犯内脏分为局限性硬皮病和系统性硬皮病,前者的损害仅限于皮肤,后者则内脏亦受损害。局限性硬皮病又称硬斑病,是一种局限性皮肤肿胀,逐渐发生硬化萎缩的皮肤病。皮损形状不一,根据形态不同分斑片状、带状、点滴状、泛发性四种。本病属于自身免疫性疾病,为胶原合成增加而表现为皮肤发硬,尚无特效治疗方法。本案患者皮损与手少阴心经有关,从心论治获得一定疗效,值得临床进一步探索。

(2)从手少阴心经治疗腋汗:腋汗是指两腋甚至胁下局部汗出为多的一种病症。"汗为心之液",手少阴心经直行的经脉从心脏走向腋窝。若心阴虚耗,虚热逼津外泄,或心气不足,气不敛阴,都可以导致本病的发生。陈至宇[1]曾从心治疗 1 例腋汗患者:

🌀**典型病例**

涂某,男,22 岁,1983 年 4 月 3 日初诊。

自述两腋下流汗近 1 年,不论春夏秋冬腋下汗出湿衣,汗多时以至往下流湿裤腰,冬天可湿透两腋部位的棉衣,活动后汗出更多。今身穿一件绒衣,可见外加衣两腋下湿得可挤出汗水,但未闻及特殊汗臭。因汗长期浸渍而使衣服两腋下变了色。曾在部队医院住院治疗,效果不显。望之略瘦,皮肤偏黑,问之除腋汗,夜寐多梦外,饮食两便均正常,口微干,舌红少苔,脉细数。

治宜补心阴,益心气,敛阴液,仿天王补心丹意。

处方:生地黄 15g,制首乌 15g,麦冬 15g,天冬 15g,柏子仁 10g,五味子 10g,枣仁 10g,凤凰衣 10g,北沙参 30g,太子参 30g,黄芪 15g。5 剂。

4 月 8 日二诊:服上药 3 剂腋汗明显减少,现仅有少许汗,舌苔薄白,舌质稍红,脉稍细数,效不更方,继服 5 剂,腋汗治愈。

---

[1]陈至宇.腋汗、鼻渊、盗汗治验[J].江西中医药,1992(3):34.

按语:《针灸甲乙经》记载,极泉"在腋下筋间动脉,入胸,为手少阴脉气所发"。腋汗虽然属于局部异常出汗,但是在手少阴心经循行通路上,与心有关,体现了心与手少阴心经的异常,患者往往伴有情绪焦虑、失眠多梦等神志证候。因此,从心和手少阴心经治疗,可以获得较好疗效。本案患者证属心阴不足、逼津外泄,兼有心气不足、气不敛阴,故以补心阴、益心气、敛阴液为法治疗,获得疗效。

(3)极泉治疗腋臭:腋臭与手少阴心经和手太阴肺经有关,因汗乃血之余,又为心之液,为肺之所主。心液外溢,皮腠不宣,故心之液郁久则化热而臭。临诊治疗,使汗液分泌归经,玄府开张宜散,腋臭得除。赵柯[1]运用极泉及其上下各1.5寸之阿是穴,治疗腋臭,疗效满意。

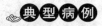

张某,女,20岁,工人。1983年3月10日来诊。患腋臭6年。

治疗方法:极泉、阿是穴。阿是穴位于极泉上下1.5寸。共取三穴。患者取仰卧位,双手抱住枕骨后,露出腋窝,按针灸常规消毒,快速针刺,徐徐进针至得气,泻法留针30分钟。经针刺极泉配阿是穴,治疗7次病愈。随访至今未复发。

按语:腋臭,又称为臭汗症,是由患者腋窝等部位大汗腺排泄的汗液,脂肪酸比普通人高,脂肪酸达到一定浓度,经皮肤表面细菌(主要是葡萄球菌)的分解,产生不饱和脂肪酸而发出臭味。腋窝是手三阴经出入躯干和四肢的门户,其中又以极泉最为主要。赵柯运用极泉及其上下各1.5寸之阿是穴治疗,能够达到疏通局部气机,控制汗液分泌和排泄,故收到一定疗效。

(4)从极泉治疗肩周炎:肩周炎是极为常见的中老年疾患之一,其原因不明。李丽红等[2]从极泉治疗肩周炎的临床实践,提示了该穴疏通局部气机的临床价值。

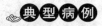

于某,女,73岁,干部。1992年9月就诊。

右肩部疼痛,活动受限1年余。查:右肩关节局部无红肿,上肢活动困难,平举不能过肩,上抬只能摸到患侧耳部,内收只能触及左侧胸部,后背仅至患侧腰部,天宗处明显压痛。舌淡红苔白腻,脉弦。

①赵柯.针刺极泉穴治疗腋臭[J].吉林中医药,1987(1):18.
②李丽红,刘萍.针刺极泉穴配合耳穴治疗肩周炎临床观察[J].贵阳医学院学报,1998(4):386-387.

证属：肩痹(气血凝滞)。

治疗：患者平卧，上肢放松，上臂与躯体呈 90°左右，肘关节亦呈 90°左右，医生左手扶患者肘关节，右手持针，从上臂内侧面极泉直下 3.3cm 处进针，针尖朝向肩关节部斜刺 3.3～4.5cm，用提插泻法，至上肢连续抽动 3 次为度，将针拔出。配穴取肩髃、肩前、肩贞、天宗、曲池、外关，均用平补平泻手法，留针 30 分钟。配合耳穴神门、皮质下、肩、肩关节、脾等压籽。隔日 1 次，6 次为一疗程。用上述方法治疗 1 个疗程后，肩部疼痛大减，手上抬能摸到对侧耳部，平举过肩。继续治疗 3 次后，肩部疼痛消失，上肢活动自如，随访 2 月无复发。

按语：一般认为，肩周炎是风寒湿邪侵袭肩部经脉，导致肩部经脉气机阻滞，气血不畅所致。因此，其治疗重点应在疏通肩部经脉，通利机关。《针灸大成》记载，极泉具有"主臂肘厥寒，四肢不收，心痛干呕，烦渴，目黄，胁满痛，悲愁不乐"(《针灸大成》)等作用。李丽红等的临床实践提示，发挥极泉疏通局部气血的治疗作用，在肩周炎治疗中有很好的价值。

(5)从少府治疗中风病手指挛急：手指挛急，是指手指拘急挛曲，难以伸直，而腕部以上活动自如。中风病后出现手指挛急，与肢体运动功能障碍、随意运动无法控制有关。刘群霞等[1]应用少府治疗中风病引起的手指挛急，取得了较好的疗效。操作方法：仰掌屈指，在小指端与无名指端之间(即第 4、5 掌骨间)取穴。以 28 号或 30 号 1 寸毫针于少府处直刺约 0.5～0.8 寸，行提插、捻转手法，患者有酸、困、胀、痛之感，进针得气后挛急之手指即可伸直，患指柔软而不强硬。可一日一次或隔日一次。

🌸 典型病例

顾某，男，58 岁。1988 年 12 月 17 日以中风收住我科，住院号 30079。患者 4 月前由高血压引起脑溢血，今仍左侧肢体瘫痪，左上肢关节强硬，抬举平脐，左手挛急，屈而不伸，行走需人挽扶，语言不利，口㖞，舌质红，少苔，脉弦细。入院后，在针刺其他穴位恢复肢体功能的同时，配合针刺少府，共针 20 次，左手柔软而不挛急，手指伸屈而可握物，余症也减轻。

按语：《针灸大成》记载少府"主手踡不伸……肘腋挛急"，提示了少府对于上肢手、肘、腋等拘急痉挛等病症有一定的治疗作用。经过刘群霞等的临床观察证实，少府对中风后手指拘急痉挛有较好的疗效，对肘腋挛急效果不明显。少府位于第 4、5 掌骨之间，掌指关节后方的掌侧面，有第 4 蚓状肌、指浅深屈肌腱，深部

①刘群霞，张怀亮．少府穴治疗中风病手指挛急之体会[J]．四川中医，1992(6)：51.

为骨间肌;在第 4 掌侧有尺神经分布,受尺神经支配,蚓状肌与骨间肌均有伸手指间关节之功。中风病患者,一般上肢伸肌群比屈肌群瘫痪程度重,故临床功能恢复过程常易痉挛而引起后遗症。针刺少府可能通过对尺神经的刺激作用,从而使蚓状肌与骨间肌收缩达到伸指之功。

四、手少阴心经理论的古代临床应用

(1)《黄帝内经》对心和心经病候的认识和记载:《黄帝内经》对心和心经病候,有丰富的认知。如:

"心热病者,先不乐,数日乃热,热争则卒心痛,烦闷善呕,头痛面赤,无汗"(《素问·刺热》)。

"心疟者,令人烦心甚,欲得清水"(《素问·刺疟》)。

"心风之状,多汗恶风,焦绝,善怒吓,赤色,病甚则言不可快,诊在口,其色赤"(《素问·风论》)。

"心痹者,脉不通,烦则心下鼓,暴上气而喘,嗌干,善噫,厥气上则恐"(《素问·痹论》)。

"诸痛痒疮,皆属于心"(《素问·至真要大论》)。

"心病者,胸中痛,胁支满,胁下痛,膺背肩甲间痛,两臂内痛;虚则胸腹大,胁下与腰相引而痛"(《素问·藏气法时论》)。

"心气盛则梦善笑恐畏"(《灵枢·淫邪发梦》)。

"夫心胀者,烦心短气,卧不安"(《灵枢·胀论》)。

"邪在心,则病心痛喜悲,时眩仆"(《灵枢·五邪》)。

"心咳之状,咳则心痛,喉中介介如梗状,甚则咽肿喉痹"(《素问·咳论》)。

"心手少阴之脉,起于心中……是动则病,嗌干心痛,渴而欲饮,是为臂厥。是主心所生病者,目黄胁痛,臂内后廉痛厥,掌中热痛"(《灵枢·经脉》)。

(2)《丹溪心法》列举手少阴心经见证:"消渴,两肾内痛,后廉,腰背痛。浸淫善笑,善恐,善忘,上咳吐,下气泄,眩仆,身热而腹痛,悲"(《丹溪心法·十二经见证》)。

(3)《外科正宗》有"火焰疔""僵螂蛀""血箭"为心经病症的记载:"夫疔疮者,乃外科迅速之病也……各随脏腑而中之。且如毒瓦斯发于心经者生为火焰疔。其患多生唇口、手掌、指节间,其发初生一点红黄小泡,抓动痒痛非常,左右肢体麻木;重则寒热交作,头晕眼花,心烦发躁,言语昏聩,此等出于心经之病也"(《外科正宗·卷二·疔疮论》)。

"僵螂蛀,多生手指节中,不红不热,肿如蝉腹,乃手少阴痰气凝滞而生。初起不疼,日久方痛,痛久方腐,肿仍不消,蟾酥饼膏贴,渐作稀脓;近者一载,远者三年,此属体弱者有之"(《外科正宗·卷四·僵螂蛀》)。

"血箭出于心经火盛,逼血从毛窍出也"(《外科正宗·卷四·血箭血痣》)。

(4)《证治准绳》从手少阴心经治不语症、前阴臊臭:"孙兆口诀云:内侍曹都使,新造一宅,落成迁入,经半月,饮酒大醉,卧起失音不能语。孙用补心气薯蓣丸,以细辛、川芎治湿,十日其病渐减,二十日痊愈。曹既安,见上,问谁医,曰孙兆郎中,上乃召问曰:曹何疾也?对曰:凡新宅壁土皆湿,地亦阴多,人乍来阴气未散,曹心气素虚,饮酒至醉,毛窍皆开,阴湿之气从而入乘心经,心经既虚,而湿气又乘之,所以不能语。臣先用薯蓣丸使心气壮,然后以川芎、细辛,又去湿气,所以能语也"(《证治准绳·杂病·喑》)。

"东垣治一富者,前阴间常闻臊臭,又因连日饮酒,腹中不和。夫前阴者,足厥阴之脉,络阴器,出其挺末。臭者,心之所走,散入于五方为臭,入肝为臊臭,此其一也。当于肝经中泻行间,是治其本。后于心经中泻少冲,以治其标"(《证治准绳·杂病·喑》)。

五、手少阴心经的现代临床见证

(1)冠心病患者心经心包经原穴体表病理反应的观察:经穴与脏腑有着良好的相关性,体穴通过经络与全身五脏六腑密切相连,脏腑的病变,可以反映到体表相应的经穴部位,从而出现特异的症状或体征。

唐愓凡等[1]根据中医"睹其应而知五藏之害"的理论,认为心经心包经原穴体表病理反应可作为心脏疾病诊断时的参考指标。临床将患者(53例)与健康对照组(30例)进行了观察,发现患者穴位外部阳性反应率远远高于健康对照组,有显著性差异,提示内脏疾病检查体表病理经络穴位反应是有一定意义的。

进一步研究发现,郄穴阴郄组与原穴神门组进行比较,阴郄组虽有15例出现病理阳性反应,但只占总数的28.3%,远比神门组阳性反应率52.8%为低,两组有显著性差异,说明神门、阴郄虽同属心经,都能反映心经的病变,但郄穴不如原穴敏感。在53例患者中,心经心包经原穴外部大部分出现了酸胀、压痛、麻木等异样感觉及体征,异常反应出现率神门为52.8%,大陵为54.7%,两者比较,无显著性差异,结果提示神门、大陵两穴在反映心脏疾病方面有着同样的重要性。

(2)心经经脉与心脏相关性研究:现代研究表明:牵涉痛是由内脏的传入与躯体同神经节段的传入在各级中枢的汇聚、投射从而使皮层"误认"疼痛出现在躯体部位而产生。中医经络理论中经脉-脏腑相关的特异性联系,也是以经脉(体表)和脏腑(内脏)神经节段相一致联系为基础的。

①唐愓凡,丁果元,刘庆田,等.冠心病患者心经心包经原穴体表病理反应的观察[J].湖南中医学院学报,1995(1):58-60.

首先,荣培晶等[①]运用电生理学方法从两方面探讨了心脏疾病引起牵涉痛与心经脉及心之间的联系。①前肢尺侧(心经经脉循行线)和桡侧(肺经经脉循行线)同等高度(心经的"神门"、"少海"和肺经的"太渊"、"尺泽")穴位经皮刺激对心交感神经诱发的反应,注重比较它们反应的阈值、1.5倍阈值刺激引起反应的差异。经统计学处理,两侧刺激引起的反应有显著性差异($P<0.05$),说明心经与心脏的关系更为密切;②刺激心交感神经对前肢尺侧(心经)、桡侧(肺经)诱发的反射性肌电影响。用5个串脉冲(波宽2ms,间隔4ms)刺激心交感神经,可引起心经"神门"、"少海"穴位明显的肌电反应(4.31/sti,n=13),而肺经穴位的诱发肌电反应则很弱(1.39/sti,n=13)。引起心经反射性肌电反应的阈值为:3.62mA(左侧),而引起肺经反射性肌电的阈值高达6.77mA。可以认为,牵涉性心绞痛常出现在上肢尺侧面,而心经的循行路线也在此处。研究证明两者的共性是以躯体-内脏交感神经联系的疏密度为基础的。

其次,荣培晶等[②]采用神经示踪剂荧光素三标记法,研究了上肢内侧面(心经经脉循行线)、外侧面(肺经经脉循行线)与心脏的神经联系。结果发现,脊神经节的少量细胞的外周轴突有双分支现象,其一支分布于心脏,另一支分布于上肢;心经循行线与心脏之间的脊神经节细胞外周轴突分支支配现象更明显,与肺经穴位相比,刺激心经穴位引起更大的心交感神经兴奋,心经穴位通过心交感神经对心功能起调节作用。心交感神经刺激可引起心经穴位的最大反射性肌电反应,表明心脏功能异常的传入活动可能在心经循行线出现肌紧张反应。提示心经与心脏特异性联系的基础是神经节段的相同性和神经纤维分布相对密集性;心脏传入神经与心经穴位神经支配的重叠性及反射的循经性是心因性牵涉痛的基础。

(3)前臂内侧皮肤低阻点的循经分布研究:胡翔龙等[③]对前臂内侧皮肤低阻点的循经分布进行了研究。以专用于皮肤阻抗检测的微机系统对12名受试者前臂内侧皮肤低阻点的分布状况进行了观察,测试范围覆盖了前臂内侧的全部皮区。所测得的391个皮肤低阻点,相当集中地分布在手三阴经的循行路线上及其两侧旁开5mm的范围之内,把手三阴经的循行路线清楚地显示了出来。在本实验中,皮肤低阻点的出现是随机的,但从总体上看,结果却是循经的。这一事实进一步说明:皮肤低阻点的循经分布确是一种客观存在的生命现象,绝非实验误差或其他人为因素所造成。

---

①荣培晶,朱兵. 心经经脉、心因性牵涉痛与心脏相关联系的机制[J]. 中国科学C辑,2002(1):63-68.

②荣培晶,朱兵. 心经经脉、心因性牵涉痛与心脏相关联系的机制[J]. 中国科学C辑,2002(1):63-68.

③胡翔龙,黄晓卿,许金森,等. 前臂内侧皮肤低阻点的循经分布[J]. 针刺研究,1993(2):94-97.

(4)手少阴心经经穴与解剖学关系研究:洪登极[①]依据朱琏《新针灸学》和中医学院统编教材《腧穴学》的取穴方法为依据,对手少阴心经9个经穴的定位与解剖学关系进行了观察。结果发现:穴位涉及的结构是多样的,且对"穴区"限定的范围稍加扩大(穴中心点周围10mm),则穴位下涉及的结构更多。因此认为,穴位下出现的具有神经组织结构的任何感受装置均有可能成为该物质基础的组成成分。

关于手少阴心经穴位分布的神经支的来源,可以观察到有双重甚至三重神经分布。穴位下神经的多支联系表明,尚不能用某一根神经的走行分布来联系某一经络。研究还发现,虽然针直接刺中血管的例数不多,但靠近动静脉干的例数却较多。因此可以认为,穴位与血管也存在一定的关系。究竟是血管壁上的植物神经末梢还是血管平滑肌介入针感反应,尚待进一步探讨。古人还指出穴位多在"分肉间""两筋间"。本研究还认为经穴涉及肌肉系统,可能是涉及肌肉(腱)中的肉(腱)梭等感受装置,此种说法不无道理,当然也应考虑是否与出入肌肉的神经血管也有关系。此外,穴位与肌间隔、筋膜间隙等也存在密切关系。

(5)前臂心经与正中神经的解剖关系:吕炳强等[②]对前臂手少阴心经与正中神经的解剖关系进行研究。通过对比研究发现,由于尺神经位于尺侧腕屈肌腱的后方,所以神门、阴郄、通里、灵道4穴没有尺神经干走行,要刺中尺神经,必须在尺侧腕屈肌腱的桡侧,向内斜刺。

(6)心经腧穴与尺侧动脉的关系研究:丛兴忠等[③],通过成人前臂动脉乳胶灌注及墨汁灌注的标本,解剖观测其骨间膜前面尺侧的动脉分布,及其与心经穴位的关系。结果发现:前臂骨间膜前面尺侧的动脉来自骨间前动脉及其前终末支的节段性分支,在心经沿线2、3寸处的动脉支出现率均大于59.3%,2寸处动脉支管径粗、分支多、供血量大,且向下密集分布到与心经穴位相关的骨间膜远段。研究提示,前臂骨间膜前面尺侧的动脉呈节段性分支分布,与心经相关穴位的血管分布较密集。

(7)心经腧穴对冠心病患者心功能的特异性研究:冠心病患者由于存在冠脉供血障碍,心肌缺血缺氧,心功能必然受到影响。冠心病是针灸临床的适应病症之一,手少阴心经及其腧穴对冠心病有很好的治疗作用,但是是否存在特异性,有待深入研究。

---

①洪登极. 手少阴心经经穴的相关解剖学观察[J]. 南京中医学院学报,1986(1):31-34.

②吕炳强,秦学联,李志道. 前臂心经、心包经腕穴与尺神经、正中神经的解剖关系[J]. 针灸临床杂志,2002(9):5-6.

③丛兴忠,陈尔瑜,党瑞山,等. 前臂骨间膜前面尺侧的动脉及其与穴位的关系[J]. 解剖学杂志,2005(1):69-72.

黄卫东等[①]，借助超声心动图提供的指标——收缩期射血分数(EF)、左室短轴缩短率(FS)及舒张期血流频谱的峰值速度 E 与峰值速度 A 的比值(E/A)，分别对针刺冠心病患者手少阴心经 9 个腧穴及内关、非经非穴点的即刻效应进行检测，观察针刺心经 9 穴对改善冠心病患者心功能的特异性影响。

研究发现：①心经 9 穴及内关针刺前后上述三个指标的改变均有统计学意义，而对照组没有意义，心经经穴和内关对冠心病患者的 3 个指标的改善明显好于非经非穴点，具有统计学意义。说明手少阴心经经穴在改善冠心病患者的心功能方面相对于对照组存在统计学特异。②在心经 9 穴与内关的比较中，综合 FS、EF 两项指标，少冲、右极泉好于内关；对于 E/A，右极泉、少海好于内关。说明心经部分经穴在改善冠心病患者心功能方面亦有较好的作用，以右极泉更为突出。而内关在本实验中，对于冠心病患者三个指标的改善作用，没有像人们所公认的那样突出。③通过实验 10 个组组间的比较，还发现心经 9 穴中右极泉、青灵在改善冠心病患者的心脏收缩、舒张功能方面位于心经 9 穴之首。同时，少冲、通里对收缩功能的改善较心经其他穴位稍好，少海、少府则在改善舒张功能方面稍好。

研究提示，针刺手少阴心经经穴对于冠心病患者心功能的改善存在相对的特异性，不同腧穴之间还存在一定的差异性和针对性，也为今后针刺治疗冠心病的临床及实验选穴提供了一定的参考依据。

(8)早搏患者的腧穴阳性反应：经络是内联脏腑、外达肢节的联系通路，当邪气旺盛或人体发生疾病时，可导致经气逆乱，气血运行受阻，在相应的腧穴出现异常变化。腧穴的异常反应，具有诊断意义。

早搏是过早搏动的简称，亦称期前收缩，是一种提早的异位心搏，按起源部位可分为窦性、房性、房室交界性和室性四种，其中以室性最多见，其次为房性，窦性过早搏动罕见，过早搏动是常见的异位心律。早搏患者体表腧穴是否存在阳性反应，以及其规律性如何，值得探索。

吕建平[②]通过按诊背俞穴进行了临床观察和研究。背俞穴是脏腑气血输注于背的部位，按诊背俞穴，可以判断病位，也可以作为经络辨证的客观依据之一。吕建平以弹簧压痛计为工具，对 30 名健康人与早搏患者的厥阴俞、心俞压痛痛阈值进行了比较，其结果，两组痛阈的均值有极其显著性差异($P<0.01$)；又对疾病组治疗前后心、肝、脾、肺、肾俞痛阈均值进行了观察对比，发现随着症状的缓解，痛阈也有了明显提高。上述观察初步证明了腧穴异常反应，对于确定病变

①黄卫东,郝喜书,赵晖,等．心经腧穴对冠心病患者心功能的特异性研究[J]．针刺研究,1998(1):40.

②吕建平．经络辨证治疗早搏[J]．上海针灸杂志,1988(4):15-17.

的定位和经络归属,判断疾病的严重程度有一定的临床意义。此外,在临床观察到,在背俞异常反应部位施针时,针感可直达心前区,早搏当即改善。因此,作者还认为腧穴异常反应点是调治早搏的最佳刺激点。

第六节　手太阳小肠经理论的临床应用

一、手太阳小肠经理论概述

(一)手太阳之脉循行部位与病候

小肠手太阳之脉,起于小指之端,循手外侧,上腕,出踝中,直上循臂骨下廉,出肘内侧两骨之间,上循臑外后廉,出肩解,绕肩胛,交肩上,入缺盆,络心,循咽,下膈,抵胃,属小肠;其支者,从缺盆,循颈,上颊,至目锐眦,却入耳中;其支者,别颊,上䪼,抵鼻,至目内眦(斜络于颧)。

是动则病,嗌痛,颌肿,不可以顾,肩似拔,臑似折。是主液所生病者,耳聋,目黄,颊肿,颈、颔、肩、臑、肘、臂外后廉痛。(《灵枢·经脉》)

(二)手太阳之别(络脉)循行部位与病候

手太阳之别,名曰支正。上腕五寸,内注少阴。其别者,上走肘,络肩髃。

实则节弛肘废,虚则生肬,小者如指痂疥。取之所别也。(《灵枢·经脉》)

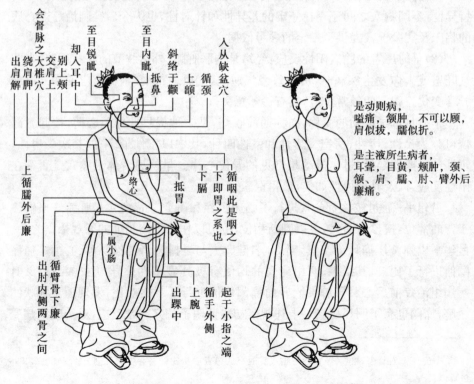

图 2-21　手太阳小肠经循行图　　　　图 2-22　手太阳小肠经病候图

(三)手太阳之正(经别)循行部位与联系

手太阳之正,指地,别于肩解,入腋,走心,系小肠也。(《灵枢·经别》)

(四)手太阳经筋循行部位与病候

手太阳之筋,起于小指之上,结于腕;上循臂内廉,结于肘内锐骨之后,弹之应小指之上,入结于腋下;其支者,后走腋后廉,上绕肩胛,循颈,出足太阳之筋前,结于耳后完骨;其支者,入耳中;直者,出耳上,下结于颔,上属目外眦。

其病:小指支,肘内锐骨后廉痛,循臂阴入腋下,腋下痛,腋后廉痛,绕肩胛引颈而痛,应耳中鸣,痛引颔,目瞑良久乃得视。颈筋急则为筋瘘,颈肿,寒热在颈者。治在燔针劫刺之,以知为数,以痛为输。其为肿者,复而锐之。(《灵枢·经筋》)

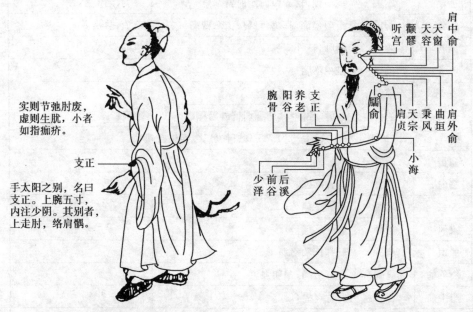

图 2-23 手太阳络脉循行与病候图   图 2-24 手太阳小肠经经穴图

二、手太阳小肠经理论衍义

(一)归于手太阳小肠经腧穴举要

手太阳小肠经的归经腧穴,有一个逐渐增多的过程。

《灵枢·本输》有"小肠者,上合手太阳。出于少泽……为井金;溜于前谷……为荥;注于后溪……为腧;过于腕骨……为原;行于阳谷……为经;入于小海……为合。手太阳经也"的记载,提示包括原穴有 6 个腧穴归入手太阳小肠经。而《素问·气府论》则有"手太阳脉气所发者三十六穴……肘以下至手小指本各六俞"的记载,其中"肘以下至手小指本各六俞"即指《灵枢·本输》中已经归经的 6 个腧穴。

《铜人针灸腧穴图经》记载有少泽、前谷、后溪、腕骨、阳谷、养老、支正、小海、肩贞、臑俞、天宗、秉风、曲垣、肩外俞、肩中俞、天容、天窗、颧髎、听宫等19穴,左右38穴。现在记载与《铜人针灸腧穴图经》相一致。

表9 手太阳小肠经腧穴主治提要表

穴名	部位	主　治	
		本经及脏腑重点病症	特殊或全身病症
少泽	指端	目翳,喉肿痛	中风昏迷,热病,乳汁少
前谷	指	手臂麻木	热病
后溪	掌侧	头项强,目赤,耳聋,肘臂挛急	癫痫,疟疾
腕骨	腕前	头项强痛,耳鸣,目翳,指挛臂痛	黄疸,热病
阳谷	腕	颈肿,臂外侧痛	热病
养老	前臂	目视不明	
支正	前臂	项强,肘挛,手指痛	热病,癫狂
小海	肘	颊肿,颈颔痛,肩臑肘臂外后侧痛	癫痫
以上手肘部穴:主治头、项、耳、目、鼻、喉疾患及热病、神志病			
肩贞	肩胛	肩胛痛	
臑俞	肩胛	肩胛疼痛	
天宗	肩胛	肩胛疼痛	
秉风	肩胛	肩胛疼痛	
曲垣	肩胛	肩胛拘挛疼痛	
肩外俞	肩胛	肩背酸痛,颈项强急	
肩中俞	背	肩背疼痛	
以上肩胛部穴:主治肩胛病			
天窗	颈	耳鸣,耳聋,咽喉肿痛	
天容	颈	耳鸣,耳聋,咽喉肿胀	
颈部:喉、耳病			
颧髎	面	口眼㖞斜,眼睑眴动,齿痛	
听宫	耳	耳鸣,耳聋	
以上面部穴:主治口、齿、耳病			

(二)归手太阳小肠经药物举要

依据高学敏主编《中药学》,归入手太阳小肠经的药物主要有:

竹叶、淡竹叶、鸭跖草、黄芩、连翘、半边莲、白花蛇舌草、郁李仁、冬瓜皮、泽漆、蝼蛄、车前子、木通、瞿麦、海金沙、石韦、冬葵子、灯心草、川楝子、大腹皮、鸡内金、鹤草芽、轻粉等。

(三)与手太阳小肠经联系的组织器官

手太阳小肠经循行于上肢外侧的后缘,内属于小肠络于心,与膈、胃、咽喉、眼睛和耳等组织器官都有联系。

三、手太阳小肠经病症治要与验证

(一)手太阳内属小肠病症治验

手太阳内属小肠腑。《黄帝内经》有"小肠大二寸半,径八分分之少半,长三丈二尺,受谷二斗四升,水六升三合合之大半"(《灵枢·平人绝谷》)"小肠后附脊,左环,回周叠积"(《灵枢·肠胃》)"小肠者,受盛之官,化物出焉"(《素问·灵兰秘典论》)等记载,不仅从解剖学的角度指出了小肠在腹腔内位置和形态特征,而且指出了小肠的主要生理功能是接受由胃而来的水谷,而后主化物和分别清浊。因此,人体吸收水谷精微物质和排泄二便的生理过程,都与小肠腑有密不可分的关系。若前者功能异常,可导致消化吸收障碍,表现为腹胀、腹泻、便溏等;后者功能异常,则大便稀薄而小便短少。《难经·三十五难》指出"大肠、小肠,传阴气而下,故居在下"。由此可见,小肠腑体现了下焦的部分功能。小肠腑的病症,不仅仅局限在小肠本身,还与脾、肾、膀胱等有关。

手太阳小肠经与腰骶部的联系:在《灵枢·经脉》中虽然没有记载手太阳小肠经与腰骶部的经脉循行联系和相关病症,但是,《黄帝内经》时期小肠腑的病变并不仅仅局限在水谷之消化吸收等方面,还包括腰骶部、会阴部的病症。如"小肠病者,小腹痛,腰脊控睾而痛,时窘之後当耳前热。若寒甚,若独肩上热甚,及手小指次指之间热,若脉陷者,此其候也。手太阳病也,取之巨虚下廉"(《灵枢·邪气藏府病形》)。因此,临床上遇见小腹连腰痛或腰痛连小腹的患者,部分还可能伴有会阴部疼痛,当考虑从手太阳小肠经诊治。

张春景[1]将腰痛引少腹或会阴部、睾丸痛,称之为"小肠经腰痛"。取腕骨、下巨虚二穴;导气针法,针下得气后留针 5 分钟,反复行针 3 次,患者有腰部蠕动及发热感时即可去针。针下巨虚时,力争针下之气向上传导,传导到腹部疗效最好。治疗本病 50 例,其中 47 例痊愈,2 例减轻,1 例无效,总有效率为 98%。

🌸典型病例

陈某,男,35 岁,工人。以腰痛 10 天为主诉。10 天前不明原因的突感腰部沉重而胀痛,犹如携带重物,不能久坐久站,否则疼痛难忍,痛连少腹,会阴部有下坠感,不时以手拍及腰部方得稍快,按压后亦觉痛减,时有心慌、烦躁致使影响工作与学习。曾多次针刺腰部穴位,内服中药,外贴伤湿止痛膏类均无效。且上

---

①张春景. 针刺治疗"小肠经腰痛"50 例临床观察[J]. 陕西中医函授,1990(6):26.

述症状反有加重之势。查:舌红,苔薄黄,脉数,小便涩滞而痛,色黄而浑浊,大便正常。西医查体:心、肺、肝、脾、体温、血压均无异常变化。

诊断:小肠经腰痛。治则:清利湿热,疏经活络。取穴:取本经原穴腕骨,下合穴下巨虚。刺单侧,用泻法行针 3 次,当患者腰部有蠕动感时去针,2 次后痊愈。第 1 次治疗后,当时豁然大快,去针后症状消失大半,第 2 次治疗后则症状完全消失,一切如常。

按语:小肠居于小腹之内,为受盛和化物之腑,下连大肠和膀胱,与肾同司二便;又小肠后系腰脊,下系睾丸。因此,小肠病变时,出现腰痛连及小腹,并有睾丸下坠、小便淋涩等症。

张水生[①]曾报道 1 例患者腰骶部酸痛患者,针刺后溪时,引起腰骶部皮肤变化,提示了后溪与腰骶部的关系。

典型病例

陈某,男,53 岁,干部,门诊号:0037。1986 年 3 月 24 日诊。

患者体瘦、腰骶部痠痛偶发剧痛 6 年,时有尿便功能障碍。近日来,气温下降,又逢阴雨潮湿气候,其处濒临海滨,加之劳倦,腰骶部疼痛剧烈,难于转侧,遂到我院诊治。诊前经 X 线摄片提示:腰骶 4 隐性椎裂、骶椎腰化。临床体检,L_5、S_{1-4}椎旁压痛,尤在咳嗽、弯腰,震动时疼痛加剧,左右腿直腿抬高试验阳性。

按经络辨证取后溪(双)、承浆,仰卧位,平补平泻手法,留针 20 分钟,起针后,改俯卧位,欲用红外线照射理疗(未起动开关),暴露腰骶部,发现 L_5 至 S_4 椎棘突皮肤正中线有一条长约 12cm、宽为 4cm 深红色丘疹带,颜色深红明润、界限整齐、压之不退色。观察腰部、骶部、臀部皮肤,其颜色均为正常肤色。深红色丘疹带从"后溪"起针(留针未发觉)到丘疹带完全消失,约 4 分钟。其颜色由深红→鲜红→淡红→正常肤色转化,与此同时,患者自感腰骶部疼痛明显减轻,局部舒适灵活而无瘙痒感。此现象本人认为是经脉越经感传现象,速请针灸医师观察,证实是一种经络感传现象。

按语:手太阳小肠经主要循行于上肢外侧以及肩、颈和头面五官部,从肩部向下的内行通络主要属小肠和络心。《灵枢·经脉》中手太阳脉和小肠腑的融合,使得两者之间发生了密切联系。而另一方面,《黄帝内经》时期小肠腑的内涵不仅仅是指消化道的一部分,尤其具有对小腹和下焦部结构和功能的部分概括,故其募穴在关元(脐下三寸)、背俞穴在平第一骶后孔,也可见其位置之高低。虽

---

①张水生. 针刺"后溪穴"引起经络感传现象——腰骶部皮肤变异[J]. 新中医,1989(7):38.

然《灵枢·经脉》没有记载手太阳小肠经在腰骶部的循行路线，但《素问·厥论》有"手太阳厥逆，耳聋泣出，项不可以顾，腰不可以俯仰"（《素问·厥论》）、《灵枢·邪气藏府病形》有"小肠病者，小腹痛，腰脊控睾而痛"等病候记载。翁明[①]也基于《素问·厥论》"手太阳厥逆……腰不可以俯仰……治主病者"的记载，并联系手足太阳经经气流注，足太阳膀胱经经脉"挟背抵腰中"，运用天宗治疗急性腰扭伤、慢性腰肌劳损等疾患，收到较好疗效。本例患者出现"$L_5 \sim S_4$椎体棘突皮肤正中线"的"深红色丘疹带"，与病变部位有关，也与小肠腑气血输注于腰骶部的位置有关。故而暂时作为小肠腑病症罗列于此。

（二）手太阳内络心病症治验

心与小肠相表里，手太阳小肠经内络于心。因此，从手太阳小肠经可以诊治心脏的疾病。罗本华[②]针刺双侧后溪，配心俞、脾俞，治愈心脾阳虚之心悸患者。

临床研究[③]

王艳静在导师指导下，以心电图为客观指标，观察心之原神门、表里经小肠之原腕骨、非相关经大肠之原合谷和非经非穴点对冠心病患者心电图即刻效应的影响。临床120例冠心病患者，分别针刺神门、腕骨、合谷和非经非穴点，按就诊顺序随机分组，分别记录针刺前、针刺后即刻、针刺后15分钟、针刺后30分钟心电图各项指标的变化情况。结果发现，①神门组、腕骨组针刺前后比较均具有统计学意义（$P<0.05$，$P<0.01$）；两组在改善 T 波方面有显著性差异（$P<0.05$）。②合谷组针刺前后比较有显著性差异（$P<0.05$），与神门组、腕骨组比较有显著性差异（$P<0.05$）。③非经非穴点组针刺前后比较没有显著性差异（$P>0.05$），与神门组、腕骨组、合谷组比较有显著性差异（$P<0.05$）或极其显著性差异（$P<0.01$）。研究提示：①神门、腕骨都具有改善冠心病患者心肌供血的针刺效应，合谷对冠心病患者心肌供血有一定的调节作用；神门的效果优于腕骨，腕骨效果优于合谷；②非经非穴点对冠心病患者心肌供血没有调节作用。说明与心相关的经脉是手少阴心经和手太阳小肠经，并且腧穴有相对特异性。

（三）手太阳联系其他脏腑器官病症治验

（1）手太阳小肠经腧穴对面瘫的作用：尽管有"面口合谷收"的总结，但是，依据《黄帝内经》"足之阳明、手之太阳，筋急则口目为僻，皆急不能卒视"（《灵枢·

①翁明. 天宗穴临床运用举隅[J]. 四川中医，2000(1)：55-56.

②罗本华. 后溪穴补阳经验举隅[J]. 浙江中医杂志，2002(7)：302.

③王艳静. 针刺心、小肠和大肠之原对冠心病患者心电图即刻效应的对比观察. 山东中医药大学硕士学位论文，2008：1.

经筋》),《诸病源候论》"风邪入于足阳明、手太阳之经,遇寒则筋急引颊,故使口歪僻"(《诸病源候论·风口歪候》)的记载和提示,面瘫发生也可能与手太阳小肠经经脉变化有关。

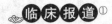 **临床报道**[①]

陆瑾在临床上发现了手太阳小肠经腧穴对于面瘫的特定作用,并进一步进行临床观察。针刺常用穴位配合手太阳小肠经原穴腕骨治疗周围性面瘫40例,并与针刺常用穴位组40例比较。结果:治疗组痊愈率较对照组明显提高($P<0.05$),据此认为腕骨对周围性面瘫具有一定治疗作用。在临床观察中,陆瑾还发现,针刺手太阳小肠经腕骨,对面瘫引起的溢泪症有明显疗效,治疗中多例患者仅针刺腕骨1次即不再有溢泪现象,治疗组病程在半月之内的患者未见遗留睑闭合不全,仅少数体弱多病者因病程拖延,遗留轻度的溢泪症。

按语:依据《黄帝内经》记载,手太阳小肠经"循颈,上颊,至目锐眦……别颊,上䪼,抵鼻,至目内眦"(《灵枢·经脉》);手太阳经筋"直者,出耳上,下结于颔,上属目外眦"(《灵枢·经筋》);另外手足太阳经经脉在目内眦交会,完成经气流注。由此可以理解,手太阳小肠经腧穴对面部疾病及其眼部症状具有特异性治疗作用。

(2)从手太阳小肠经治疗耳部疾病:按照《黄帝内经》记载,手太阳经脉"其支者,从缺盆,循颈,上颊,至目锐眦,却入耳中……是主液所生病者,耳聋"(《灵枢·经脉》),手太阳经筋"结于耳后完骨;其支者,入耳中;直者,出耳上……其病……应耳中鸣"(《灵枢·经筋》),因此,手太阳小肠经与耳的联系是非常密切的。

除了经典文献的记载,还需要得到来自临床的证据。程凯等[②]通过对手太阳小肠经不同部位腧穴的针刺,观察听性脑干反应是否具有特异性,由此来判断手太阳小肠经腧穴对耳的特异性作用。首先用庆大霉素注射豚鼠造成听神经损伤模型,选听宫、肩贞、后溪3个穴位进行对比研究,观察对听性脑干反应的影响。结果发现:耳周局部穴位听宫对听性脑干反应的影响明显强于其他穴位,后溪和肩贞作用不明显,而后溪略强于肩贞。由此推测,并不是小肠经上的所有腧穴都与耳具有明显的相关性,只是局部穴位有这样的特点。

(3)天宗治疗乳腺疾病:手太阳小肠经循行线与肩背部关系密切,其中天宗即是此处的代表性腧穴之一。另外,手太阳小肠经"下膈,抵胃,属小肠"(《灵

①陆瑾.浅谈腕骨穴对周围性面瘫的治疗功效——附40例临床分析[J].针灸临床杂志,1999(7):54-55.

②程凯,耿恩广.针刺小肠经不同腧穴对听性脑干反应影响的特异性研究[J].北京中医药大学学报,2003(2):79-80.

枢·经脉》)，与胃腑、足阳明脉相通。足阳明胃经经脉"从缺盆，下乳内廉"（《灵枢·经脉》），而天宗与乳房前后相对相应，故它有通乳消肿散结的作用，能治疗乳房疾患，如乳少、急性乳腺炎、乳腺小叶增生等。

翁明[1]以双天宗为主，配合膻中治疗乳腺疾病。天宗用电针，膻中针尖向患乳方向平刺，以胀麻感传到乳房为宜，如双乳均有病变，则膻中可用两针交叉平刺向双乳方向。每天 1 次，10 次为 1 疗程。对于乳少者，1 周有效。急性乳腺炎患者可针刺后在双天宗拔罐，一般 1 疗程可愈。对于乳腺小叶增生患者可隔日 1 次，10 次为 1 疗程，月经期间停止针刺，2～3 个疗程可见肿块缩小或消失。

典型病例

罗某，女，31 岁。1995 年 3 月 11 日初诊。

主诉：双乳疼痛 4 月余。4 月前无明显诱因出现双乳房疼痛，并有数个肿块，服中西药效果欠佳，故来针灸治疗。查双乳房有肿块数个，压之疼痛。钼靶照片示为乳腺增生。以上法治疗 16 次后乳房肿块消失，复查钼靶照片正常。

按语：乳腺位于前胸壁，又通过足阳明胃经、足厥阴肝经等经脉与五脏六腑发生联系。乳腺疾病可以是五脏六腑异常在局部的表现，从手太阳小肠经，尤其是背部天宗诊治，有很好的临床价值。许多乳腺病患者，可以在天宗发现阳性反应点，针对性的治疗，有较好的特异性疗效。

(四)手太阳外循肢节病症治要与验证

(1)天宗治疗太阳表证：手太阳小肠经与足太阳膀胱经经气在目内眦交接流注，同为太阳经脉。在六经辨证中，太阳主表，为一身之藩篱。外感病首犯太阳，内邪形诸于外也可以出现体表证候，此时当从太阳经脉诊治，如外感风寒、风热和暑湿等；或者内湿蕴郁肌表，出现瘾疹等疾病。翁明[2]运用手太阳小肠经天宗，发挥疏风解表作用，治疗外感疾病；发挥祛风除湿的作用，治疗湿疹、风疹。

典型病例（风热感冒）

王某，男，25 岁。初诊日期：1993 年 6 月 4 日。

主诉：发热 2 天。2 天前因劳累后，出现发热，咽喉疼痛，出汗。自购强力银翘片服后效果不佳，前来我科求治。现症：发热，咽喉疼痛，口干渴，舌红苔薄白，脉浮数。体温 38.1℃，咽部充血。

诊断：风热感冒。

---

①翁明. 天宗穴临床运用举隅[J]. 四川中医，2000(1)：55-56.
②翁明. 天宗穴临床运用举隅[J]. 四川中医，2000(1)：55-56.

取双侧天宗,先用三棱针在双天宗上点刺 3 下,然后拔罐,留罐 10 分钟,以出血 5ml 左右为好,施治 1 次患者即自诉发热消除,咽痛减轻,查体温 37.6℃。

典型病例(风疹)

陈某,男,18 岁。1996 年 4 月 11 日初诊。

主诉:全身瘙痒 2 天。2 天前患者无明显诱因出现全身瘙痒,手足及背部有数个疹块,服息斯敏后瘙痒不减。查手足及背部有红色疹块,伴有指甲瘙痒痕迹,有的皮肤已搔破出血。

诊断:风疹。

在双天宗上点刺拔罐,出血约 10ml,治疗后瘙痒当即减轻;第 2 次复诊时疹块缩小,有轻微瘙痒,共治疗 3 次痊愈。

按语:天宗属手太阳小肠经腧穴,手太阳经主表,故天宗能治疗表证,包括外感六淫之邪的外感病,或内邪外出蕴郁肌表的病症。

(2)肩背部疼痛:肩背部痛是临床常见病症,其与脏腑经络功能失调密切相关。其中,尤其与手太阳小肠经有密切关系。根据经络理论,手太阳小肠经脉"出肩解,绕肩胛,交肩上……是动则病……肩似拔,臑似折。是主液所生病者……颈、颔、肩、臑、肘、臂外后廉痛"(《灵枢·经脉》)。指出了手太阳小肠经脉与肩的关系。回溯到简帛医书时代,可以知道,手太阳小肠经脉实由"肩脉"演化而来——"肩脉:起于耳后,下肩,出臑外廉,出□□□,乘手背。是动则病:嗌痛,颔肿,不可以顾,肩似脱,臑似折。是肩脉主治其所产病:颔痛,喉痹,臂痛,肘痛,为四病"(《阴阳十一脉灸经》)。因此,临床诊治肩背部疼痛,首先从手太阳小肠经入手。

典型病例①

陈某,女,39 岁。1993 年 10 月 15 日就诊。

昨日清晨起床后即感左侧肩背疼痛,上肢不能正常抬举,梳洗困难,颈项强痛,转动不利,头胀痛。曾到某院针灸科行局部按摩、针灸、火罐治疗,疼痛未减。查见体形胖,左侧肩胛区触痛,尤以左肩贞、曲垣压痛明显,同侧颈部肌紧张,舌质淡红、舌苔薄白,脉弦紧。证属寒湿阻滞,手太阳经病症。治疗以行气活血,散寒除湿,通利太阳。操作方法:揉、搓、滚、擦患侧肩胛及颈部至局部有发热感,继而点按少泽、肩贞,最后拍击肩颈部。点按穴位时,患者自述有触电感从少泽向肩部跳跃而行,继而放散至整个肩胛及颈部。治疗过程大约 1 小时,治疗结束后

---

①林红. 经络证治验案举隅[J]. 四川中医,1995(1):53.

肩背及头颈痛消失,上肢抬举如常,头颈活动自如。数日后随访,疼痛未复发。

按语:肩背疼痛,往往伴有颈项部拘急不舒等,故《黄帝内经》在手太阳小肠经经脉和经筋循行中都有"循颈"的表述,提示了手太阳经的"肩背痛"与颈椎的关系。本案患者虽有自述肩背疼痛,但以肩胛区为主,且痛引颈强,当属手太阳小肠经外络肢节部分的病症,治疗时以手太阳经脉循行分布区域为主,运用推拿按摩手法,注重点按该经起穴少泽和局部肩贞等,以激发经气、疏通经络。经络疏通,气血流畅,寒湿自散,病获痊愈。

而肩背部疼痛,还与局部肩周炎、冈上肌腱炎、背脊筋膜炎等有关,临床还需要关注手太阳小肠经在肩背的肩贞、臑俞、天宗、秉风、曲垣、肩外俞与肩中俞等腧穴。

(3)从手太阳小肠经诊治颈肩臂综合征:颈肩臂综合征是指颈椎间盘退行性变及颈椎骨质增生,刺激或压迫了邻近的脊髓、神经根、血管及交感神经使其产生损伤、无菌性炎症、修复后反应等,并由此产生颈、肩、上肢一系列表现的疾病,臂丛牵拉试验阳性、椎孔挤压试验阳性,压顶试验阳性。颈肩臂综合征类似于手太阳经脉"是动病"和"经筋病"。《灵枢·经脉》记载"手太阳之脉……是动则病:颔肿不可以顾,肩似拔,臑似折",《灵枢·经筋》记载"手太阳经筋……其病:手小指支,肘内锐骨后廉痛,循臂阴,入腋下,腋下痛,腋后廉痛,绕肩胛引颈而痛"。上述一系列的证候,见于由颈椎病引起的颈肩臂综合征。因此,临床上要重视从手太阳小肠经诊治颈肩臂综合征。

依据传统手太阳小肠经理论,展敏[1]将之命名为"小肠经之臂厥证",并定义为一侧颈肩上肢反复发作的疼痛、麻木、仰头、咳嗽时症状加重,手指麻木,活动不灵等一系列症状的综合征。同时制定了治疗方案:

取穴:颈臂(胸锁乳突肌后缘,上 2/3 与下 1/3 交点处)、极泉、养老 3 穴。

操作:颈臂直刺 1~1.5 寸,要求有触电样感觉放射至手指,不留针;极泉直刺 1.5~2 寸,有触电样感觉放射至手指,不留针;养老向上斜刺 0.8~1 寸,留针30 分钟。每日 1 次,10 次 1 疗程。

展敏的经验,得到了董庆民等[2]的临床进一步验证,临床治疗 32 例,收到满意疗效。

◎典◎型◎病◎例

女,45 岁,于 2008 年 12 月 27 日求诊。

长期从事缝纫工作,近年来经常出现颈肩酸痛,严重时连及上臂及肘部,

---

①展敏.针灸治疗小肠经之"臂厥"证[J].环球中医药,2008(5):26-27.
②董庆民,王萍.从小肠经论治颈肩综合征临床体会[J].山东中医药大学学报,2009(3):234.

伴有麻木不适感,晨起常感僵硬不舒。诊断为颈肩综合征。近日因工作劳累,晨起顿感颈肩疼痛剧烈,不能转侧,工作无法坚持,遂来求治。时见患者痛苦面容,颈肩部疼痛为甚,连及上臂及前臂,转头抬手疼痛加重,舌红苔黄,脉弦紧。

按颈肩综合征诊治。即取颈臂、极泉、养老3穴,用上法针刺1次,针毕即感疼痛明显减轻,可以轻微转头抬臂。嘱患者每次治疗后适当配合颈肩部和上肢的活动。连续治疗5次,疼痛大减,已不影响工作和睡眠。继续治疗3次,症状基本消失,除晨起局部稍有僵硬不舒外,已无其他不适。至今未见复发。

按语:颈肩臂综合征直接提示了颈部、肩部和上肢部出现疼痛、麻木等一系列症状之间的相关性,且与颈椎退行性改变有关。中医病机认识,还需要注意体虚为本(气血不足、或肝肾阴亏)、也要重视局部经络不通为标(风寒湿邪乘虚而入,局部经脉不通,气血瘀滞)的特点。而从手太阳小肠经论治,则符合标本兼治。

四、手太阳小肠经理论的古代临床应用

(1)《黄帝内经》对小肠和小肠经病候的认识和记载:《黄帝内经》中对小肠腑和小肠经的病症记载,有丰富的内容。如:

"膀胱移热于小肠,鬲肠不便,上为口糜"(《素问·气厥论》)。

"小肠咳状,咳而失气,气与咳俱失"(《素问·咳论》)。

"寒气客于小肠,小肠不得成聚,故后泄、腹痛矣。热气留于小肠,肠中痛……故痛而闭不通矣"(《素问·举痛论》)。

"手太阳厥逆,耳聋泣出,项不可以顾,腰不可以俯仰"(《素问·厥论》)。

"小肠病者,小腹痛,腰脊控睾而痛,时窘之后,当耳前热;若寒甚,若独肩上热甚,及手小指次指之间热,若脉陷者,此其候也"(《灵枢·邪气藏府病形》)。

"小肠手太阳之脉……是动则病,嗌痛、颔肿,不可以顾,肩似拔,臑似折。是主液所生病者,耳聋、目黄、颊肿,颈颔肩臑肘臂外后廉痛……手太阳之别……实则节弛肘废,虚则生胧,小者如指痂疥"(《灵枢·经脉》)。

"小腹控睾、引腰脊,上冲心"(《灵枢·四时气》)。

"小肠胀者,少腹䐜胀,引腰而痛"(《灵枢·胀论》)等。

(2)《丹溪心法》列举手太阳小肠经见证:"手太阳小肠经见证"有:"面白,耳前热,苦寒,颊颔肿不可转。腰似折,肩臑肘臂,外后廉肿痛。臑臂内前廉痛"(《丹溪心法·十二经见证》)。

（3）《外科正宗》将"肠痈"列为小肠病症："夫肠痈者,皆湿热、瘀血流入小肠而成也……一男子小腹胀痛,里急后重,时时下脓,医作痢疾治之愈重,诊之脉芤而数,此小肠痈也。薏苡仁汤一服,下脓升许,随不坠重,更以牡丹皮散六服而安"（《外科正宗·卷三·肠痈论》）。

（4）《证治准绳》有从小肠经治"背胛痛"的记载："丹溪治一男子,忽患背胛缝有一线疼起,上跨肩至胸前、侧胁而止,其痛昼夜不息,不可忍。其脉弦而数,重取豁大,左大于右。夫胛,小肠经也;胸胁,胆经也。此必思虑伤心,心脏未病而腑先病,故痛从背胛起,及虑不能决,又归之胆,故痛至胸胁而止。乃小肠火乘胆木,子来乘母,是为实邪。询之果因谋事不遂而病。以人参四钱,木通二钱,煎汤下龙荟丸,数服而愈"（《证治准绳·杂病·肩背痛》）。

五、手太阳小肠经的现代临床见证

（1）手太阳小肠经主要穴位的局部解剖学研究:赵志远等[①]对手太阳小肠经主要穴位的局部解剖进行了研究。在五具男性成人尸体上,以针刺入穴点,用层次解剖法调查了两侧手太阳小肠经的少泽、前谷、后溪、腕骨、阳谷、小海六个主要穴位周围浅筋膜内及深筋膜下的浅深神经的局部位置以及其分布状态。将"穴区"以穴点为中心,并以 1mm、5mm 和 10mm 为半径形成三个同心环,由内向外划分为三个分区,分别为第一区、第二区和第三区。共观察了 60 例的神经分布与穴位的局部解剖位置关系。观察结果分别如下:

少泽:除由尺神经的指掌侧固有神经分布外,有的则由尺神经的指背神经分布,且多数是由此二神经二重神经分布。

前谷:除由尺神经指背神经分布外,还有 2 例尚有尺神经指掌侧固有神经二重神经分布。

后溪:由尺神经指背神经分布。

腕骨:主要由尺神经指背总神经或尺神经指背神经所分布,有 1 例则由此二神经支二重神经分布。

阳谷:由尺神经手背支所分布。

小海:由前臂内侧皮神经或臂内侧皮神经分布。

分布于小肠经主要穴位的神经,为尺神经支和臂内侧皮神经及前臂内侧皮神经。尺神经含第 7、8 颈神经和第 1 胸神经的纤维,臂内侧皮神经和前臂内侧皮神经含第 8 和第 1 胸神经的纤维。在脊髓内乃属相同节段的神经元。小肠经主要各穴除小海外,都分布在尺神经同一个神经干的分支区域内,且分布于小海的臂内侧皮神经及前臂内侧皮神经,其中枢乃在脊髓相同节段内,且互相交错在

---

①赵志远,胡佩儒.手太阳小肠经主要穴位的局部解剖研究[J].锦州医学院学报,1980(2):25-32.

一起。小肠经主要各穴乃是沿尺神经、臂内侧皮神经和前臂内侧皮神经循行的，即本经各穴是在同一个神经干分支区域内，并在脊髓内是属于相同脊髓节段的。因此，它启示我们，"穴区"内的浅神经可能是构成经络实质的形态学的物质基础的一个组成部分。

（2）电针手太阳小肠经腧穴对心肌缺血影响的实验研究：手太阳小肠经和手少阴心经互为表里，都有络属心脏的联系，对于心脏疾病有一定的诊治作用。周美启等[1][2][3][4]复制大鼠急性心肌缺血模型，分别从心电图、心肌酶学、心率变异性、分子生物学等角度，观察电针刺激手太阳小肠经"养老-支正"段对于急性心肌缺血大鼠心功能的影响，发现手太阳小肠经腧穴与手少阴心经腧穴（"神门-通里"段）一样，对心脏有很好的保护作用。并且认为下丘脑差异表达基因，特别是Trh 和 Crh 基因，可能参与了电针手太阳小肠经对急性心肌缺血的保护作用。其中，促进自主神经系统动态平衡的恢复及明显提高交感神经系统兴奋性，是主要机制之一。

第七节　足太阳膀胱经理论的临床应用

一、足太阳膀胱经理论概述

足太阳膀胱经，在《灵枢·经脉》之前的简帛医书中称为"足泰阳脉"（《足臂十一脉灸经》）或"足巨阳之脉"（《阴阳十一脉灸经》）。位列于十一脉之首，并以肢体末端向头侧为序描述循行分布。《灵枢·经脉》中，为了构建人体气血如环无端的流注模式，十二经脉首尾相接为序。其中，足太阳经脉，前承手太阳经脉、后续足少阴肾经。在目内眦，与手太阳小肠经相交接；在足小趾，与足少阴肾经相交接。

（一）足太阳之脉循行部位与病候

膀胱足太阳之脉，起于目内眦，上额，交巅；其支者，从巅至耳上角；其直者，从巅入络脑，还出别下项，循肩髆内，挟脊抵腰中，入循膂，络肾，属膀胱；其支者，从腰中，下挟脊，贯臀，入

①周美启,周逸平,汪克明,等.电针心经、小肠经对心肌缺血损伤大鼠心电图和心肌酶学的影响[J].中医药临床杂志,2005(6):572-573.
②江克明,周逸平,周美启,等.电针心经、小肠经对急性心肌缺血大鼠心功能的影响[J].安徽中医学院学报,2003(4):24-25.
③周美启,周逸平,汪克明,等.电针心经、小肠经干预心肌缺血作用及机制探讨[J].中国中医急症,2004(1):37-39.
④周美启,周逸平,汪克明,等.针刺心经、小肠经干预急性心肌缺血下丘脑基因表达[J].安徽中医学院学报,2007(2):18-21.

腘中；其支者，从髀内左右别下，贯胛，挟脊内，过髀枢，循髀外后廉，下合腘中。以下贯腨内，出外踝之后，循京骨，至小指外侧。

是动则病：冲头痛，目似脱，项如拔，脊痛，腰似折，髀不可以曲，腘如结，腨如裂，是为踝厥。是主筋所生病者：痔，疟，狂，癫疾，头囟项痛，目黄，泪出，鼽衄，项、背、腰、尻、腘、腨、脚皆痛，小指不用。(《灵枢·经脉》)

(二)足太阳之别(络脉)循行部位与病候

足太阳之别，名曰飞扬。去踝七寸，别走少阴。

实则鼽窒，头背痛；虚则鼽衄。取之所别也。(《灵枢·经脉》)

(三)足太阳之正(经别)循行部位与联系

足太阳之正，别入于腘中，其一道下尻五寸，别入于肛，属于膀胱，散之肾，循膂，当心入散；直者，从膂上出于项，复属于太阳。(《灵枢·经别》)

(四)足太阳经筋循行部位与病候

足太阳之筋，起于足小指，上给于踝；邪上结于膝；其下循足外踝，结于踵，上循跟，结于腘；其别者，结于腨外，上腘中内廉，与腘中并上结于臀；上挟脊上项；其支者，别入结于舌本；其直者，结于枕骨，上头下颜，结于鼻；其支者，为目上纲，下结于頄；其支者，从腋后外廉，结于肩髃；其支者，入腋下，上出缺盆，上结于完骨；其支者，出缺盆，邪上出于頄。

其病：小指支，跟肿痛，腘挛，脊反折，项筋急，肩不举，腋支，缺盆中纽痛，不可左右摇。治在燔针劫刺，以知为数，以痛为输。(《灵枢·经筋》)

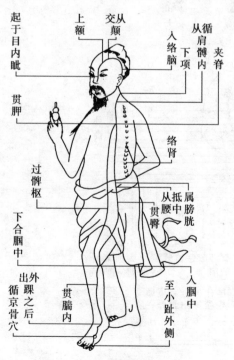

图 2-25 足太阳膀胱经循行图

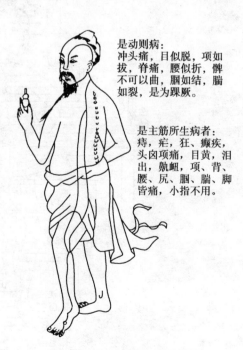

是动则病：冲头痛，目似脱，项如拔，脊痛，腰似折，髀不可以曲，腘如结，腨如裂，是为踝厥。

是主筋所生病者：痔，疟，狂，癫疾，头囟项痛，目黄，泪出，鼽衄，项、背、腰、尻、腘、腨、脚皆痛，小指不用。

图 2-26 足太阳膀胱经病候图

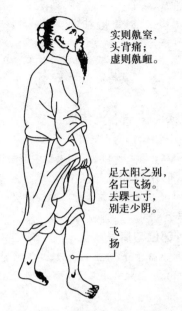

实则鼽窒，
头背痛；
虚则鼽衄。

足太阳之别，
名曰飞扬。
去踝七寸，
别走少阴。

飞扬

图 2-27　足太阳络脉循行与病候图

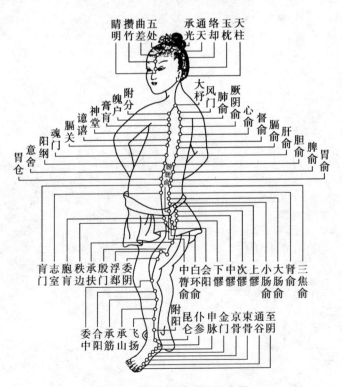

图 2-28　足太阳膀胱经经穴图

二、足太阳膀胱经理论衍义

(一)归于足太阳膀胱经腧穴举要

归于足太阳膀胱经的腧穴,有一个逐步增加的过程。

《黄帝内经》有"膀胱,出于至阴……为井金;溜于通谷……为荥;注于束骨……为腧;过于京骨……为原;行于昆仑……为经;入于委中……为合……足太阳也"(《灵枢·本输》)的记载。《灵枢·本输》归经的 6 个腧穴,即是 5 个五输穴和 1 个原穴。《素问·气府论》则有"足太阳脉气所发者七十八穴:两眉头各一,入发至项,三寸半,傍五,相去三寸,其浮气在皮中者凡五行,行五,五五二十五,项中大筋两傍各一,风府两傍各一,侠背以下至尻尾二十一节,十五间各一,五藏之俞各五,六府之俞各六,委中以下至足小指傍各六俞"的记载,其中"委中以下至足小指傍各六俞"与《灵枢·本输》的记载吻合。

《铜人针灸腧穴图经》则有足太阳膀胱经 63 穴,"左右凡 126 穴"的记载。元代《十四经发挥》的记载与《铜人针灸腧穴图经》同。明末杨继洲《针灸大成》增加"眉冲"、"督俞"、"气海俞"、"关元俞"4 穴,故有足太阳膀胱经 67 穴。现在为 67穴,左右 134 穴。

表 10　足太阳膀胱经腧穴主治提要表

穴名	部位	主治	
		本经及脏腑重点病症	特殊或全身病症
睛明	内眦	目疾	
攒竹	眉头	头痛,眉棱骨痛,目赤痛	
眉冲	前头	头痛眩晕	
曲差	前头	前顶痛,鼻塞,鼻衄	
五处	前头	头痛,目眩	癫痫
承光	前头	头痛,鼻塞	
通天	前头	头痛,眩晕,鼻塞,鼻衄	
络却	后头	头眩,耳鸣	癫狂
玉枕	后头	头痛,目痛,鼻塞	
天柱	项	头痛,鼻塞,项强	
以上头项部穴:主治头、项、目上、鼻疾患、神志病			
大杼	背	咳嗽发热,项强,肩胛酸痛	
风门	背	伤风咳嗽,项强,腰背痛	
肺俞	背	吐血,气喘,咳嗽,骨蒸	

穴名	部位	主治	
		本经及脏腑重点病症	特殊或全身病症
厥阴俞	背	咳嗽,心痛	
心俞	背	咳嗽,吐血	惊悸健忘,癫痫
督俞	背	心痛	
膈俞	背	咳嗽,吐血,呕吐	
以上第1～7椎侧第一行穴:主治胸、肺疾患			
肝俞	背	吐血,胁痛,目眩	癫狂
胆俞	背	胸胁痛,肺痨	黄疸
脾俞	背	腹胀,泻痢	水肿,黄疸,脾虚
胃俞	背	胃脘痛,肠鸣,呕吐	胃虚
三焦俞	腰	肠鸣,腹胀,呕吐,腰背强痛	水肿
以上第9～13椎侧第一行穴:治胃、肠疾患为主,胸、肺疾患次之			
肾俞	腰	遗精,月经不调,腰疼,阳痿	水肿,耳鸣,耳聋
气海俞	腰	腰痛	
大肠俞	腰	肠鸣,泄泻,腹痛,便秘,腰痛	
关元俞	臀	泄泻,腰痛	
小肠俞	臀	小腹胀痛,遗溺,痢疾	
膀胱俞	臀	遗溺,腰脊强痛	
中膂俞	臀	痢疾,腰脊强痛	
白环俞	臀	遗精,月经不调,白带,腰髋痛	
上髎	荐	带下,小便不利,阴挺,腰痛	
次髎	荐	月经不调,带下,腰痛	下肢痿痹
中髎	荐	月经不调,带下,小便不利,腰痛	
下髎	荐	小便不利	
会阳	臀	带下,痔疮	
以上第14椎侧至臀部侧第一行穴:主治肠及生育、小溲病			
承扶	大腿	腰骶臀股部痛	
殷门	大腿	腰脊大腿部痛	
浮郄	大腿	臀股麻木	
委阳	膝腘	腿足拘挛疼痛	

穴名	部位	主 治	
		本经及脏腑重点病症	特殊或全身病症
委中	膝腘	吐泻,腹痛,腰痛	下肢痿痹
以上腘以上穴:主治局部疾患及肠疾患			
附分	背	肩背拘急,项强	
魄户	背	肺痨,咳嗽,项强,肩背痛	
膏肓俞	背	肺痨,盗汗,咳嗽,吐血	健忘,遗精
神堂	背	气喘,咳嗽,背脊强急	
谚语	背	咳嗽,肩背痛	
膈关	背	饮食不下,呕吐,嗳气	
以上第1~7椎侧第二行穴:主治胸、肺疾患			
魂门	背	呕吐,背痛	
阳纲	背	肠鸣腹痛,泄泻	黄疸
意舍	背	腹胀,呕吐	
胃仓	腰	腹胀,胃脘痛,背脊痛	
肓门	腰	上腹痛,便秘	
以上第9~13椎侧第二行穴:主治胃、肠疾患			
志室	腰	遗精,小便不利,腰脊强痛	
胞肓	臀	腰脊痛	
秩边	臀	痔疾,腰骶痛	下肢痿痹
以上第14~21椎侧第二行穴:主治肠及生育、小溲疾患			
合阳	小腿	腰脊痛	
承筋	小腿	痔疾,腰背拘急	
承山	小腿	痔疾,转筋,腰痛	
飞扬	小腿	头痛,目眩,腰痛,腿软无力	
附阳	小腿	头痛,腰骶痛,外踝红肿	瘫痪
昆仑	踝关节	头痛,项强,目眩,肩背拘急,腰痛	
仆参	足	足跟痛	
申脉	足	头痛,眩晕,腰腿酸痛	痫病
金门	足	外踝痛	癫痫
京骨	足	头痛,项强,腰腿痛	癫痫

续表

穴名	部位	主治	
		本经及脏腑重点病症	特殊或全身病症
束骨	足	头痛,项强,目眩,腰背下肢后侧痛	癫狂
通谷	足	头痛,顶痛,目眩	癫痫
至阴	趾端	头痛,目痛	难产
以上腘以下穴:主治头、项、目、背、腰病,肠痔,神志,下肢后侧疾患			

(二)归足太阳膀胱经药物举要

依据高学敏主编《中药学》,归入足太阳膀胱经的药物主要有:

麻黄、桂枝、防风、羌活、藁本、蔓荆子、浮萍、黄柏、苦参、白鲜皮、穿心莲、独活、威灵仙、防己、猪苓、泽泻、玉米须、蝼蛄、滑石、木通、萹蓄、地肤子、海金沙、石韦、冬葵子、金钱草、椒目、荜澄茄、川楝子、乌药、鸡内金、白茅根、益母草、葶苈子、琥珀、地龙、金樱子等。

(三)与足太阳膀胱经联系的组织器官

足太阳膀胱经主要循行分布于下肢、躯干和头的背侧,内属于膀胱络于肾,与眼睛、头颅、肛门以及五脏六腑都有联系。

三、足太阳膀胱经病症治要与验证

(一)足太阳内属膀胱腑病症治验

膀胱是六腑之一,与肾脏相合,为津液之府,其气象天而属阳,泻而不藏。《素问·灵兰秘典论》有"膀胱者,州都之官,津液藏焉,气化则能出矣"的记载,阐释了膀胱储尿和排尿的生理功能。《素问·五藏别论》将其与胆、胃、大肠、小肠、三焦共称为"传化之府"。津液赖"气化则能出",是膀胱腑的主要功能特点。因此,膀胱腑的主要病候表现为排尿异常:小便点滴不出或不畅(即"闭"或"癃"),或者小便不约(即"遗溺"),此外还有尿血等。膀胱腑仅从尿液的产生与排泄而言,至少可以涉及解剖学上的肾脏、肾盂、输尿管、膀胱、尿道等部位的一些功能。

值得关注的是,《灵枢·邪气藏府病形》记载有膀胱病变主要为排尿异常,如"膀胱病者,小腹偏肿而痛,以手按之,即欲小便而不得。肩上热,若脉陷,及足小指外廉及胫踝后皆热,若脉陷,取委中央"。但是,《灵枢·经脉》虽然将足太阳脉与膀胱腑相融合,而有"膀胱足太阳之脉……挟脊抵腰中,入循膂,络肾,属膀胱",但是在病候中,却没有出现上述小便异常的病症。当代医家在临床实践中,还是应用足太阳经腧穴治疗膀胱腑的相关病症。

(1)针刺至阴治疗前列腺增生:前列腺增生是中老年男子体内性激素代谢紊乱的结果。前列腺增生可以导致两类主要症状,即膀胱刺激症状,如尿频、尿急、夜尿增多及急迫性尿失禁等;和因增生的前列腺阻塞尿路产生的梗阻性症状,如排尿无力、尿线变细和尿滴沥等。此外,还有血尿,严重者可以出现急性尿潴留。前列腺增生症是老年男性的常见病,60 岁以上的男性约 50%患此病。本病的临床表现为排尿困难和尿潴留,故属于祖国医学的"癃闭"范畴。本病多由老年肾气虚惫,命门火衰,不能鼓舞膀胱气化或因中焦湿热移注膀胱,阻遏膀胱气化而致病。从经络辨证来分析,该病的病变部位多在肾与膀胱两经,所以取穴以肾与膀胱两经的穴位为主。从"病在脏者取之井"的观点出发,可以选择膀胱经的井穴至阴进行治疗。

临床报道

饶芳[①]运用点刺至阴的方法临床观察前列腺增生 20 例。取内至阴(位于足小趾甲内侧后角去甲一分许)、至阴。常规消毒后,用三棱针点刺放血 20 滴左右。每日 1 次,左右交替,10 次为 1 疗程,每个疗程间隔 5 天。针刺过程中,停用一切药物及其他治疗。治疗 2 个疗程统计疗效。观察组患者全部有效,平均起效时间为 2 次治疗。

典型病例

陶某,68 岁,退休干部,自诉 3 年多来腰骶部经常疼痛,夜尿达 7~8 次之多,尿后淋沥不尽。1997 年 4 月 B 超检查示:前列腺增生肥大。近日来,因出现尿频、尿急、尿道刺痛等现象,而来我院进一步检查治疗。尿检:红细胞(+),白细胞(++)。肛检示前列腺增生。诊断为老年性前列腺增生肥大合并感染。以上述方法治疗,当天尿道刺痛即缓解,3 次后尿频好转,夜尿次数明显减少,10 次后症状消失。尿检无异常,肛诊前列腺肿大明显好转,达临床治愈。随访 1 年未见病症复发。

按语:前列腺增生压迫后尿道膀胱颈导致排尿障碍的主要原因,本案患者还伴有尿道感染,当为膀胱气化不利,选用足太阳膀胱经井穴放血治疗,有利于清利湿热、促进膀胱气化和疏通水道,故而获得满意疗效。

(2)从委中治疗术后尿潴留:"尿潴留"在中医学中属于"癃闭"范畴:"闭者小便不通,癃者小便不利"(《类证治裁·闭癃遗溺》)。当代临床,由于手术或生产等因素,可以导致膀胱气化不利,出现术后尿潴留或产后尿潴留。针灸临床,运用针灸常常可以获得很好的疗效,选穴又从足太阴脾经三阴交、阴陵泉,或者足厥阴肝经蠡沟、曲泉,更多临床医生会选择足太阳膀胱经腧穴,如至阴、委中、委

---

①饶芳. 点刺至阴穴治疗前列腺增生 20 例[J]. 中国针灸,2000(9):572.

阳等。

胡彩虹等[1]独取委中治疗剖腹产术后尿潴留,观察 100 例。患者为剖腹产术后尿潴留,即拔除导尿管 6～8 小时后膀胱有尿而不能正常排出。100 例患者均为产科住院剖腹产的患者,其中初产妇 72 例,经产妇 28 例;年龄最小 22 岁,最大 43 岁;病程最短 0.5 天,最长 3 天。所有患者均表现为下腹胀,小便不能自动排出,经水声诱导及按摩膀胱等措施无效或仅点滴而出。治疗取双侧委中,直刺 0.5～1 寸,得气后同时在双侧委中施提插捻转补法,行针 1.5 分钟后留针 30 分钟。每天治疗 1 次,3～5 次为 1 个疗程。结果治疗 1 次后,自行排尿者 66 例;治疗 2 次后,自行排尿者 15 例;治疗 3 次后,自行排尿者 9 例;治疗 4 次及以上无效者 10 例。总有效率为 90.0%。

典型病例

患某,女,30 岁,2005 年 9 月 10 日初诊。剖腹产下 1 男婴,因产后不能排尿,给予留置导尿 4 天,拔掉导尿管后,产妇感觉腹胀、尿急,排不出小便,经热敷,温水坐浴,听流水声,诱导排尿后,解出少许尿液,以后每次排出少量尿液,无明显排尿感,下腹部胀痛,呈持续性,腹部张力大,压痛明显,子宫未扪及。诊断为剖腹产术后尿潴留。遂来我科治疗,针刺双侧委中,施提插捻转补法,治疗 3 次后即可自行排尿。

按语:《素问·宣明五气》有"膀胱不利为癃"的记载,中医将排尿障碍责之于膀胱腑气不利。

剖腹产术后可导致膀胱气化不利,下焦功能失调。取用膀胱腑的下合穴和足太阳膀胱经的合穴委中,可以迅速达到清利膀胱气机、疏通水道而恢复正常排尿。如果产妇体质虚弱,可以辅助足三里以取得更好疗效。

现代临床医学认为,导致尿潴留的原因有阻塞性和非阻塞性两类。前者可因前列腺肥大、尿道狭窄、膀胱或尿道结石、肿瘤等疾病,阻塞了膀胱颈或尿道而发生;后者即膀胱和尿道并无器质性病变,而由排尿功能障碍引起的,如脑肿瘤、脑外伤、脊髓肿瘤、脊髓损伤、周围神经疾病以及手术和麻醉等引起的尿潴留。术后和产后尿潴留,为临床常见。此外,肛门手术后容易发生尿潴留。这是由于在生理解剖上,肛门、直肠和膀胱是受同一组神经支配,当肛门手术后疼痛刺激或麻醉作用,同时也影响了支配神经的正常生理功能,从而发生了尿潴留。调整支配膀胱的神经功能,可能是针灸的治疗机制之一。

---

[1]胡彩虹,柳文丹,杨丽. 独取委中穴治疗剖腹产术后尿潴留 100 例[J]. 上海针灸杂志,2010(7):430.

(3)从膀胱经头部腧穴治疗中风后小便失禁：小便失禁或者遗尿,也与膀胱气化有关。膀胱失约则可以出现小便失禁或遗尿。小便失禁是中风偏瘫患者的常见伴随症状之一。排尿是由大脑高级中枢、脊髓低级中枢和膀胱壁本身的感觉神经末梢共同支配下的复杂神经反射活动。正常情况下,膀胱内尿量200ml时,会向大脑发放信号产生尿意。脑卒中发生时,大脑的高级排尿中枢可能受到波及,而脊髓以下的低位中枢完好,因此,排尿的反射活动仍然存在,只是由于中风偏瘫急性期患者有不同程度的意识障碍,对于膀胱胀满后的信号反应不够敏感,也即大脑的抑制过程减弱,即发生中风后的"小便失禁"。

临床报道①

时国臣等应用针刺通天透络却为主,配合艾灸关元治疗中风后小便失禁30例,取得了较好的疗效。30例患者均系住院患者,其中男20例,女10例;年龄最小者38岁,最大者82岁;病程均在2个月以内。全部患者均有不同程度偏瘫,其中脑出血8例,脑梗死22例;单纯偏瘫者12例,伴有语言障碍者14例,伴有精神症状者,表现为记忆力减退、表情淡漠、强哭强笑、违拗等共4例。患者每次小便时均无尿意感,或有尿意感而无法控制。治疗时,选用双侧通天透络却、关元;常规消毒后由通天向络却沿头皮刺入1～2寸,然后以每分钟200次左右的速度快速捻转3分钟,休息5分钟,如此重复3次后起针;然后毫针直刺关元1～2寸,使针感向前阴放射或局部胀麻,强刺激,留针10分钟后起针,再用艾灶灸关元5～7壮,每日1次,10日为1疗程。

按语：小便失禁是中风后常见症状之一。中医认为,小便不能控制即为遗溺。《黄帝内经》有"……并太阳之正,入络膀胱,约下焦,实则闭癃,虚则遗溺"的记载,遗溺多为肾气不足、膀胱失约而致。通天、络却为足太阳膀胱经穴,针之以使阳气旺盛,发挥气化收摄之功,与关元相互为用,能增强膀胱的气化功能,而达到明显的治疗作用。

(二)足太阳内络肾脏病症治验

足太阳膀胱经,"挟脊抵腰中,入循膂,络肾"(《灵枢·经脉》)。与肾的联系,提示足太阳膀胱经腧穴可以直接治疗肾的疾病。

(1)肾绞痛：肾绞痛是由于某种病因使肾盂、输尿管平滑肌痉挛或管腔的急性部分梗阻所造成。其特点是突然发作性剧烈疼痛,疼痛从患侧腰部开始沿输尿管向下腹部、腹股沟、大腿内侧、睾丸或阴唇放射,可持续几分钟或数十分钟,

---

①时国臣,关历兵. 以针刺通天透络却穴为主治疗中风后小便失禁30例临床报告[J]. 针灸临床杂志,1989(1):13-14.

甚至数小时不等。发作时常伴有恶心呕吐、大汗淋漓、面色苍白、辗转不安等症状,严重者可导致休克。一旦痉挛或梗阻解除,症状会很快缓解。

由于肾绞痛常伴有恶心、呕吐、腹胀等消化道症状,易与急腹症混淆,临床需注意鉴别诊断。经尿常规和 B 超检查,一般可确定是否肾绞痛,其中尿常规中"红细胞++"即提示有意义。严格来说,肾绞痛是一种症状,而非独立的一种疾病。就发病规律而言,肾绞痛伴有血尿,大多由肾与输尿管结石引起,但这不是结石所特有的症状。因此,肾绞痛发作缓解后,必须进一步检查病因,做相应的治疗,否则可能存在以下两类问题:首先,不能及时发现尿路梗阻,梗阻却能导致不同程度的肾积水,日久可导致肾功能丧失。其次,可能出现肾肿瘤、结核等重要疾病的漏诊。必要时,可做 B 超、静脉肾盂造影等检查。

由肾、输尿管及膀胱等泌尿系统结石所致的急性肾绞痛,大都表现为非常剧烈,及时解除疼痛是治疗本病的首先要解决的问题。针灸治疗肾绞痛,有独特的治疗效应。

临床报道①

王昭辉等运用足太阳膀胱经腧穴治疗肾绞痛患者 130 例,其中男性 96 例,女性 34 例;年龄 18～67 岁;有泌尿系结石病史 85 例,均经 X 线或 B 超确诊。治疗时,患者俯卧位,局部皮肤消毒,选用三棱针 1 枚(可用 7 号注射器针头代替),对准委中部青紫脉络处,斜刺入脉中后迅速将针退出,使瘀血流出。可用消毒棉球轻轻按压静脉上端,以助瘀血排出。待出血自行停止后,再用消毒棉球按压针孔。止痛后有手术指征者收入院行手术治疗。采用数字评分法(NRS),显效率达到 80.77%。

按语:肾绞痛多由于肾脏结石引起,还有部分其他原因。临床上在明确诊断的同时,首先缓解疼痛症状,或再行进一步检查及治疗。针灸具有缓急止痛的作用,对于 1cm 以下的结石还有促进排石的效果。委中,又称腘中、郄中,为足太阳膀胱经之合穴,足太阳膀胱经络肾、属膀胱,与足少阴肾经相表里,具有通调下焦气机、行气止痛的作用。患者常在委中与委阳及其周围出现血络异常,刺络放血可以直接"宛陈则除之",通血脉,调血气,从而达到缓急止痛的效果。

(2)针灸至阴穴纠正胎位不正:应用针灸纠正胎位预防难产在我国古籍早就有记载。如《类经图翼·十一卷》指出:"至阴,三棱针出血,横者即转直"。尤其是灸法更用于分娩过程中的转胎:"一治横逆难产,危在顷刻……急于本妇右脚小指尖灸三壮,炷如小麦,下火立产如神"(《类经图翼》)。

①王昭辉,陈璇如. 委中刺络治疗肾绞痛 130 例[J]. 中国中医急症,2007(10):1269-1270.

现代用针灸转胎始于 50 年代,自 1960 年起,即有大量关于艾灸至阴纠正胎位的临床报道。80 年代以来又增加体针、耳针、激光穴位照射、电针等方法,效果亦佳。但以艾灸法用得最多,穴位则以至阴最理想。针灸一般用于怀孕 29～40 周的各类胎位异常的孕妇,有效率在 85%～95% 左右,矫正后的复变率约 10%。但再次治疗后仍能转为头位。国外报道异常胎位自然转正率为 60%。表明针灸疗效确切,且无任何不良副作用。

做好产前检查,预先诊断出胎位不正,及时治疗,如未转为头位,则先做好分娩方式选择,提前住院待产。可以预防分娩时胎位不正及避免因胎位不正造成的严重后果。

临床报道①

杨运宽等采用多中心单盲、随机对照方法将 296 例患者分为两组。试验组 147 例采用艾条温和灸双侧至阴,对照组 149 例采用膝胸卧位法,两组均以 7 天为 1 个疗程。结果试验组显效 115 例,有效 8 例,无效 24 例;对照组显效 72 例,有效 3 例,无效 74 例。两组疗效比较,有极其显著性差异($P<0.01$),试验组疗效明显优于对照组,并且 3 个研究中心的疗效比较,无显著性差异($P>0.05$),提示各研究中心疗效一致。临床观察结果提示艾灸至阴矫治胎位不正疗效确切。

按语:胎位异常一般指妊振 30 周后,胎儿在子宫体内的位置不正,较常见于腹壁松弛的孕妇和经产妇。胎位异常包括臀位、横位、枕后位、颜面位等,临床极为常见,多在产前检查中发现。以臀位多见,而横位危害母婴最剧。据统计,臀位发生率为 3.2%～5.8%,横位约占分娩总数的 0.1%～0.25%。由于胎位异常将给分娩带来程度不同的困难和危险,故早期纠正胎位,对难产的预防有着重要的意义。引起胎位不正的原因,还有子宫发育不良、子宫畸形、骨盆狭小、盆腔肿瘤、胎儿畸形、羊水过多等因素。

中医学无胎位异常的病名,相关认识可见于"难产"或"产难"。《保产要旨》记载:"难产之故有八,有因子横、子逆而难产者;有因胞水沥干而难产者;有因女子矮小,或年长遣嫁,交骨不开而难产者;有因体肥脂厚,平素逸而难产者;有因子壮大而难产者;有因气虚不运而难产者。"这与现代论述一致。临床可见孕妇素体虚弱,正气不足,神疲肢软而无力促胎转正;或因平素过度安逸,或感受寒邪,寒凝血滞,气不运行,血不流畅,气滞血瘀;又因怀孕惊恐气怯,肝气郁滞,气

---

①杨运宽,茅敏,胡幼平,等．艾灸至阴穴矫治胎位不正的多中心随机对照临床研究[J]．中医杂志,2007(12):1097-1099.

机失畅,而致胎位不正。总之,气血虚弱与气滞血瘀是胎位不正的主要病机。故《妇人大全良方·产难门》指出:"妇人以血为主,惟气顺则血和;胎安则产顺。"故治疗应调理气血,使气行则血行,血行则气畅,气血通畅而胎位自然转正。然胞脉者系于肾,补气血的同时要固肾,则胎固气顺。

(3)灸至阴治疗性欲淡漠症:性欲淡漠症,即是性欲低下,是持续地或反复地对性生活的欲望不足或完全缺乏,可分为完全性性欲低下和境遇性性欲下。大多数完全性性欲低下者每月仅性生活一次或不足一次,但在配偶要求性生活时可被动服从;境遇性性欲低下只是在某一特定环境或某一特定性伴侣的情况下发生。该病属于中医学中"阴冷"及"女子阴痿"等范畴。

临床报道①

张汉珍等运用艾灸至阴治疗本病9例,并进行临床观察。9例患者中,男2例,女7例;年龄最大44岁,最小24岁;多数种服中西药物,疗效不显。其中3例有烟酒嗜好。均有典型的头目晕眩,精神委靡,小腹寒凉喜暖等肝肾阳虚之症状。治疗时,用艾条悬灸双侧至阴,灸前让患者排空小便,松开腰带,使下腹部自然松弛,每次施灸20～30分钟,隔日1次,10次为1个疗程(妇女在月经周期的第12～14天,每日1次)。并嘱患者于每日晨起前做胸膝卧位半小时,治疗期间禁房事。此外,可配合隔姜灸关元、双侧次髎先刺后灸,男性加隔姜灸命门,女性加针刺双侧三阴交,施烧山火手法。9例患者痊愈5例,好转3例,有1例无效,治疗18～43次,平均31次。

按语:本病主要为七情所伤,与精神因素有关,其次亦与素体虚弱或因患他疾而导致脏腑、经络功能失常有关。中医辨证,多责之于肾阳不足,与冲、任、督脉有关。至阴,为足太阳膀胱经之井穴,也是表里经脉交接之处,有激发经气,调和气血之功,灸之能振奋肾阳。总之,肾为作强之官,真元得充,技巧能出,性欲淡漠自可逐渐恢复。

(三)足太阳联系其他脏腑器官病症治验

(1)从足太阳膀胱经治疗头痛:"冲头痛"是《灵枢·经脉》足太阳脉"是动病"病候之一。首先,冲头痛具有发病突然、病势严重等特点,故兼有"目似脱,项如拔"等证候。其次,冲头痛还应该伴有远隔部位的证候,如足太阳脉"是动病"中的"脊痛"等。《素问·热论》也有"伤寒一日,巨阳受之,故头项痛,腰脊强"的记载,提示了头痛与颈项、腰脊部症状之间的关系。这种空间上的联系可以用足太阳膀胱经的循行分布得到解释。

---

①张汉珍,张传周.灸至阴为主治疗性欲淡漠症9例[J].上海针灸杂志,1995(4):150-151.

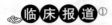

临床报道[①]

谢兴生运用针刺至阴治疗头痛 56 例并临床观察,其中男 35 例,女 21 例,包括 46 例当地阿拉伯人,7 例欧洲人,2 例中国人,1 例日本人,均为门诊患者。病程 1 月～2 年 40 例,10 年以上 16 例。治疗时,取双侧至阴;用 0.5～1 寸毫针浅刺 0.1 寸,留针 30 分钟,每隔 5 分钟捻转半分钟左右,以患者能耐受为度,出针后任其出血或挤出血 2～3 滴后以干棉球按压片刻,每日或隔日 1 次,10 次为 1 疗程。2 个疗程后评定疗效。结果治愈 36 例,好转 16 例,无效 4 例,有效率 92.86%。其中 1 次治愈者 15 例,据多数患者反映,如当时疼痛,针刺入至阴后即觉疼痛若失,一般 1 次后即疼痛明显减轻。

按语:头痛的分经辨证,无论是运用中药方剂还是针灸治疗,都是非常重要的。《灵枢·厥病》阐述了六经头痛;金元医家李东垣将额头痛归为阳明头痛,巅顶痛归为厥阴头痛,后头痛归为太阳头痛,侧头痛归为少阳头痛,治疗则多选用相应经脉的腧穴为主,后世多从其说。但是,足太阳膀胱经"起于目内眦,上额,交巅;其支者,从巅至耳上角;其直者,从巅入络脑,还出别下项"(《灵枢·厥病》),循行部位从前额、经巅顶、到后头,连及两侧颞部,独枕部头痛为太阳头痛有失偏颇。谢兴生的临床运用和观察也提示,足太阳膀胱经之井穴,可以治疗前额、巅顶、侧头及后头部的多种疼痛。

(2)与膀胱排尿相关的"溺时头痛案":小便时出现头痛,即古籍中记载的"溺时头痛",提示了膀胱腑与头部的联系。汉代张仲景在《金匮要略·百合狐惑阴阳毒病脉证治第三》中记载"百合病者……每溺时头痛者,六十日乃愈",即是小便时出现头痛的临床现象。当代冯连文医生也曾经报道类似病案:

典型病例[②]

李某,女,22 岁,已婚,农民。自 1968 年偶有排尿后短暂头痛。1971 年 4 月尿次增多,且每于溺后数秒钟突发巅顶、枕项剧痛,如胀如裂,疼痛难忍。起初持续数分钟,后病情发展,头痛延续十余分钟才停止。头痛发作时伴有心跳、心慌。1972 年 9 月出现下腹隐痛。曾多方请中西医治疗未效。1973 年 2 月收住院。体检:心、肝、脾、肺、肾、五官、血压均正常,妇科发现盆腔内子宫前面有一杏大扁圆形肿物。舌、脉正常。初诊为盆腔肿物。于同年 2 月 18 日行开腹探查术,将膀胱后壁 5cm×4cm×3cm 之肿物切除。病理诊断为:膀胱化学感受器瘤(病理号 34304,张家口医专病理室)。术后溺时头痛消失,恢复健康。14 天出院。随

①谢兴生.针刺至阴穴治疗头痛 56 例临床观察[J].中国针灸,1998(12):717.

②冯连文."是动则病冲头痛"之探讨(附病案一则)[J].河北中医,1982(2):13-14.

访 8 年,除下腹部偶有轻微隐痛外,无它不适,"溺后头痛"从未复发,血、尿化验正常,尿中未查见瘤细胞。

按语:小便为膀胱气化功能之体现,从西医学角度,小便与头痛在部位上并无直接联系。而能够将两者联系的,可以体现在足太阳膀胱经病候中。《灵枢·经脉》有"膀胱足太阳之脉……是动则病:冲头痛"的记载,提示了两者的相关性。本案患者的病症过程,给这段文字记载提供了一个很好的临床诠释。

(3)针刺昆仑治疗颈性眩晕症:颈性眩晕症是指椎动脉颅外段受到颈部病变影响,导致椎动脉供血障碍而引起的眩晕综合征,又称为椎动脉压迫(缺血)综合征。随着生活方式和工作性质的改变,发病率有上升及发病低龄化的趋势。本病的发生与足太阳膀胱经在颈段的结构和功能异常有关。选用足太阳膀胱经在肢体远端的腧穴治疗,可以获得很好疗效。

临床报道①

魏瑞仙等采用针刺双侧昆仑治疗颈性眩晕症,取得满意的疗效。将 61 例确诊为颈性眩晕的患者,随机分为两组,治疗组针刺双侧昆仑,对照组按常规穴(颈夹脊、风池、合谷、百会)针刺,治疗前后分别经颅多普勒检查,观察双侧椎动脉及椎-基底动脉的平均血流速,同时对治疗后的症状进行评估。结果治疗组的总有效率高于对照组,针刺后两组的左侧椎动脉(LVA)、右侧椎动脉(RVA)、基底动脉(BA)的平均流速均较治疗前显著上升($P<0.05$),两组之间比较有显著性差异($P<0.05$)。其中治疗后 RAV 平均血流速与对照组比较有极其显著性差异($P<0.01$)。研究结果提示,针刺昆仑能够有效改善椎基底动脉供血,达到治疗颈性眩晕症的临床效果。

按语:颈椎关节异常刺激椎动脉交感神经丛可诱发眩晕等症状,亦称为 Barre-lieou 综合征。另外,颈椎病的椎动脉型和交感型都可以出现眩晕症状。目前较为一致地认为,颈性眩晕是颈椎退变的基础上由于颈源性因素导致的以眩晕为主要临床表现的综合征。属于中医学"眩晕"的范畴。

按照《黄帝内经》记载,足太阳膀胱经与颈项部有非常密切的联系,如足太阳脉"从巅入络脑,还出别下项"(《灵枢·经脉》)、足太阳之正"从膂上出于项,复属于太阳"(《灵枢·经别》)、足太阳之筋"上挟脊上项"(《灵枢·经筋》)。昆仑为足太阳之经穴,针刺昆仑能振奋足太阳经气,使阳气上达清窍以养神;调节椎动脉系统的功能状态及血流速度,进而增加对脑组织的供血量,达到治疗颈性眩晕症

---

①魏瑞仙,巴艳东.针刺昆仑治疗颈性眩晕的疗效观察[J].针灸临床杂志,2011(12):27-29.

的目的。

(4)从足太阳膀胱经治疗肛门疾病:传世本《灵枢·经脉》循行路线没有与肛门直接的联系记载,但是在所生病病候中首先是"痔"。究其原因,应该与足太阳经别有关,《灵枢·经别》有"一道下尻五寸,别入于肛"的记载,这是足太阳脉治疗痔疾的经络学原理,此段记载应该作为足太阳膀胱经与肛门部存在直接联系的补充。

临床报道①

金孟梓以足太阳膀胱经的络穴飞扬为主,治疗小儿脱肛。临床观察15例,男9例,女6例;年龄最小2岁,最大8岁;病程最短1个月,最长3年;Ⅰ度脱垂11例,Ⅱ度脱垂3例。治疗时,取飞扬直刺2cm捻转补法,长强斜刺针尖向上与骶骨平行刺入1.5cm,捻转补法,不留针。取飞扬、百会、大肠俞、足三里,每穴艾条温和灸5~10分钟。每日针1次灸2次,10天为1疗程。结果:痊愈13例,好转2例(为1度脱垂)。

典型病例

刘某,男,5岁,1988年11月12日初诊。1年前因腹泻后发现脱肛,每次大便后直肠脱垂,便后能自行回纳,活动劳累后加重。体检:大便后直肠黏膜脱出,淡红色,长3cm,能慢慢自行回复,面色苍白,舌淡红苔薄白,脉虚。诊断:轻度脱肛。证属中气下陷,治宜益气升阳。用上述方法针灸5天后,大便后无脱出,巩固治疗5天痊愈。半年后随访未再复发。

按语:小儿脱肛,是由于气血不足、中气下陷、固摄失司而致脱肛。足太阳经别"别入于肛",故取足太阳经之别络飞扬为主,针灸并施,使经气旺盛,益气升阳则脱肛自收。

临床报道②

张仲如等曾经观察针刺"束骨"穴对肛门术后疼痛的疗效。12例肛门术后疼痛患者,包括肛裂、外痔、内痔切除、混合痔切除缝合等,其病灶上下各界,切口大小不一。术后疼痛的程度切口在齿线以下者较齿线上为剧。治疗时取"束骨";针刺1寸深(按:一般文献记载为2~3分),捻转泻法,结合留针30分钟。

---

①金孟梓.飞扬穴为主治疗小儿脱肛15例[J].浙江中医学院学报,1994(2):51-52.
②张仲如、沈益瑞.针刺"束骨"穴治疗肛门术后疼痛[J].江苏中医,1966(2):36-37.

151

经针刺后,立即止痛8例,疼痛缓解3例,1例为无效;针刺效果,则齿线以下优于齿线以上。

按语: 足太阳经别"别入于肛",故取足太阳膀胱经腧穴可以治疗肛门部的疾病。针对不同病症,选穴上可能存在差异。张仲如比较过足太阳膀胱经的其他穴位,如至阴、金门、昆仑等穴对肛门术后疼痛的临床疗效,结果皆逊于束骨。此外,针刺的深度和手法运用也很为重要。张仲如体会到,若针刺太浅,效果不显;不予留针,疗效难巩固;感应放射至肛门者,取效尤捷。

(四)足太阳外循肢节病症治要与验证

(1)从足太阳膀胱经治疗外感病:《伤寒论》提到"太阳之为病,脉浮,头项强痛而恶寒",指出了太阳病的总纲,也是辨治外感病的切入点。张仲景进一步指出有"太阳病,项背强几几,无汗恶风"(即太阳经证)和"太阳病,头痛发热,身痛、腰痛、骨节疼痛"(即太阳伤寒证)的差异。此处外感病症,即足太阳经脉病候,可以选择足太阳膀胱经治疗。

临床报道①

刘林等自1983年起用针刺和拔罐法治疗太阳病患者344例,均取得满意疗效,并对疗效进行了对比观察。患者随机分为针刺组(171例)和拔罐组(173例)。针刺组按常规辨证选穴治疗,常取大椎、风门、后溪、申脉等穴,每日针刺治疗1次。拔罐组患者视体型胖瘦,选用相应大小的火罐(多选直径3～5cm者),以医用凡士林作润滑剂,用闪火法在患者(取卧位)项背部的膀胱经上拔走罐,以拔出瘀血斑为度。每日施术1次。施术时手法要轻巧,忌蛮行走罐,以不造成皮肤破损为原则。对有太阳表虚证者,不宜过多使用拔罐法。临床观察发现,两种方法都能有效治疗太阳表证,针刺组平均治疗2.4次/例,拔罐组1.8次/例。

按语: 按照六经辨证,太阳主一身之表而卫外,风寒之邪侵袭人体,太阳经首当其冲。太阳寒水化气,选择足太阳膀胱经循行分布部位或其腧穴发汗解表,是治疗太阳病之大法。故临床选用拔罐部位、针刺穴位,遵此原则,故能取得显著疗效。本研究提示,从足太阳膀胱经拔走罐,可以明显缩短治疗次数。可能与在足太阳膀胱经背部拔罐和走罐,作用部位更加广泛、刺激腧穴更加多,而且拔罐造成的瘀血现象,还可能带来明显的持续效应。

(2)从足太阳膀胱经治疗脊柱病:足太阳膀胱经与脊柱关系密切,足太阳经脉有"循肩髆内,挟脊抵腰中,入循膂,络肾,属膀胱;其支者,从腰中,下挟脊,贯臀,入

①刘林,张秀莲,李凤仙.针刺拔罐治疗太阳病344例疗效对比观察[J].中级医刊,1994(4):55.

腘中；其支者，从髀内左右别下，贯胛，挟脊内，过髀枢，循髀外后廉，下合腘中"（《灵枢·经脉》）、足太阳经筋有"上挟脊上项"（《灵枢·经筋》）等与脊柱的联系。当足太阳膀胱经出现异常时，也可以出现"项如拔"、"脊痛"、"腰似折"、"髀不可以曲"、"脊反折"等病候。由此提示，可以从足太阳膀胱经治疗脊柱和脊柱相关病。

🌀临床报道①

　　林志苇等从足太阳膀胱经针灸治疗强直性脊柱炎。20例中，男18例，女2例；年龄21～41岁；病程5个月～22年；功能障碍Ⅰ级1例、功能障碍Ⅱ级11例、Ⅲ级以上8例；同时有关节外症状3例。治疗时，循足太阳膀胱经取背部的大杼、风门、肺俞、督俞、膈俞、肝俞、脾俞、三焦俞、肾俞、气海俞、大肠俞、关元俞、八髎和下肢的委中、昆仑配合督脉的诸阳之会大椎、足少阳胆经的风池，及根据现代解剖学的肌腱位置取痛点阿是穴。操作，采用环球牌30号2寸毫针垂直刺入上穴0.8～1.5寸，提插得气后向穴位四周施行提插雀啄手法，并加以艾条温和灸。每天针灸1～2次，每次留针45分钟，连续针6天后体息1天，30天为1疗程。所有病例均经1～3疗程的治疗后评定疗效。症状、体征消失，功能活动恢复正常，脊柱关节活动度：前屈0～45°、后伸0～30°、左右旋0～40°、左右侧屈各0～50° 8例；症状、体征明显减轻，功能改善，脊柱关节活动度：前屈0～35°、后伸0～25°、左右旋0～30°、左右侧屈各0～40° 11例；关节活动度无变化1例。总有效率95%。

　　按语：强直性脊柱炎是一种主要侵犯脊柱，并可不同程度的累及骶髂关节和周围关节的慢性进行性炎性疾病。本病由于禀赋不足、肝肾亏虚、复加外邪留滞足太阳膀胱经所致，临床以腰背拘紧不舒伴有晨僵、疼痛、活动后减轻，缓慢加重为特点，常伴见面色苍白、舌质淡红、苔白、脉象虚或弦。强直性脊柱炎的临床表现，与足太阳膀胱经的经脉病候有较多重复和一致。故从足太阳膀胱经进行诊治，有明显的治疗作用，尤其是改善患者症状和功能活动有较好疗效。

　　（3）从足太阳经治疗风寒腰痛：腰为肾之腑，足少阴从肾走腰，带脉环绕腰部，足太阳经分四行，从背部向上行，分布最广，联络诸经，为之外卫。若感受风寒之邪，或淋雨受湿，或坐卧阴冷之地等，外邪侵犯，足太阳经首当其冲，风寒凝滞经络，经气运行失调，出现风寒腰痛。

🌀临床报道②

　　通过临床观察，赵复国总结道：足太阳经脉感受风寒导致的腰痛，临床常见

①林志苇，武志鹏，潘文谦．针灸足太阳膀胱经治疗强直性脊柱炎[J]．现代康复，2001(8)：122．
②赵复国．足太阳经感受风寒的腰痛如何辨治[J]．中医杂志，1997(3)：183．

于老弱之人；其发病初起即觉形寒畏风、兼有低热，两太阳微痛，继则腰部强痛，逐渐转侧俯仰困难，疼痛加重；脉象浮数，体壮实者浮紧，体虚弱者沉弱之类；舌质淡润，舌苔薄白。治用祛风散寒，疏通经络，为其正治大法。常用藁本、羌活、细辛、桂枝、荆芥、防风、川芎、丝瓜络之类，辛温香窜，疏通经络，祛风散寒，直达病所，疗效显著。同时，患者大多有肾气虚弱，抗病乏力。故辨证治疗中常结合温补肾气之法，扶正祛邪。常选用淫羊藿、杭巴戟、仙茅、附片、肉桂、肉苁蓉、锁阳之类。

按语：《诸病源候论》有"夫劳伤之人，肾气虚损，而肾主腰脚，其经贯肾络脊，风邪乘虚，卒入肾经，故卒然而患腰痛"的论述，足太阳膀胱经与足少阴肾经互为表里，共主腰部。外感之邪由太阳入肾导致风寒腰痛，虽有肾气不足为先，但是风寒乘虚而入，凝滞经络，临床诊治得标本兼治。藁本直入足太阳膀胱经，从背部向上行，祛风散寒，辛散止痛，引诸药而达病所，故为首选药物。作者经验重用，常用量15～30g。另外，选用温补肾气之品扶正祛邪，补益肾气而舒筋活络，如续断、杜仲、桑寄生等性质平和，善治腰痛而无留邪之弊，故为必用。

(4)从足太阳膀胱经治疗坐骨神经痛：坐骨神经由 L_4～S_2 神经根组成。坐骨神经痛是由于坐骨神经病变，沿坐骨神经通路，即腰、臀部、大腿后、小腿后外侧和足外侧发生的疼痛症状群。坐骨神经痛又属于"腰腿痛"范畴。若疼痛反复发作，日久会出现患侧下肢肌肉萎缩，或出现跛行。

坐骨神经痛分为原发性和继发性两大类：前者为坐骨神经的炎症引起的疼痛，以单侧者居多，可常和肌纤维炎同时发生，主要发病原因为寒冷潮湿及前列腺炎等其他炎症病灶感染，有的同时伴发肌炎及肌纤维组织炎。后者是由于邻近病变的压迫或刺激引起，又分为根性和干性坐骨神经痛。根性坐骨神经痛病变位于椎管内，病因以腰椎间盘突出最多见，其次有椎管内肿瘤、腰椎结核、腰骶神经根炎等；干性坐骨神经痛的病变主要是在椎管外坐骨神经行程上，病因有骶髂关节炎、盆腔内肿瘤、妊娠子宫压迫、臀部外伤、梨状肌综合征、臀肌注射不当以及糖尿病等。

临床报道[①]

张国忠等治疗78例坐骨神经痛患者。其中男41例，女37例；年龄最大者73岁，最小者17岁；发病时间最长者8个月，最短者1天；17例为原发性，61例为继发性坐骨神经痛。治疗时以足太阳经穴为主，配足阳明经穴和足少阳经

---

①张国忠.足太阳经穴为主治疗坐骨神经痛78例[J].甘肃中医学院学报，1997(3)：40-41.

穴。取穴为大肠俞、秩边、委中、昆仑、足三里、阳陵泉、绝骨,一般均取患侧针刺。大肠俞和秩边用 4 寸 28 号毫针强刺激,委中用 2 寸 28 号毫针强刺激,以上三穴强刺激时都有麻感或触电样感时为得气。此三穴为主穴,每次治疗都需选用。阳陵泉与足三里、绝骨和昆仑交替使用,用 28 号毫针强刺激至得气,然后留针 30 分钟。留针期间加用多用电子穴位治疗仪,用高频等幅连续波,秩边和委中两穴相连接。病程长者 10 日为 1 疗程,短者 7 日为 1 疗程,每日针刺 1 次。治疗结果:痊愈 48 例,显效 19 例,有效 6 例,无效 5 例,总有效率为 94%。

按语:坐骨神经痛,依据疼痛部位,当属足少阳经或足太阳经病变。一般来说,以下肢外侧疼痛者多属于足少阳经;以腰及下肢后侧疼痛为主者多属于足太阳经。此外,由于足太阳膀胱经有"其支者,从腰中,下挟脊,贯臀,入腘中;其支者,从髆内左右别下,贯胛,挟脊内,过髀枢,循髀外后廉,下合腘中"(《灵枢·经脉》)的循行分布特点,临诊时需要诊察 L_2 以下夹脊是否存在阳性反应,若有,需要判断是否与坐骨神经痛有直接或者间接的关系。

(5)从足太阳膀胱经诊治腰椎间盘突出症:腰椎间盘突出症是临床常见病、多发病,是引起腰腿痛的主要原因之一,依据其临床表现,属于中医"腰痛"、"腰腿痛"、"痹病"等范畴。依据经络理论,督脉、足太阳膀胱经、足少阳胆经、足少阴肾经都与腰椎有密切联系。因此,临床诊治,当从经络辨证入手。

其中,L_5-S_1 椎间盘突出者,以大腿后侧、小腿后外侧及足背外侧疼痛、麻木为主症,与足太阳膀胱经循行分布和肢体循经性疼痛病候相关,当从足太阳膀胱经诊治。

临床报道①

王力平在临床发现,L_5-S_1 椎间盘突出症患者,腧穴诊察中可以发现次髎、承扶、殷门、委中、承山、承筋等,往往有敏感的压痛点,患者还伴有舌淡红、苔薄白或白腻、脉弦紧或濡等,常见于因外感风寒湿邪,束于肌表,气血运行不畅,表现为风寒湿阻证。临床针灸推拿治疗,取穴于足太阳膀胱经的肾俞、大肠俞、气海俞、承扶、殷门、承山、昆仑,中药以祛风通络、温经散寒为法,羌活胜湿汤加减。可以收到较好的疗效。

按语:腰椎间盘突出症是由于腰椎间盘突出而导致的一组证候。临床症状与突出的位置有关系,临床上尤其以 L_{4-5}、L_5-S_1 椎间盘突出为多。前者多与以小

---

①王力平. 腰椎间盘突出症的经络辨证[J]. 中国骨伤,2009(10):777-778.

155

腿外侧及足背疼痛、麻木为主，与足少阳胆经有关；后者则足太阳膀胱经有关。故临床诊治，当有经络不同之区分。

四、足太阳膀胱经理论的古代临床应用

(1)《黄帝内经》对膀胱和膀胱经病候的认识和记载：《黄帝内经》对膀胱腑和膀胱经病候的论述颇多。如：

"水泉不止者，是膀胱不藏也"（《素问·脉要精微论》）。

"膀胱……不约为遗溺"（《素问·宣明五气》）。

"胞移热于膀胱，则癃、溺血"（《素问·气厥论》）。

"肾咳不已，则膀胱受之，膀胱咳状，咳而遗溺"（《素问·咳论》）。

"胞痹者，少腹膀胱，按之内痛，若沃以汤，涩于小便，上为清涕"（《素问·痹论》）。

"膀胱病，小便闭"（《素问·标本病传论》）。

"膀胱病者，小腹偏肿而痛，以手按之，即欲小便而不得，肩上热若脉陷，及足小指外廉及胫踝后皆热"（《灵枢·邪气藏府病形》）。

"膀胱胀者，少腹满而气癃"（《灵枢·胀论》）。

(2)《丹溪心法》列举足太阳膀胱经见证："足太阳膀胱经见证"有："头苦痛，目似脱，头两边痛，泪出，脐反出，下肿、便脓血，肌肉痿，项似拔。小腹胀痛，按之欲小便不得"（《丹溪心法·十二经见证》）。

(3)《医学纲目》用足太阳膀胱经解释"诸痉项强，皆属于湿"的病机："诸痉项强，皆属于湿，足太阳膀胱经也"（《医学纲目·释病机十九条》）。

五、足太阳膀胱经的现代临床见证

(1)膀胱膨胀引起膀胱经穴电位改变及其机制：杨浪明等[1]在1961年用家兔研究了膀胱机能改变对经络电位的影响，发现注射生理盐水入膀胱使其膨胀后，从膀胱经各穴引导的生物电流强度较共邻近诸点以及其他各经（肾经、胆经、胃经）诸穴为大，而且呈现规律性的变化，表明膀胱经与膀胱具有特殊的机能联系，能真实反映膀胱的机能状态。

随后，课题组又对上述现象的形成机制进行研究[2]。发现破坏有关反射弧的任一环节后，用盐水充胀膀胱，膀胱经各穴的电位大多数无改变，或反减弱；另对各兔皮肤电位测量，可见各点电位几乎相等，不因注入盐水而增高。实验结果表明，膀胱膨胀引起膀胱经穴的电位出现规律性的显著升高，是通过反射途径而

---

[1]杨浪明，陈文元. 膀胱机能改变对经络电位的影响[J]. 兰州医学院学报，1962(1)：1-6.

[2]杨浪明，陈文元. 膀胱膨胀引起膀胱经穴电位改变的机制[J]. 兰州医学院学报，1963(1)：1-4.

实现的,膀胱经的运行是与中枢神经系统有关的。

(2)循足太阳膀胱经的跨节段信息传递与Aβ类纤维机制:外周传入神经具有传出和局部效应器功能,该机制可引导传入神经外周末梢间的跨节段信息传递,这种跨节段信息传递可能是循径感传的神经生物学基础。

孙启新等[1]在以往研究的基础上,将循足太阳膀胱经分布的、支配肝俞和胆俞的脊神经背侧皮支,自近中端切断并分离细束,记录单个Aβ类纤维的放电情况,观察该类纤维参与跨节段信息传递与否及其对跨节段电刺激的反应特性,以分析其参与循径感传的可能机制。结果显示:在所有记录的纤维中,有50.0%(25/50)可被跨节段电刺激激活。

在实验过程中,来自两相邻脊髓节段的皮神经均已与中枢神经系统断离,其中一支上的纤维活动被相邻脊髓节段皮神经的逆向电刺激所激活,表明逆向刺激所产生的兴奋信息从刺激神经向记录神经上传递,即产生了外周神经末梢间的跨节段信息传递。这种传递是独立于中枢神经系统而进行的,即没有中枢神经系统的参与。

根据孙启新等的实验结果,Aβ类纤维参与了该跨节段信息传递过程。该过程中Aβ类纤维活性的改变主要发生于SA单位和传导速度较慢的单位。这些结果与相同实验条件下在C类纤维上记录的结果相似。

另外,实验刺激的神经和记录的单位均呈循足太阳膀胱经分布,对跨节段电刺激的反应速度在数秒至数十秒之间,远远慢于神经传导速度,而与经络的循经感传速度(1~10cm/s)相似;另外,这种感觉神经末梢间的信息传递还可循着经络方向跨越多个脊髓节段进行,据此推测,初级传入纤维的跨节段信息传递可能是循经感传的神经生物学基础之一。Aβ纤维是其中的一部分。

(3)足太阳膀胱经阻滞现象及机理研究:过去的工作已经表明,机械压迫能够阻滞针刺的效应,而且这种针效的阻滞特点并非感传显著的人所特有,无论受试者有无感传,针刺的效应都可被机械压迫所阻滞,具有普遍意义。

庄垂加等[2][3]选择十二经脉中最为核心之一的足太阳膀胱经,通过全程的针效压迫阻滞法进行临床研究。观察病例共为301例。其中针刺穴位为患侧昆仑,压迫阻滞部位按不同实验日分别为昆仑以上不同水平的经线穴点跗阳-飞扬、承筋-合阳、殷门-承扶、膈俞-肝俞的中点和承山、大肠俞、肺俞,并将与之相对

①孙启新,赵晏,张世红,等. 循足太阳膀胱经分布的Aβ类纤维的跨节段信息传递[J]. 世界最新医学信息文摘,2002(2):127-130.

②庄垂加,胡翔龙,黄聪阳,等. 足太阳膀胱经阻滞现象机理的临床研究[J]. 福建中医药,2007(1):1-3.

③阮传亮,张永树,黄聪阳,等. 足太阳膀胱经阻滞机理的临床研究[J]. 中国针灸,2004(8):559-561.

应的外侧旁开 1cm 的非经线穴点作为对照。其中针刺穴位为患侧委中,压迫阻滞部位按不同实验日分别为委中上下同一水平的经线穴点殷门-承扶、膈俞-肝俞、大杼-天柱的中点和大肠俞、肾俞、膈俞、肺俞,并将与之相对应的外侧旁开 1cm 的非经线穴点作为对照。

通过实验可以发现,针刺膀胱经昆仑(委中)同时压迫同侧膀胱经不同层面的穴点可明显阻断针刺效应,使同侧椎动脉平均血流速度(Vm)和收缩期峰值血流速度(Vp)的变化影响不明显。而针刺昆仑(委中)同时压迫同侧非经线穴点及解除压迫后不能阻断针效,对受试患者的同侧椎动脉的 Vm 和 Vp 的变化影响非常明显。而膀胱经左右两侧均具有相同效应,针刺时压迫均可阻滞针刺效应。

另外,实验中 $1000\sim1500g/cm^2$ 的压力并不能阻断神经的向中性传导,同时压迫同一平面上相距仅 1cm 的穴点及非穴点,对针效竟会产生如此不同的影响,这显然不能完全从中枢干扰的角度来解释,但是是否验证了"外周阻断"的观点,仍然值得深入求证。

(4)腰椎间盘突出症与足太阳膀胱经关系的临床研究:腰椎间盘突出症患者一般都有明显的腰痛,和(或)伴有下肢疼痛。依据传统理论,与足太阳膀胱经等有关。

丁宇等[1]利用康威经络诊断系统,对 40 例腰椎间盘突出症患者相关经脉的原穴进行测量,以分析腰椎间盘突出症患者的经络状况,并且进行针刺前后的对照比较。结果显示,针刺前,足太阳膀胱经和足少阴肾经原穴的伏安特性曲线异常率高于其他十条正经,针刺后两经的改善率也同样高于其他十条正经。提示腰椎间盘突出症患者的经络异常主要集中足太阳膀胱经和足少阴肾经,针灸对腰椎间盘突出的治疗效果可能通过调整足太阳膀胱经和足少阴肾经实现。

第八节　足少阴肾经理论的临床应用

一、足少阴肾经理论概述

(一)足少阴之脉循行部位与病候

肾足少阴之脉,起于小指之下,邪走足心,出于然骨之下,循内踝之后,别入跟中。以上腨内,出腘内廉,上股内后廉,贯脊,属肾,络膀胱;其直者,从肾上贯肝、膈,入肺中,循喉咙,挟舌本;其支者,从肺出,络心,注胸中。

是动则病:饥不欲食,面如漆柴,咳唾则有血,咳咳而喘,坐而欲起,目䀮䀮如无所见,心如悬若饥状,气不足则善恐,心惕惕如人将捕之。是为骨厥。是主肾所生病者:口热、舌干、咽肿,上气,

---

①丁宇,石现,杨卓,等. 腰椎间盘突出症患者原穴的伏安特性曲线特征[J]. 中国康复理论与实践,2007(5):484-485.

嗌干及痛,烦心、心痛,黄疸,肠澼,脊股内后廉痛,痿、厥,嗜卧,足下热而痛。(《灵枢·经脉》)

(二)足少阴之别(络脉)循行部位与病候

足少阴之别,名曰大钟。当踝后绕跟,别走太阳。其别者,并经上走于心包下,外(《脉经》《太素》《千金》无"外"字)贯腰脊。

其病:气逆则烦闷。实则闭癃,虚则腰痛。取之所别也。(《灵枢·经脉》)

(三)足少阴之正(经别)循行部位与联系

足少阴之正,至腘中,别走太阳而合。上至肾,当十四椎,出属带脉;直者,系舌本,复出于项,合于太阳。(《灵枢·经别》)

(四)足少阴经筋循行部位与病候

足少阴之筋,起于小指之下,(入足心)(据《针灸甲乙经》补),并太阴之筋,邪走内踝之下,结于踵;与太阳之筋合,而上结于内辅之下;并太阴之筋而上循阴股,结于阴器,循脊内、挟膂,上至项,结于枕骨,与足太阳之筋合。

其病,足下转筋,及所过而结者皆痛及转筋。病在此者,主痫、瘈及痉;在外者不能俯,在内者不能仰。故阳病者腰反折不能俯,阴病者不能仰。治在燔针劫刺,以知为数,以痛为输。在内者熨、引饮药。此筋折纽,纽发数甚者,死不治,名曰仲秋痹也。(《灵枢·经筋》)

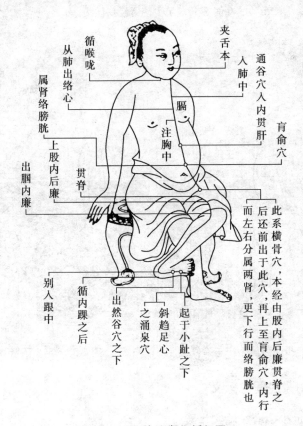

图 2-29 足少阴肾经循行图

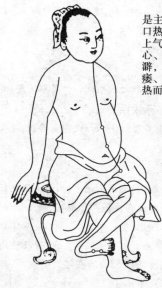

是主肾所生病者：
口热、舌干、咽肿、上气、嗌干及痛，烦心、心痛，黄疸，肠澼，脊股内后廉痛，痿、厥，嗜卧，足下热而痛。

是动则病：
饥不欲食，面如漆柴，咳唾则有血，咳咳而喘，坐而欲起，目肮肮如无所见，心如悬若饥状，气不足则善恐，心惕惕如人将捕之。是为骨厥。

图 2-30　足少阴肾经病候图

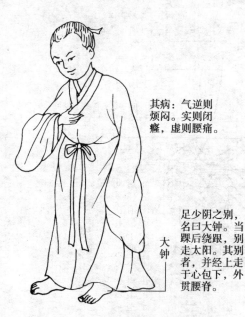

其病：气逆则烦闷。实则闭癃，虚则腰痛。

足少阴之别，名曰大钟。当踝后绕跟，别走太阳。其别者，并经上走于心包下，外贯腰脊。

图 2-31　足少阴络脉循行与病候图

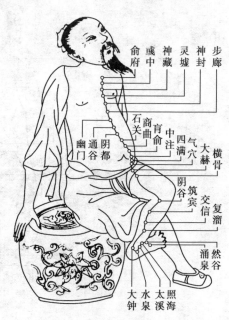

图 2-32　足少阴肾经经穴图

二、足少阴肾经理论衍义

(一)归于足少阴肾经腧穴举要

足少阴肾经腧穴的归经，有一个逐渐增多的过程。

《灵枢·本输》有"肾，出于涌泉……为井木；溜于然谷……为荥；注于大溪……为腧；行于复溜……为经；入于阴谷……为合。足少阴经也"的记载，指出了归于足少阴经脉的 5 个腧穴，即现代的足少阴肾经五输穴。

《铜人腧穴针灸图经》有"足少阴肾之经左右凡五十四穴"的记载。当代足少阴肾经 27 穴，左右 54 穴，与之相同。

表 11　足少阴肾经腧穴主治提要表

穴名	部位	主　治	
		本经及脏腑重点病症	特殊或全身病症
涌泉	足心	咽喉肿痛，小便不利，舌干，失音，泄泻	小儿惊风，头项痛，头眩
然谷	足部	月经不调，咳血，遗精，阴挺，足跗肿痛	小儿脐风，消渴
太溪	足部	咽痛，咳血，月经不调	齿痛
大钟	足部	小便不利，大便秘结，足跟痛	痴呆
水泉	足部	月经不调，痛经，阴挺	目昏花
照海	足部	咽干，月经不调，阴挺	
以上足部穴：主治生育、小溲、肠及胸、肺、咽喉疾患			
复溜	小腿	肠鸣，泄泻，水肿，足痿	盗汗，脉微细时无
交信	小腿	月经不调，阴挺	
筑宾	小腿	小腿内侧痛	癫狂
阴谷	膝腘	阳痿，崩漏，膝股内侧痛	
以上小腿部穴：主治生育、小溲、肠疾患			
横骨	下腹	遗精，小便不通	
大赫	下腹	遗精，带下	
气穴	下腹	月经不调，泄泻	
四满	下腹	月经不调	
中注	下腹	月经不调，大便燥结	
以上下腹部穴：主治生育、小溲、肠疾患			
肓俞	上腹	腹痛，便秘	
商曲	上腹	腹痛，便秘，泄泻	
石关	上腹	呕吐，腹痛	
阴都	上腹	肠鸣，腹胀痛	
通谷	上腹	呕吐，腹痛	
幽门	上腹	呕吐，泄泻	
以上上腹部穴：主治胃、肠疾患			

续表

穴名	部位	主治	
		本经及脏腑重点病症	特殊或全身病症
步廊	胸	咳嗽,气喘	
神封	胸	咳嗽,气喘	
灵墟	胸	咳嗽,气喘	
神藏	胸	咳嗽,气喘	
彧中	胸	咳嗽,气喘,胸胁胀满	
俞府	胸	咳嗽,气喘胸痛	
以上胸部穴:治胸、肺疾患为主			

(二)归足少阴肾经药物举要

依据高学敏主编《中药学》,归入足少阴肾经的药物主要有:

羌活、细辛、知母、黄柏、地黄、玄参、牡丹皮、地骨皮、甘遂、独活、川乌、五加皮、桑寄生、狗脊、茯苓、猪苓、泽泻、车前子、金钱草、附子、干姜、肉桂、吴茱萸、丁香、沉香、牛膝、骨碎补、磁石、龙骨、牡蛎、灵芝、远志、山药、刺五加、鹿茸、紫河车、淫羊藿、巴戟天、仙茅、杜仲、续断、肉苁蓉、锁阳、补骨脂、益智仁、菟丝子、阳起石、紫石英、海马、阿胶、何首乌、天冬、石斛、黄精、枸杞子、墨旱莲、女贞子、鳖甲、五味子、罂粟壳、山茱萸、覆盆子、桑螵蛸、金樱子、海螵蛸、莲子、芡实、硫黄、蛇床子等。

(三)与足少阴肾经联系的组织器官

足少阴肾经循行于下肢内侧的后缘,入腹内属于肾络于膀胱,还与肝、膈、肺、心、胸中、喉咙、舌本等组织器官有联系。

三、足少阴肾经病症治要与验证

(一)足少阴内属肾脏病症治验

肾位于腰部脊柱的两侧,明代《医贯》"肾有二,精之居也,生于脊齐十四椎下,两旁各一寸五分,形如豇豆,相并而曲附于脊外,有黄脂包裹,里白外黑"的记载,指出了肾的解剖学特征。肾的主要生理功能有:主藏精,主水液,主纳气。肾藏精是指肾贮存、封藏五脏之精气的作用,非惟生殖之精;具有促进机体的生长、发育和繁殖,参与气血升华、提高机体正气御邪的能力。肾主水液,泛指调节水液的作用。肾主纳气,是指肾有摄纳肺吸入之气而调节呼吸的作用。又肾为人体脏腑阴阳之本,生命之源,故称为先天之本。

(1)从足少阴肾经原穴治疗痛经:痛经是病在胞宫,为肾元所主。肾元不足或者外邪侵袭,可以导致寒凝痰阻、气滞血瘀,出现痛经。可责之于足少阴肾经,从足少阴肾经诊治。

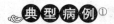 ①

陆某,女,学生,20岁。1995年8月16日就诊。13岁来潮,周期一般在28～30天,每次行经4～6天,色暗红,有血块,量少。上月正值行经期间因天气炎热,在水池用凉水冲腿洗脚,又饮冰水,当天晚上经断。这次来潮前小腹剧烈疼痛,伴有腰酸疼如折,四肢无力,头晕头痛、恶心等一系列症状。不能正常上课,由家属扶来针灸科就诊。见患者面色苍白,面容非常痛苦。让患者仰卧于床,取1寸毫针两根,对准太溪,垂直进针8分,用烧山火手法,患者有剧烈的震颤麻胀感,上至小腹下至脚趾,留针3～5分钟,片刻疼痛缓解,起针后用药艾条灸气海、关元,每穴各灸10分钟。下个周期行经时小腹稍有胀痛感,用药艾条灸气海、关元痛止,告愈。

按语:太溪是足少阴肾经的原穴,对于肾的病症,有特异性调治的作用。临床上,太溪经常被用来治疗妇科病疾病,包括痛经、月经过多、月经过少、带下症;男科疾病,包括遗精、阳痿等;还经常用于治疗心悸、胸痹、咳喘、耳鸣、耳聋、牙痛等,手法得当,常常可以收到立竿见影的效果。临床当注意辨证归经,一般来说,凡与肾或足少阴肾经相关的病症,都可以选用太溪治疗。

(2)从肾治疗阳痿:阳痿是成年男性的常见病。中医学认为,阳痿的发生,与人体脏腑经络气血的盛衰有关,而阴茎的勃起正常又是五脏功能旺盛的具体体现。其中,肾主生殖,阴器之功能尤其与肾气充盛最为密切。尽管临床有"从脾论治""从心论治""从肝论治""从湿热论治""从血瘀论治"等,但是从肾诊治阳痿症,还是应该作为最主流的思路和方法。

典型病例②

安某,男,25岁,干部,摩尔曼斯克市人。阴茎不能勃起2月余,伴有头昏,腰膝酸软,舌苔薄白,脉细弱。婚前有手淫史。诊断为阳痿(属肾虚型)。曾经当地医院治疗无效,特来要求针灸治疗。按命门火衰型论治:取肾俞、命门、气海、关元、曲骨、足三里、太溪。每次选用3～4个穴位,交替使用。针刺用补法,留针30分钟,针刺后再灸命门、气海、关元。经过2次治疗后,即稍能举阳,经治疗6次后便可随意举阳,经治疗10次后,其勃起功能已恢复正常。2月后,患者来医院告知,爱人已经怀孕。

按语:阳痿是男子勃起功能障碍。西医学认为阴茎的勃起是一种血流动力

①张建华. 太溪穴双针刺治疗痛症案[J]. 中国针灸,2000(增刊):223-224.
②王泽涛. 针灸治疗生殖系疾病的体会[J]. 湖南中医学院学报,1996(3):67-68.

学过程,是阴茎动脉扩张和海绵体平滑肌松弛的结果。阳痿的病理生理研究发现,影响生理勃起的机制涉及心理性、神经性、内分泌性、动脉性、药物性以及激素代谢水平等诸多因素。而中医肾和足少阴经的内涵,包括大脑皮层-下丘脑-垂体-性腺等不同水平、多重生物学性和心理学性的复杂交互关系。从足少阴肾经入手,可以有效地发挥这种固本培元、强壮生殖功能的作用。

(二)足少阴内络膀胱腑病症治验

肾与膀胱互为表里,足少阴肾经又"属肾、络膀胱"(《灵枢·经脉》),因此,取用足少阴肾经的腧穴可以治疗膀胱腑的病症,包括尿失禁和尿潴留两个方面。

从足少阴肾经治疗尿频症

临床报道①

李竹芳自 1962-1964 年,用针刺太溪治疗尿频 15 例。15 例患者中,男 14 例,女 1 例。年龄最小者 8 个月,最大者 57 岁,以 40～57 岁者为最多。病程最长者 27 年,最短者 2 天。其中患生殖系疾病而致尿频者 6 例,神经官能性尿频 9 例。针刺时,局部常规消毒,用 1 寸长的毫针,针尖斜向外踝骨刺入 5～8 分深,待得气(患者有酸、麻、胀、重等感觉)后,根据患者体质强弱,运用轻重不同的温补手法;留针 15～20 分钟(小儿半分钟至 1 分钟)。15 例患者中,除 1 例患膀胱炎和 1 例为前列腺肥大症外,其余 13 例尿频症状均消失。

按语:尿频是一种常见的临床症状,表现为小便次数增多,但无疼痛,又称小便频数。引起尿频的原因主要包括神经精神因素、体虚、寄生虫病等。中医认为,小便频数主要由于肾气不固、膀胱约束无能、其化不宣所致。此外,脾肺俱虚,上虚不能制下,土虚不能制水,膀胱气化无力,也可发生小便频数。从足少阴肾经治疗,可以加强膀胱气化功能,摄约水道开合。

(三)足少阴联系其他脏腑器官病症治验

(1)从足少阴肾经井穴涌泉治疗中毒性脑病:中毒性脑病是指由于外界某些有害物质进入体内,引起机体中毒而导致的一种神志意识障碍性疾病。表现为意识模糊、谵妄、失语、二便失禁,甚者昏迷。

临床报道②

陈锋等从足少阴肾经井穴涌泉治疗中毒性脑病,收到较好临床效果。治疗时取双侧足少阴井穴涌泉为主穴,配水沟、双侧太阳、丰隆、内关、风池、阳陵泉等

---

①李竹芳. 针刺太溪穴治疗尿频症[J]. 上海中医药杂志,1966(3):117.
②陈锋,杨波. 针刺足少阴井穴治疗中毒性脑病[J]. 湖北中医杂志,2002(2):46-47.

穴。神志不清者,加太阳、内关;四肢强直、呈痉挛状态者,加风池。操作方法:涌泉用 1.5 寸 28 号毫针,以强刺激手法行针,提插捻转 10 分钟,不留针。1 次/天,10 次为 1 个疗程。结果:30 例患者,总有效率为 83.4%。

按语:中毒性脑病是以感染毒气,毒邪从表到里,损伤内脏,致脏腑功能失调,气血运行受阻,邪浊上扰清窍,元神失司,筋肉麻痹。治以祛邪清脑、豁痰开窍、调阴阳兼扶正。"井主心下满",是临床治疗神志错乱的要穴,具有醒神开窍、激发经气、扶正祛邪、解毒扶正的作用。故选用足少阴肾经井穴涌泉为主穴治疗,能收到较好疗效。

(2)从足少阴经治疗少阴头痛:按照经络辨证,头痛通常分为阳明头痛、少阳头痛、太阳头痛和厥阴头痛,但是临床上,还有一部分头痛患者与足少阴肾经有关,当从足少阴肾经诊治。

🌀**典型病例**①

徐某,男,44 岁。1991 年 7 月 27 日就诊。4 月前,睾丸被击,瘫软在地 10 余分钟,以后即感头昏、腰膝酸软,耳鸣,潮热,上半身易汗,睾丸有阴冷感。1 月来,每房事射精后头痛欲裂,需小时许方能缓解,痛苦难言。舌红有紫气,苔薄,脉细弦。辨证为肾精亏虚夹气滞血瘀。治以滋阴益肾,行气活血。处方:生地黄、熟地黄各 15g,山萸肉、白芍各 12g,泽泻、阿胶、怀牛膝、川芎、杜仲各 10g,乳香、没药、甘草各 5g,肉桂 2g,橘核 6g,益母草、葛根、茯苓、磁石各 20g。服药 5剂,诸症明显好转,并试同房一次,射精后头痛未作。继进原方 10 剂巩固疗效,并嘱其节制房事。随访至今,未复发。

按语:虽然当代临床经络辨证,无少阴头痛类型,但是,在古代文献中不乏记载,如"少阴经头痛,三阴三阳经不流行而足寒,气逆为寒厥,其脉沉细,麻黄、附子、细辛为主"(《兰室秘藏·头痛门》);"心疼烦闷,头痛,痛连胲骨,少阴症也"(《症因脉治·头痛论》)。故当重视"少阴头痛"的存在。本案患者,睾丸被击,瘫软在地。外伤致气滞血瘀,阻塞精窍,精之藏失司,肾精耗损;又惊恐伤肾,共同导致肾精亏虚,出现腰膝酸软、耳鸣等症。而脑为髓海,肾精之濡养,脑海空虚则头痛,房事射精后肾精耗伤更著,故出现每射精后头痛欲裂。肾精亏虚则阳无所依,虚阳上越,故见潮热、上半身易汗、舌红;不能下温阴器,而睾丸阴冷。本案治疗中,用生地黄、熟地黄、山萸肉、白芍、泽泻、杜仲、阿胶以滋阴益肾泻虚火;益母草、怀牛膝、川芎、乳香、没药、橘核行气活血;怀牛膝引火下行;肉桂引火归元;葛

---

①王小芳. 射精后头痛案[J]. 四川中医,1993(3):33.

根引药上行并缓解头痛;磁石镇心安神而收敛。诸药共奏良效。

（3）足少阴肾经与耳的联系:肾开窍与耳,两者的联系主要通过足少阴肾经实现。

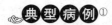

吴某,男,54岁,为患有慢性病的经络敏感人。患者坐位,取足少阴井穴,用0.5寸长毫针,以轻度手法运针。观察到在四肢与躯干的感传路线与古典文献记载相符。远传于耳廓上的感传有麻、胀、热等感觉,宽度约2mm左右,路线曲折返还均十分清楚。笔者嘱患者以食指将感传路线依次指出,经细致观察、反复核实、多次校正后,将耳廓感传路线用文字记录如下。

足少阴井穴的刺激感传到达俞府后,继续上行,经气舍、水突、人迎、大迎、颊车、下关抵听宫,转及听会,斜行于耳廓屏间切迹的外下缘,绕耳甲腔和耳甲艇外侧上行,至对耳轮下脚内缘,转入三角窝内侧,经对耳轮上脚内上缘,斜经耳舟外侧下行至其下端,复沿耳舟内侧辗转而上,横过对耳轮,绕耳轮内侧,越耳轮脚尖端,经耳甲腔入外耳道内。两侧足少阴井穴在耳廓上的路线图,恰似"镜像"。

按语:《灵枢·脉度》有"肾气通于耳"的记载,《难经·四十难》也有"耳者,肾之窍"的记载,五脏与五官的联系中,也是肾与耳相应,但是《灵枢·经脉》的十二经脉循行记载中并没有肾与耳直接联系的阐述和记载,也无病候体现。本案患者在针刺足少阴肾经井穴后,出现了循足少阴肾经的向上传导,并达到俞府,然后借助足阳明胃经在颈部和面部的腧穴和经脉到达耳前入耳。由此可见,肾与耳的联系和贯通,主要通过足少阴肾经来实现的,在颈部和面颊部与足阳明胃经有关。

（4）从足少阴肾经治疗舌强不语症:舌强不语是中风重症常见的症状,患者非常痛苦,且治疗比肢体瘫痪更加困难。《黄帝内经》有"肾足少阴之脉……循喉咙,挟舌本"(《灵枢·经脉》)、"足少阴之正……直者,系舌本,复出于项,合于太阳"(《灵枢·经别》)等记载,提示了足少阴肾经与舌的密切联系。临床上当出现舌强不语等病症时,可以从足少阴肾经进行治疗。

🌀临床报道②

文洪等在临床上,应用远治和近治相结合,以廉泉为主治疗舌强不语,取得较好疗效。近治取廉泉,操作时让患者取低枕仰卧位,用0.35mm×50mm毫针

---

①尉迟静.针刺足少阴井穴感传远达耳廓一例报道[J].上海针灸杂志,1983(3):43.
②文洪,郭媛媛.远治和近治相结合治疗舌强不语[J].上海针灸杂志,1996(2):29.

从舌骨上缘正中进针,向舌根方向刺入1~1.5寸;捻转行针,以患者感觉舌麻为好。留针20分钟左右。远部选用足太阴脾经的三阴交和足少阴肾经的涌泉。

按语:舌强不语与舌头的强直歪斜有主要关系。舌通过经脉与肾、心、脾关系最为紧密。肾经循喉咙挟舌本;心开窍于舌,心经的络穴通里系于舌根;脾经挟咽、连舌本、散舌下。因此,临床治疗舌强不语要以消除强直歪斜为主要目标,才恢复舌头的正常功能,其中,采用循经近治和远治相结合治疗,取得较好临床疗效。

局部取廉泉。该穴又称"舌本"(《铜人》)、"本池"(《针灸甲乙经》称),属任脉穴,又为任脉阴维脉交会穴。而《灵枢·根结》指出"少阴结于廉泉",提示足少阴肾经与廉泉有直接的密切关系,针刺廉泉能生津养液,固护阴气,调整舌本,舒通气机。

远部取足太阴脾经的三阴交和足少阴肾经的涌泉。三阴交又是肝、脾、肾三经的交会穴,补脾之中兼顾肝肾,且足太阴脾经和足少阴肾经都与舌本相连,针三阴交可谓一举多得。涌泉为足少阴肾经的井穴,一方面具有主降一切、醒脑开窍的作用,另一方面通过足少阴肾经与舌本直接沟通,使上下气机平衡通畅而达到良好的治疗效果。

临床报道[①]

孟宪坤依据自己的临床观察和经验,在古人"肾经不语"认识的基础上,进一步阐述,足少阴肾经循喉咙,挟舌本,若肾水匮乏,不能上达濡养舌本,则致舌强不语,即"肾经不语";临床上还可以进一步分为肾阴虚和肾阳虚两型。肾阴虚者兼见口干舌燥,咽喉肿痛,腰膝酸软,舌瘦无苔,脉细数。治当壮水之主,以制阳光。针刺选用廉泉、金津、玉液、列缺、照海、涌泉、然骨、三阴交、太溪等穴。运用轻柔清凉补法,达到清虚热、滋补肝肾的目的。药用六味地黄汤加减。肾阳虚者,兼见鸡鸣腹泻,或二便失禁,腰膝酸软,精神委靡,男子肾精枯冷,女子子宫脱垂,舌体胖大,苔薄白或灰黯,脉微细。重症则见反目、遗尿、口开、舌卷、手撒等脱绝危象。治当益火之源,以消阴翳。灸神阙(隔盐、隔姜灸均可)、气海、关元、肓俞、命门等穴。再针刺百会、足三里、内关、公孙。运用温补手法,达到益火补肾的目的。药用地黄饮子、独参汤等,或用金匮肾气丸研化服用。

病案一(肾阴虚证)
梁某,男,67岁。1991年11月10日因右侧肢体活动不利、视物不清月余,

---

①孟宪坤.中风不语针灸证治心得[J].中医杂志,1992(11):21-23.

以"中风"急诊入院。诊见:右侧肢体活动不利,视物不清,语言謇涩,躁动不安,坐而欲起,常想入厕,但又不得便溺,半日多达 20 余次。入夜不寐,坐卧不安,胸闷憋气,纳少,小便色黄,大便不畅。查体:神志尚清,双鼻侧偏盲,右口角轻度下垂,右鼻唇沟变浅,右侧肌张力增高,右侧肌力 0 级,轻瘫试验(一),右膝腱反射活跃,右侧皮肤深浅感觉减弱,右霍氏征(十),右巴氏征(十)。舌质嫩黯红、苔少,中部剥脱,脉弦滑无力。CT 示:桥脑、基底节及室旁多发性脑梗死,左侧脑室扩大。辨证:肝肾阴亏,瘀血闭阻。治以滋补肝肾,活血化瘀。针刺廉泉、金津、玉液、列缺、照海、神庭、本神、涌泉、然骨、三阴交、太溪。轻柔刺激,凉开补法。留针 30 分钟,每日 1 次。处方:生地黄 10g、山萸肉 10g、山药 10g、泽泻 10g、茯苓 10g、牡丹皮 10g、丹参 10g、麦冬 10g、玄参 10g、赤芍 10g、枣仁 10g、甘草 6g。水煎服,日 1 剂,分 2 次服。住院月余,患者吐字清晰,小便正常,入睡安静,肢体活动近正常而出院。

病案二(肾阳虚证)

赵某,男,63 岁。1991 年 6 月 13 日初诊。患者右侧半身不遂 3 个月。素有低血压病史 10 年。3 个月以前,因劳累过度而发病,诊为多发性脑梗死,在省医院治疗,病情稳定后,来京就医。诊见:右半身不遂,不能行走,凭车推入诊室,时有头晕,言语謇涩,面色无华。右腿阵发性抽动,入夜加重。大便溏泄,每日少则 5 次,多则 10 次以上,有时二便失禁,纳食尚可。查体:神清合作,右侧肢体肌张力不高,肌力上下肢均为Ⅱ级,腱反射较左侧活跃。病理征:右霍氏征(十),巴氏征(十)。血压:100/60mmHg,舌质紫黯、苔薄灰,脉微细。证属肾阳虚,血脉空虚所致,治以温补肾阳,养血活血。置神灯于神阙、气海、关元、育俞区,30 分钟。灸曲池、足三里、上下巨虚各 10 壮。再针百会、肾俞、命门,用温补手法,留针 30 分钟,每日 1 次。药用金匮肾气丸,早晚各服 1 丸,肉果四神丸,早晚各服 9g。治疗近 1 个月,言语较前流利,搀扶下可以行走,下肢抽动消失,大便日行 1 次,病情大有好转,带药回原籍治疗。

按语:清代医家程国彭有"肾经不语,则腰足痿痹,或耳聋遗尿"(《医学心悟》)的阐述,不仅提示了分经辨证的类型,而且还指出了"肾经不语"的临床特点。两个案例,分别提示了"肾经不语"还有阴阳的不同,临诊需要仔细分别为宜。

(5)从足少阴肾经治疗齿病:《黄帝内经》有"肾主骨,齿为骨之余"的记载。肾在体为骨,牙齿属骨骼的一部分,牙齿与骨同出一源,由肾中的精气所充养,故《杂病源流犀烛·口齿唇舌病源流》有"齿者,肾之标,骨之本也"的记载。我们还可以从牙齿的生长、发育、枯槁、脱落,知道与肾中精气盛衰的关系。肾中精气不足,则牙齿易于松动,甚至早期脱落,故《黄帝内经》有"女子七岁,肾气盛,齿更长……三七,肾气平均,故真牙生而长极;四七,筋骨坚,发长极,身体盛壮……丈夫八岁,肾气实,发长齿更……三八,肾气平均,筋骨颈强,故真牙生而长极;四八,筋骨隆盛;五八,肾气衰,发堕齿槁……七八,肝气衰,筋不能动,天癸竭,精少,肾脏衰,形体皆极;八八,则齿发去"(《素问·上古天真论篇》)。因此,临床中可以从足少阴肾经诊治口腔牙齿疾患。

🌿典型病例①

汪某,女,37岁,工人,门诊号60196。1960年3月14日初诊。患者怀孕已经9个月,近半月来左上侧白齿阵痛如掣,昼轻夜重,曾经服西药优散痛等消炎镇痛药及中药玉女煎去牛膝、清胃散等方,亦无效;并在当地针灸二次(据患者指点所针部位,可能系针合谷、颊车、三阴交、内庭等穴)痛仍未止,乃来门诊。就诊时正值阵痛之时,经检查,体温正常,无龋齿,面颧有红光,如饮酒微醺之状,脉象两寸关脉均濡软,尺脉长大有余,但重按则觉指下游离无力,舌苔薄白、二边微黄。询问知大便素来干燥,近时微溏(可能系多服地黄石膏之故)。故滋水涵木,柔肝育阴,以引火下降之法施治,乃为针补太溪(双)、复溜(双),泻睛明(双)、行间(双),针后10分钟疼痛已止,又留针20分钟,未再作痛,乃出针。为防止再发,按前方去睛明,又连针2日而愈。

按语:患者怀孕9个月,乃少阴司胎之期,肾阴易虚,盖齿虽属阳明,而其根则属少阴。故本案属于胎火齿痛,病源于肾。病机为肾水不足、肝火上燔,故主取肾经太溪、复溜。一为肾经原穴,一为肾经母穴,皆能补水,而益肾阴,乃治其本;配取行间,泻木火之火得以下降;而睛明为乃手足太阳、足阳明及二蹻五脉交会之穴,针之使机体之阴阳得以协调,疼痛亦可随之而止。

(6)从足少阴肾经诊治便秘:便秘是一种临床常见病证,可表现为排便次数减少、排便困难或排不尽感,粪便干结坚硬三种排便障碍中的任何一项或组合,通常以排便频率减少为主,一般每2~3天或更长时间排便一次即为便秘。

🌿临床报道②

王灵枢等针刺足少阴肾经腧穴治疗便秘并进行疗效观察。55例便秘患者,按数字表随机分为治疗组和对照组。治疗组30例,其中男12例,女18例;对照组25例,其中男14例,女11例。治疗组取足少阴肾经的石关、肓

①盛燮荪,凌煦之.针灸"同病异治"一得(附齿痛病案二则分析)[J].江西医药,1963(12):30.
②王灵枢,陈艳明,崔海.针刺足少阴肾经治疗便秘疗效观察[J].辽宁中医杂志,2006(7):881-882.

俞、中注、交信、太溪、大钟、涌泉。操作手法:石关、肓俞、中注用 30 号 1 寸不锈钢毫针直刺 0.5 寸;交信、太溪、大钟、涌泉用 30 号 0.5 寸不锈钢毫针直刺 0.2~0.3 寸,冷秘留针 30 分钟,热秘疾刺不留针,虚秘用补法,实秘用泻法。前 3 日每日治疗 1 次,后隔日治疗 1 次,总疗程为 10 天。根据《国家中医药管理局》1994 年颁布的《中医病证诊断疗效标准》,治疗组病例中,治愈 20 例,好转 8 例,未愈 2 例,总有效率为 93.3%;对照组 25 例,分别为 11 例、6 例、8 例,总有效率为 68%。

按语:中医认为,大肠为传导之官,便秘可以由大肠传导失司所直接导致。尽管如此,大便的排泄还需要依赖于肾气的充足。肾为先天之本、元气之根,五脏之阳非此不能发,五脏之阴非此不能滋,也只有肾之摄纳正常,大肠才得以向下传化糟粕。《灵枢·五邪》有"邪在肾,则病骨痛,阴痹,腹胀,腰痛,大便难,肩、背、颈、项痛,时眩,取之涌泉、昆仑,视有血者尽取之"的记载,便秘即是肾有邪的一个证候。故《杂病源流犀烛·大便秘结源流》直接提出"大便秘结,肾病也。肾主五液,津液盛则大便调和"的观点;明代医家李中梓直接有"大便秘结,专责之少阴一经"的阐述。故当便秘中有肾之或阴或阳不足之时,当从足少阴肾经诊治。

据《针灸大成》记载,足少阴肾经有 7 个腧穴对治疗便秘有效,包括石关主"大便不通",肓俞主"大便燥,腹满,响响然,不便",中注主"大便坚燥不利",交信主"大小便难",太溪主"大便难",大钟主"腹满,便难",涌泉主"腰痛,大便难"。其中,石关、肓俞、中注为足少阴与冲脉之交会穴,可行气降逆;交信为足少阴与阴跷脉交会穴、阴跷脉郄穴,可益肾气、理下焦;太溪为足少阴经输穴、原穴,可滋阴益肾,清热生津;大钟为足少阴络穴,可补益肾气;涌泉为足少阴肾经之井穴,可引气下行,降逆泻热。诸穴共奏良效。

(7)从足少阴肾经诊治泄泻:泄泻为临床常见病,中医古籍中有"时气泄泻"、"五泄"、"伤寒下利"、"食痰气泄"、"脾肾虚泻"等多种类型。另外,中医理论还指出,肾开窍于前后二阴,司二便。粪便的排泄,本是大肠传化糟粕之功能,但也与肾之气化有关:当肾阳虚损时,则气化无权而致阳虚泄泻;肾封藏失司,则久泄不止。故慢性泄泻之病变,除与足太阴脾经有关外,主要责之于肾。因肾主五更之时,而阳气适时当盛不盛,阴寒及剧,故黎明之前腹部作痛,肠鸣即泻,即出现"五更泄"。

钱小燕[①]探讨泄泻的经络辨证时指出,泄泻病史较久,超过 2 个月者,即为慢性泄泻。此时邪不盛而正气尚虚,其病变经络主要在脾、肾二经。脾虚泄泻,

---

[①]钱小燕.泄泻的经络辨证探讨[J].辽宁中医杂志,1995(8):344-345.

以大便时溏时泄、溏多于泄、病程长等为特点。肾虚泄泻,以肾阳虚之"五更泄"多见,其脉诊以尺脉沉为特点。肾虚泄泻,多见于西医学之慢性肠炎、肠结核等。慢性肾虚泄泻绝大部分为肾阳虚所致,但临床上也可见到少数肾阴虚之慢性泄泻,究其病机,主要是长久、频繁泄泻,肾阳虚衰,阳损及阴及严重脱水,使机体阴液亏耗所致,此类泄泻必须阴阳双补。对于慢性泄泻属肾阳亏虚者,应配以关元、命门、肾俞,针灸兼施,以温助肾阳而止泻;对于病程较长、泄泻不止、次数频繁的慢性泄泻,因其大量脱水,阴液耗损而出现肾阴虚,则应配以太溪、关元,并视肾阴亏损的程度,配以中药熟地黄,以滋补肾阴,对于肾阴虚严重者,熟地黄可用至 50~100g。

(8)推拿足少阴肾经腧穴可以促进骨折早期愈合:《黄帝内经》有"肾主骨,藏精气,精生骨髓"的记载。故骨受到损伤后,必然伤髓,骨髓既伤,内动于肾,因而引起肾的功能失调,并在肾所属的经络上反映出来。而肾气充足,又可以促进骨代谢,加快骨损伤的修复和愈合。

吴建[①]采用肾经的敏感穴位推拿,治疗了 10 例经整复固定后的骨折患者。治疗时,取阴谷(双);配照海(双)、大钟(双)。患者骨折整复固定后,患者取坐位或俯卧位,医生用双拇指指腹在患者双侧的上述主穴和配穴分别施以按、揉等手法,以患者感酸、重、胀、痛为度。每次 10 分钟,间日 1 次。

典型病例

病案一(右肱骨干骨折)

朱某,女,15 岁,学生。系右肱骨干中 1/3 骨折,经整复固定后,在双侧的阴谷、照海、大钟等穴进行推拿;次日其疼痛、肿胀均消失。以后隔日 1 次,共施行了 9 次,治疗时间为 17 天。经 X 线片检查证实:骨折部无压痛及纵向叩击痛,局部无异常活动,骨折线模糊,连续骨痂已通过骨折线,属临床治愈。

病案二(左胫腓骨干骨折)

钟某,男,17 岁,社员。系左胫腓骨干下 1/3 骨折,经整复固定后,推拿按摩阴谷、照海、大钟等穴后;次日肿胀、疼痛均消失。共进行了 14 次,治疗时间为 30 天。根据临床及 X 线片检查,骨折已属临床愈合。

按语:"肾主骨",肾的功能直接影响骨的代谢。骨折后的修复和愈合,需要依赖于肾气的濡养和肾精化髓的滋养。在骨折整复固定后,配合足少阴肾经双腘部的合穴(阴谷)和其他敏感穴位进行推拿治疗,从而激发足少阴肾经经气,疏通经络、调和气血,并扶助肾气,增强气血对骨的濡养,为损伤的骨组织提供再生

---

①吴建. 推拿肾经穴促进骨折早期愈合[J]. 四川中医,1983(6):47.

修复必需的物质基础,促进了骨折的早期愈合。

（四）足少阴外循肢节病症治要与验证

（1）从足少阴肾经治疗腰椎间盘突出症：腰椎间盘突出症是腰椎椎间盘损伤所致,临床尤其是以 L_{4-5},L_5～S_1 椎间盘损伤为多。足少阴肾经循行有"上股内后廉,贯脊,属肾,络膀胱"（《灵枢·经脉》）。故腰椎间盘突出症的发生与足少阴肾经关系密切。

腰椎间盘突出症临床主要腰痛为特征,和（或）伴有下肢疼痛。自《黄帝内经》时代的医家就已经认识到,腰痛也是足少阴肾经的主要病候之一,如有"肾胀者,腹满引背,央央然,腰髀痛"（《灵枢·胀论》）；"足少阴之别……虚则腰痛"（《灵枢·经脉》）；"阳病者腰反折不能俯,阴病者不能仰"（《灵枢·经筋》）；"腰者,肾之府,转摇不能,肾将惫矣"（《素问·脉要精微论》）等记载。从临床治疗而言,则有"足少阴令人腰痛引脊内痛,刺足少阴内踝下二痏"（《素问·刺腰痛》）等记载。

王力平[1]总结腰椎间盘突出症主要与督脉、足太阳膀胱经、足少阳胆经和足少阴肾经有关。其中足少阴肾经有关的患者,临床表现以腰腿痛缠绵日久、萎软无力为主症,常常伴有腰部酸痛,下肢内后侧痛、厥冷,病情反复发作,常见舌淡苔白、脉弱。多因阳气不足、劳役伤肾,表现为肾阳不足证。针灸推拿取穴于肾经的然谷、太溪、大钟、复溜。中药以补益肾阳为法,以肾气丸、右归丸加减。

此外,古人有"腰为肾之府,肾与膀胱互为表里"（《景岳全书》）的经验总结,提示临床诊治腰椎间盘突出症时,要注意足少阴肾经和足太阳膀胱经相互为患的复杂病情,当相互为治。

临床报道

邵志刚[2]运用电针足少阴经筋治疗下段腰椎间盘突出症 33 例,并进行临床观察。治疗取股内筋（体表进针点位于股内收肌上段腱性隆起后的凹陷处）、腰下段夹脊。每次仅取患侧或症状较重一侧,股内筋穴位。操作时,患侧在下的斜俯卧位,患侧下肢伸直,健侧下肢屈曲。以左侧为例,取穴时医者从患者后方将右手拇指端置于承扶,其余四指与拇指呈 90°放于内收肌键处,于中环指缝间取中间穴点,其上下 1 寸处各取 1 个穴点。针刺方法：此三个穴点进针方法相同,取 2.5～3 寸 28 号毫针从体表向前刺入隆起的键性组织；刺入肌键时的阻力稍大,针感较强；夹脊采用斜刺。每次治疗共 4 针,得气后接中频治疗仪电极于针身,强刺激（以患者能勉强耐受为度）5 分钟出针。针后鼓励患者随即下床行走

---

①王力平. 腰椎间盘突出症的经络辨证[J]. 中国骨伤,2009（10）：777-778.

②邵志刚. 电针足少阴经筋治疗下段腰椎间盘突出症临床观察[J]. 河南中医,2004（1）：61-62.

或弹跳,每日 1 次,3 次后停止治疗。对照组取腰下段夹脊、秩边、环跳、殷门、委中、承山、阳陵泉、飞扬、昆仑。夹脊针刺方法与治疗组相同,余穴直刺 1～3 寸,得气后接中频治疗仪,中等刺激,每次 30 分钟,每日 1 次,10 天为 1 个疗程,连续治疗 1～3 个疗程。两组治疗期间停用其他疗法,均于停止治疗后 6 月追访其疗效。结果表明,治疗组远期治愈率(6 个月)和有效率分别为 54.55% 和 87.88%,而对照组分别为 21.21% 和 72.73%,提示电针足少阴经筋治疗的优势很明显。

按语:足少阴经筋"并太阴之筋而上循阴股,结于阴器,循脊内、挟膂,上至项,结于枕骨,与足太阳之筋合。其病,足下转筋,及所过而结者皆痛及转筋……在外者不能俯,在内者不能仰。故阳病者腰反折不能俯,阴病者不能仰"(《灵枢·经筋》),足少阴经筋分布与下肢股内收肌、腰椎等有关,证候中出现腰痛伴活动受限;尤其是"所过而结者皆痛及转筋",与根性坐骨神经痛的临床表现相一致,故作者从足少阴经筋入手诊治腰椎间盘突出症。通过临床观察,也提示了对腰椎间盘突出症导致的腰部筋伤有较好的治疗效果。本研究的临床治疗,主要针对经筋等软组织操作,与一般针刺选用"溪谷""分肉"等肌肉肌腱旁的腧穴,是明显不一样。如何针对性选择组织进行针刺的治疗,是今后一个重要课题,也是进一步研究足少阴经脉和经筋差异所需要做的。

(2)从足少阴肾经治疗跟骨痛:跟骨痛是以跟骨部位疼痛为主要特征的一类疾病。由于跟骨在长期行走站立受到各种方向应力,引起跟骨周围肌肉、肌腱、滑囊、脂肪垫退变以及跟骨内压改变,表现为跟骨周围疼痛的一系列临床症状。导致跟骨痛的原因主要有跟骨骨刺、足底跖腱膜炎、足底脂肪垫萎缩等。临床上主要通过查体、相应的辅助检查如 X 光片,明确诊断,针对性的治疗。

🌸 临床报道[①]

刘广台运用补肾通经活络法治疗跟痛症 34 例,其中男性 19 例,女性 15 例;年龄最大者 71 岁,最小者 39 岁,平均年龄 52.5 岁;病程最长者 4 年 3 个月,最短者 12 天;单侧跟痛症 18 例,双侧跟痛症 16 例;追询有外伤史者 5 例;跟骨 X 光摄片,见有不同程度的骨质增生者 10 例。治疗内服补肾健步汤:菟丝子、枸杞子、补骨脂、骨碎补、炒龟甲各 15g,当归、川芎、续断、杜仲各 12g,木瓜、牛膝各 10g。气虚加黄芪 15g,有湿者加泽泻 15g。每日 1 剂,水煎服。同时外用活血止痛膏,或消炎镇痛膏加本院自制五雷丹少许,贴跟痛处,每日或隔日更药 1 次,10 天为 1 疗程,每个疗程结束,停止贴药 2 天,然后再行下一个疗程。治疗结果痊

---

①刘广台. 补肾通经活络法治疗跟痛症 34 例[J]. 中医临床与保健,1960(3):21-22.

愈者 18 例,好转者 14 例,不显效者 2 例。疗程最长者 45 天,最短者 10 天。

按语:跟骨痛的发病原因,西医学尚未十分清楚,可能与跟骨周围软组织病变有关,也有人完全归罪于"跟骨骨刺"。跟骨部位属足少阴肾经分布,中医认为,房劳伤肾,老年肾气不足,或素体虚弱,劳累过度等,损其肾,累及足,致肾气不足,经脉痹阻,血行不畅,都是跟骨痛的主要病因。尤其是中老年患者,多责之于肾,多从足少阴肾经诊治,补肾之法多用。

临床报道①

王宁等从足少阴肾经取穴,针灸治疗跟腱炎获得较好疗效。一般急性患者予针灸患侧太溪、大钟、复溜透绝骨,施用泻法;慢性患者,针灸时取以上穴位加然谷,施用补法。均留针 30 分钟,每 5 分钟行针 1 次,每日 1 次,6 次为 1 个疗程。临床观察 20 例病者中,急性 1 个疗程,慢性 1～3 个疗程后均治愈,治愈率达 90%,有效率达 99%。其中病史达 1 年余的 1 例患者,治疗 3 个疗程后仅存隐痛。

按语:跟腱炎主要是指跟腱周围的脂肪组织、腱膜和跟腱下滑囊,因受到外伤和劳损引起的炎性改变。常由挤压、撞击或弹跳、跑步等用力过猛,或由于长距离跑步、行走劳损致使跟腱本身及肌腱周围出现充血、渗出、增生、粘连、变性等改变,甚至跟腱下滑囊也受累。跟腱炎系属中医"伤筋"范畴,为跟骨痛的常见类型之一。正常情况下,诸筋各守其位,协调全身肢体活动。气血充足,则筋骨顽强和关节清利。若因跌扑闪挫、虚劳、风寒湿邪侵袭跟腱,破坏了"骨正筋柔"的常态,则造成本病。其中足少阴肾经经气不畅和肾气不足,可以是本病发生的基础和根本原因。临床常采用局部封闭治疗,但部分病例却较难起效,严重者行走、上下楼梯都困难。中医从足少阴肾经诊治,可以获得较好疗效。本研究取肾经之原穴太溪、肾经之络穴大钟,肾经之经穴复溜透绝骨,从而达到补肾壮骨、活血壮筋的目的。临床结果提示从足少阴肾经论治跟腱炎有显著疗效。

四、足少阴肾经理论的古代临床应用

(1)《黄帝内经》对肾和肾经病候的认识和记载:《黄帝内经》对肾和肾经病候的论述颇多。如:

"丈夫八岁,肾气实,发长齿更……五八,肾气衰,发堕齿槁……七八,肝气衰,筋不能动,天癸竭,精少,肾藏衰,形体皆极"(《素问·上古天真论》)。

---

①王宁,敖学艳. 针灸从肾经论治跟腱炎 20 例[J]. 中国自然医学杂志,2000(3):147-148.

"头痛巅疾,下虚上实。过在足少阴,巨阳,甚则入肾"(《素问·五藏生成》)。

"黑,脉之至也,上坚而大,有积气在小腹与阴,名曰肾痹,得之沐浴清水而卧"(《素问·五藏生成》)。

"腰者肾之府,转摇不能,肾将惫矣"(《素问·脉要精微论》)。

"是以夜行则喘出于肾,淫气病肺……度水跌仆,喘出于肾与骨"(《素问·经脉别论》)。

"病在肾,愈在春,春不愈,甚于长夏,长夏不死,持于秋,起于冬,禁犯焠焫、热食、温灸、衣。肾病者,愈在甲乙,甲乙不愈,甚于戊己,戊己不死,持于庚辛,起于壬癸。肾病者,夜半慧,四季甚,下晡静。肾欲坚,急食苦以坚之,用苦补之,咸写之"(《素问·藏气法时论》)。

"肾病者,腹大胫肿,喘咳,身重,寝汗出,憎风;虚则胸中痛,大腹小腹痛,清厥意不乐。取其经,少阴、太阳血者"(《素问·藏气法时论》)。

"五日少阴受之,少阴脉贯肾络于肺,系舌本,故口燥舌干而喝"(《素问·热论》)。

"肾热病者,先腰痛、箭痠,苦喝数饮,身热,热争则项痛而强,箭寒且痠,足下热,不欲言,其逆则项痛员员澹澹然;戊己甚,壬癸大汗,气逆则戊己死。刺足少阴、太阳"(《素问·刺热》)。

"温疟者,得之冬中于风,寒气藏于骨髓之中,至春则阳气大发,邪气不能自出,因遇大暑,脑髓烁,肌肉消,腠理发泄,或有所用力,邪气与汗皆出,此病藏于肾,其气先从内出之于外也"(《素问·疟论》)。

"肾疟者,令人洒洒然,腰脊痛,宛转,大便难,目眴眴然,手足寒,刺足太阳、少阴"(《素问·刺疟》)。

"肺移寒于肾,为涌水,涌水者,按腹不坚,水气客于大肠,疾行则鸣,濯濯如囊裹浆,水之病也……肺移热于肾,传为柔痓"(《素问·气厥论》)。

"肾咳之状,咳则腰背相引而痛,甚则咳涎……肾咳不已,则膀胱受之,膀胱咳状,咳而遗溺"(《素问·咳论》)。

"肾风之状,多汗恶风,面瘣然浮肿,脊痛不能正立,其色炲,隐曲不利,诊在肌上,其色黑"(《素问·风论》)。

"肾痹者,善胀,尻以代踵,脊以代头"(《素问·痹论》)。

"肾气热,则腰脊不举,骨枯而髓减,发为骨痿"(《素问·痿论》)。

"少阴脉贯肾络肺,今得肺脉,肾为之病,故肾为腰痛之病也"(《素问·病能论》)。

"人有重身,九月而瘖……胞络者系于肾,少阴之脉,贯肾系舌本,故不能言"(《素问·奇病论》)。

"有病厖然如有水状,切其脉大紧,身无痛者,形不瘦,不能食,食少……病生在肾,名为肾风。肾风而不能食,善惊,惊已,心气痿者死"(《素问·奇病论》)。

"入中为瘖者,阳盛已衰,故为瘖也。内夺而厥,则为瘖俳,此肾虚也"(《素问·脉解》)。

"肾盛怒而不止,则伤志,志伤则喜忘,其前言腰脊不可以俯仰屈伸,毛悴色夭,死于季夏"(《灵枢·本神》)。

"肾藏精,精舍志,肾气虚则厥,实则胀,五藏不安"(《灵枢·本神》)。

"肾足少阴之脉……是主肾所生病者,口热,舌乾,咽肿,上气,嗌乾及痛,烦心,心痛,黄疸,肠澼,脊股内后廉痛,痿厥,嗜卧,足下热而痛……灸则强食生肉,缓带披发,大杖重履而步"(《灵枢·经脉》)。

"邪在肾,则病骨痛,阴痹。阴痹者,按之而不得,腹胀,腰痛,大便难,肩背颈项痛,时眩。取之涌泉昆仑,视有血者,尽取之"(《灵枢·五邪》)。

"肾胀者,腹满引背,央央然腰髀痛"(《灵枢·胀论》)。

"肾病者,颧与颜黑"(《灵枢·五阅五使》)。

"肾气盛,则梦腰脊两解不属"(《灵枢·淫邪发梦》)。

"肾小则藏安难伤。肾大则善病腰痛,不可以俯仰,易伤以邪。肾高则苦背膂痛,不可以俯仰。肾下则腰尻痛,不可以俯仰,为狐疝。肾坚则不病腰背痛。肾脆则苦病消瘅易伤。肾端正则和利难伤。肾偏倾则苦腰尻痛也"(《灵枢·本藏》)。

(2)《丹溪心法》列举足少阴肾经见证:"面如漆,眇中清,面黑如炭,咳唾多血,渴,脐左、胁下背肩髀间痛。胸中满,大小腹痛,大便难,饥不欲食,心悬如饥,腹大,颈肿,喘嗽,脊臀股后廉。脊中痛,脊股内后廉痛,腰冷如冰及肿。足痿厥,脐下气逆,小腹急痛,泄,下肿,足胻寒而逆,肠澼,阴下湿,四指正黑。手指清厥,足下热,嗜卧,坐而欲起,冻疮,下痢,善思,善恐,四肢不收,四肢不举"(《丹溪心法·十二经见证》)。

(3)《外科正宗》将"黑靥疔"列入足少阴肾经病候:"毒瓦斯发于肾经者生为黑靥疔。其患多生耳窍,胸腹、腰肾偏僻软肉之间,其发初生黑斑紫泡,毒串皮肤,渐攻肌肉,顽硬如疔痛,彻骨髓;重则手足青紫,惊悸沉困,软陷孔深,目睛透露,此等出于肾经之病也"(《外科正宗·卷二·疔疮论》)。

(4)《外科正宗》将"黑色疔疮"认为是肾经之毒:"一监生中年妻丧,继娶幼室,乃娇态人也。自服补肾助阳之药,以致肾水受伤,不能上制心火,左颧发生一泡,先紫后黑,麻木不知痛痒。凡黑者,肾经之毒也,其毒岂浅?且喜疮之四边尚未走散,此犹可取。随用针刺疔上,量别药不济其事,用冰蛳散浓糊作条插入患孔,用糊纸密封,勿令泄气。朝服加减八味丸以滋肾水,午服盖气养荣汤接补真气以滋不足,晚用琥珀蜡矾丸护心解毒。候至十一日外,疔根与药结成一块,根据期脱落,次用生肌敛口,补助调理脾胃之剂,二十日而愈。后因此公不慎调理,失于保节,几及三年,复成虚损劳瘵而殁"(《外科正宗·卷二·疔疮论》)。

(5)《外科精要》有"发背脑疽"为肾经病候的记载:"盖发背脑疽,皆由肾经湿热,虚火上炎,中传恶症;若非加减八味丸滋肾水以制心火,补中益气以生化源,欲望其生,难矣"(《外科精要·卷下·论痈疽发热属肾虚》)。

(6)《医学纲目》有"风湿客于肾经"的记载:"风湿客于肾经,血脉凝滞,腰背肿疼,不能转侧,皮肤不仁,遍身麻木,上攻头目虚肿,耳内常鸣,下注脚膝重痛少力,行履艰难,项背拘急,不得舒畅"(《医学纲目·卷十二·痛痹》)。

五、足少阴肾经的现代临床见证

(1)循足少阴肾经的临床经络现象:足少阴肾经循行于下肢内侧的后缘,贯脊属肾络膀胱,联络到肝、肺、心等。近年来,有多位学者分别报道了不同类型的与足少阴肾经相关的经络现象病例。

典型病例(沿足少阴肾经丘疹案)[1][2]

张某,女,46岁。左下肢自足底经小腿内侧,过膝内,上沿大腿内侧至大腿根部出现如小米大之丘疹半年。自发现丘疹后,腰骶部感到酸困不适,小便次数明显增加,日达10余次之多。患处皮肤除有瘙痒外,别无不适。检查所见:丘疹淡红,分布均匀,高起皮肤,界限清晰,从足底至内踝以上直到大腿根部,密集连成线状。

治宜补益肾气,宣通经络之痹阻。首针选取肾经原穴太溪(患侧)后,其感应沿肾经循行部位自下而上传导,直至大腿根部,恰为丘疹之布向。二次复诊时,患者告知首针后感应持续24小时不除,察看皮肤丘疹点已大部消失,唯大腿内侧隐约可见。继针太溪,患者感应同前,第3次针刺时,疹点已全部消退;4次针刺后,小便恢复正常,腰酸诸症亦除,病告痊愈。

按语:本病例沿足少阴肾经出现之丘疹,应属可见经络现象。患者下肢内侧皮肤所出现之丘疹的分布和走向,与《灵枢·经脉》记载的足少阴肾经循行路线颇相一致,故此认为,左下肢所出现之丘疹是肾脏功能失调、足少阴肾经经气异常、体内肾脏之病理变化呈现在体表相应部位的一种反映。患者自丘疹发现后,小便频数,多于素常,为肾气虚弱,摄纳无权,小便失约之故;腰为肾之府,腰骶酸困不适,为肾气虚弱所致;沿经出现丘疹,为肾气不足,外邪搏于肌肤,经气不宣,气血痹阻为患。从此案可以知道,足少阴脉与肾脏功能之间存在的密切关系,也

---

①章逢润.针灸医案两则——沿肾经出现丘疹[J].陕西新医药,1978(1):29.
②章逢润.从肾经感传看经络与脏腑肢节的联系[J].陕西中医,1988(5):224-225.

证实了经络具有反映机体内脏异常变化的作用。另一方面,本案在针刺治疗过程中,选用肾之原穴太溪,治疗过程中出现针感之传导,一方面起了较好的通经活络作用,另一方面补益肾气,肾气充盛,经气复常,气血调和,则病自复。

典型病例(沿足少阴肾经紫黑色丘疹案)①

张某,男,42岁。1999年4月25日就诊。主诉左下肢内侧发现一条紫黑色线条至前阴部已2个月。甚感奇异,十分忧虑,要求诊治。查体:左下肢内踝上2寸处,沿腓肠肌内侧缘,可见紫黑色丘疹。高出皮肤表面3mm,宽5mm,融合成线条形,贯穿一紫黑色如珠串线状,从腓肠肌内侧缘上行过膝内侧缘,历半腱半膜肌,经股内后廉入抵前阴。观其他皮色无异常变化,泾渭分明,亦无压痛;患者无任何不适感。舌质坚敛,舌尖部微红,苔薄黄微干,察其脉弦细。

综观舌质、脉象及"肾"经脉轨迹表象呈紫黑串珠状,必有阴虚血滞之内证。古人曰"见微知著"之含义于此也。进一步问其症状,病者说:两足灼热,冬季两足也不盖被,夏季两足需用电风扇吹拂足心方觉舒适,经常全身烘热汗出、心烦、急躁、失眠已数年。辨证归经既明,其病在肾,证属阴虚、心火偏亢。火性急迫,蒸腾阴液于外故心烦易急,汗出,烦躁不宁;心阴无制,心神被扰则心烦、失眠;心火肝木,木火同源,心火亢必及肝木,肝不藏魂,魂不守舍,则梦寐不安。

诊断:失眠(心肾不交)。选用肝脾肾三脉交会的三阴交,手厥阴心包经与阴维脉相通的内关。治疗手法及经过:用迎随补泻法,内关针尖向上,逆其经络而泻之,三阴交针尖向上,随其经络而济之,一上一下,上下呼应,左右交叉,共奏补肝益肾和脾、交通心肾之效。水火既济,病安不愈。每日针1次,每次留针30分钟。隔日复诊,诊见:舌质转正红,脉象弦缓,左下肢足少阴肾经部紫黑色串珠样轨迹消退,仅存留鼠蹊部约10~15cm长若隐若现紫黑色线条状轨迹,珠样突起无,丘状物干萎变平。周身汗出、心烦易激除,失眠多梦大减,两足灼热已愈,睡眠不再伸足露于被外。连针3次,病者告愈。

按语:患者左下肢沿足少阴肾经循行路线出现紫黑色丘疹,为临床少见现象,但与肾有关。虽然患者仅示皮肤变化,无其他相关不适主诉,但是作者依据"有诸内必形之于外"的原理,"见微知著"地发现患者有足底热、烦心、汗出、失眠等证候,归纳出肾阴不足、心火偏亢的病机,并针对性针灸治疗,获得疗效。本案还提示足少阴肾经在心肾相交、水火既济中的重要作用。

---

①张耀春,王玉堂.罕见一例足少阴肾经经络现象与辨证分析[J].中国针灸,2000(5):285-286.

典型病例（沿足少阴肾经黑线案）[①]

黄某,女,30岁,2000年6月因神经衰弱、颈椎病、腰椎间盘突出症(中央型)到广东省中医院二沙分院针灸门诊就治。初诊时双下肢小腿内侧各见一条暗黑色线条。自述发现此现象已10余年,平素局部无异常感觉。长期有神经质、失眠、血管神经性头痛、情绪不稳定、腰骶痛等症状。线条下端从内踝与跟腱之间(太溪)的下方隐现,向上经胫骨内侧后缘(三阴交)的后方,沿腓肠肌内侧缘向上延伸至腘窝横纹内侧端(阴谷)处渐渐隐没。其行经路径基本与足少阴肾经相符,而且双下肢黑线呈对称性,暗黑色线条宽约3mm,粗细一致,无丘疹状突起,所经过皮肤平坦光滑,触摸无异样感,无压痛。

证属心肾不交。

经针灸内关、神门、肾俞、太溪、三阴交、百会、安眠等穴治疗3周余后,症状缓解。双下肢两线条颜色变淡。2001年4月复诊时见双下肢两线条呈黄褐色,所经路径与以前一致,但粗细、颜色深浅不一,时隐时现。线条性状及皮肤质感同前。下端起点及线条宽度与以前一致,但上端于腘窝横纹内侧端下方约5cm腓肠肌内侧缘处隐没,线条较前缩短。双下肢线条仍呈对称性。患者仍有头痛时作,失眠、颈肩痛、腰骶痛较前缓解。继续门诊针灸调治,追踪观察。

按语:患者双下肢对称性地出现沿足少阴肾经的黑线,皮肤表面光滑、无丘疹状突起,触摸无异样感,无压痛。病程10余年,同时患者伴有失眠、血管神经性头痛、情绪不稳定、腰骶痛等症状。沿足少阴肾经的黑线,当与心肾不交有关。针对性治疗,不仅诸症减轻,而且沿足少阴肾经的黑线变淡、变短,病情逐渐好转,从临床诊治证实了初始的判断。

典型病例（沿足少阴肾经黄褐色线案）[②]

杜某,女,53岁,2000年9月因右上肢外伤性神经损伤、腰椎间盘突出症(神经根型)到广东省中医院二沙分院针灸门诊就治。初诊时,左下肢小腿内侧见一条淡黄褐色线条。患者自述以前未注意此现象。有腰椎间盘突出、左腰骶痛及左下肢放射痛5年。1年前因车祸致右上肢神经损伤,术后恢复不理想,而今来针灸康复治疗。自觉左腰骶痛及左下肢放射痛,于车祸后较前加重,平素左下肢外侧有放射痛,内侧局部无异常感觉。线条下端从内踝与跟腱之间(太溪)的稍上方隐现,向上经胫骨内侧后缘(三阴交)的后方,沿腓肠肌内侧缘向上延伸至腘窝横纹内侧端(阴谷)下约3cm处隐没。其行经路径亦基本与足少阴肾经相符。

---

①李勇,李伟雄.临床4例经络现象的报告[J].中国针灸,2002(3):172-175.

②李勇,李伟雄.临床4例经络现象的报告[J].中国针灸,2002(3):172-175.

淡黄褐色线条宽约 2～3mm,无丘疹状突起,所经过皮肤平坦光滑,触摸无异样感,无压痛,患者局部无异常感觉。针灸治疗右上肢神经损伤的同时,取左侧大肠俞、秩边、委中、阳陵泉治疗腰椎间盘突出症 2 周余,症状改善不明显,放弃治疗。左下肢小腿内侧淡黄褐色线条无明显改变。

按语:患者左下肢从自太溪-三阴交-阴谷出现黄褐色线条,符合足少阴肾经在下肢的循行分布路线,当为足少阴肾经可见经络现象。患者出现该现象,可能与腰椎间盘突出、左腰骶痛及左下肢放射痛 5 年有关,1 年前车祸后致左腰骶痛及左下肢放射痛加重,左下肢足少阴肾经循行部位皮肤颜色的变化,提示了足少阴肾经气血不畅、肾气不足等有关系。临床诊治,当以肾和足少阴经为重点。

典型病例(沿足少阴肾经黄褐色线案)[1]

朱某,男,49 岁,2001 年 3 月因颈椎病(椎间盘突出症脊髓型)椎管狭窄在广东省中医院针灸科病房住院治疗。患者以双上肢麻木 6 月,右下肢麻木 4 月,加重伴乏力 1 月余为主诉入院。伴有腹胀,二便不畅,胸腰束带感。体查时在右小腿下段内侧发现一黄褐色线条,从内踝与跟腱之间(太溪)的下方隐现,向上经胫骨内侧后缘(三阴交)的后方,沿腓肠肌内侧缘向上延伸至腓肠肌内侧缘中段渐渐隐没。其行经路径基本与足少阴肾经相符。线条色较淡,粗细不一,宽约 1～3mm。无丘疹状突起,所经过皮肤平坦光滑,触摸无异样感,无压痛,局部与其他患肢比较无特殊感觉。予针灸、中药、神经营养药物、理疗等综合治疗 1 月余,右下肢乏力好转,行走较前灵活,余症状无明显改善,亦未加重。右下肢线条部分边界(下段)泛化,模糊不清,宽度增加,颜色较前变淡。整条线宽窄不一,颜色深浅不一。骨科会诊暂不考虑手术治疗,患者出院门诊调治。

按语:患者右下肢出现沿足少阴循行分布的一段皮肤颜色改变,路径呈线条状,粗细不一,无丘疹状突起等。原发病为颈椎病(椎间盘突出症脊髓型)伴椎管狭窄,出现右下肢麻木、乏力等。《灵枢·经筋》有"足少阴之筋……循脊内、挟膂,上至项,结于枕骨,与足太阳之筋合"的记载。故要重视从足少阴肾经诊治颈椎病。

典型病例(沿足少阴肾经皮肤凹陷案)[2]

范某,女,25 岁,2008 年 4 月 17 日初诊。

---

[1]李勇,李伟雄.临床 4 例经络现象的报告[J].中国针灸,2002(3):172-175.
[2]丁喜艳,刘顺益,朱江.肾经"类经络"现象 1 例报道[J].山西中医,2010(2):31-32.

面部痤疮5年,加重1个月就诊。患者诉5年前无明显诱因面部出现较多痤疮,尤以下颌部为甚。期间曾服用中药治疗,病情时有反复,近1个月痤疮数量增加,因担心面容外貌受损,故前来要求针灸治疗。平素体健,否认药物、食物过敏史;月经14(5-6)/27,LMP 2008年4月1日,无血块及痛经史,白带量少,无异味;纳可,寐安,二便调;舌淡红、苔薄白,脉细。面部皮损局部用0.18mm×7mm的不锈钢美容针针刺,同时配合体针双侧外关、曲池、足三里、三阴交,平补平泻,留针30分钟。经过上述方案治疗3次(天)均未发现异常情况。第4次(2008年4月24日)仍以上述方案继续治疗。起针时发现患者双侧三阴交针刺处出现直径约50mm的红晕,同时由该处发出一明显的线条,止于内侧腘窝横纹处,双下肢对称,形态、粗细一致,颜色与周围皮色相同,该线条所经处皮肤凹陷,局部无酸、麻、痒、痛等异常感觉。而其他针刺穴位则无明显异常现象。起针后经过约20分钟,两条线慢慢变浅消失。询问患者近日是否曾患其他疾病。患者诉向来体健,近来无任何不适症状未曾患其他疾病。对患者进行皮肤划痕试验并未出现阳性征。

按语:患者在针灸治疗后,从三阴交出现双下肢出现沿足少阴肾经循行,止于内侧腘窝横纹处的皮肤凹陷现象;双下肢呈对称形态、粗细一致;凹陷皮肤颜色与周围皮色相同,局部无酸、麻、痒、痛等异常感觉。患者以面部痤疮为主要病史,以下颌部痤疮为最突出表现,当属下焦湿邪蕴结为主要病机,与肝脾肾三脏和足三阴经有关,故针刺三阴交时出现经络现象。皮肤出现凹陷,应该是古人也见过的经络现象之一,《灵枢·经脉》有"陷下则灸之"的记载,虽然指经脉陷下,但是皮肤陷下的现象也应该包含其中。本案痤疮,当湿热为患。但是结合病史、症状、舌诊、脉诊,热象不明显,以湿邪为主要病机。水湿为患,当从脾肾着眼,故本案患者还当加强补肾治疗。

❀典型病例(沿足少阴肾经瘀点案)①

熊某,男,68岁,蒙族,干部。门诊号19561,住院号2696。1984年4月24日门诊以原发性高血压,脑动脉硬化,冠心病,脑供血不足收住保健病房。6月11月邀余会诊。

诊见:患者形体丰硕,神志呆滞,左侧肢体不遂,步履不稳,扶杖行走,言謇语涩。左下肢自涌泉起肌肤表面出现宽约2cm瘀点蜿蜒上升,经三阴交内侧斜向后直至阴谷上,色泽鲜红,压之不退色,无痛痒。脉象为滑左尺弱,舌体胖质红,少苔。左上肢肌力Ⅳ级,左下肢肌力Ⅲ级。血压170/100mmHg。体温36℃,心

①杨林. 肾经线路瘀点带一例报告[J]. 内蒙古中医药,1990(1):12-13.

率72次/分,心界向左下扩大,肺呼吸音稍弱,肝脾(一),心电图提示室性早搏,左室高电压。胸片报告两肺纹理增强。血常规检查未发现异常。甘油三酯88mg/dl,胆固醇213mg/dl,血小板计数12万/mm³。出凝血时间1分钟。西医诊断:原发性高血压,脑动脉硬化,冠心病,脑供血不足。辨证:患者年逾古稀,阴气早衰,肝风内动;风火夹痰升腾,痰热上阻清窍,元气亏损,经络空虚,其气向一边归并则半身不遂,心肾病损而致本经线路外达。治疗取井、荥穴为主,迎随补泻法。上肢选手少阴心经井穴少冲(双)、荥穴少府(双);下肢选穴足少阴肾经井穴涌泉(双)、荥穴然谷(双)。每日针灸一次,留针2小时,按上法治疗14次瘀点带渐淡,但然谷以下还隐约可见,自觉左侧上下肢已有力并能弃杖行走,上下肢肌力增强,说话吐字清楚,胸痛再未发作,血压140/90mmHg,观察15天病情稳定出院,随访半年情况良好。

按语:本案患者以左侧肢体不遂、言謇语涩伴神志呆滞为主要不适,有原发性高血压、脑动脉硬化、冠心病、脑供血不足等疾病。患者左下肢出现自涌泉起、经三阴交内侧斜向后直至阴谷上的肌表瘀点线,色泽鲜红,压之不退色,无痛痒。结合舌诊(舌体胖质红、少苔)脉诊(左尺弱),沿足少阴肾经的瘀点线,当属于心肾两亏,阴虚火旺之证。故随着治疗、病情的好转,瘀点线也逐渐变淡缩短。

典型病例(沿足少阴肾经皮肤脱毛案)[1]

蒋某,男性,23岁,学员,未婚,门诊号74328。自1959年起自觉左眼视觉有异物感,右眼视力减退到0.8。1962年9月,眼底检查未发现异常。1月余来,两侧腰部有持续性钝痛、两眼干涩、失眠,并发现两下肢内侧皮肤有对称性的带状脱毛现象,无痒感。过去无血尿、尿频、遗精现象。全身各项检查均未见异常。

局部检查:患者两下肢从内踝以上,呈现一条宽约1.5~2.5cm的带状脱毛皮区,经小腿内侧,斜上腘窝内缘,越过膝关节,向上到大腿内侧,到股内上方消失。全长约64cm,左右对称。脱毛皮区与邻近正常皮肤有明显不同。用放大镜观察时,除脱毛及毛孔消失外,未见其他异常。

做针刺感应试验时发现:①针双侧足少阴肾经之复溜、阴谷时,患者无明显得气反应,也不沿经传导;②针足太阴脾经之阴陵泉、商丘,足厥阴肝经之膝关、中封,针足三阳经之足三里、阳陵泉、承山时均有明显的得气反应,并延经传导。

按语:本例沿足少阴肾经的皮肤上,出现双侧对称性的脱毛带,与足少阴肾经在下肢的循行路线基本吻合。不同处只在踝关节的上方没有曲折。从本例来

---

①孙炳烈.沿足少阴肾经发现皮肤脱毛的一例报告[J].中医杂志,1964(9):3.

看,经络是一条有一定宽度的带,而且经络在皮下可能与毛囊存在着一定联系。

典型病例(沿足少阴肾经皮炎案)①

柳某,男,61岁。门诊号82/0391900。于1984年8月15日初诊。

患者于1周前偶尔发现双下肢皮肤对称性条状脱屑,洗澡时可擦去部分鳞屑,但翌日又起白皮如故,且进行性加重,无自觉症状。近1月来未曾服用任何药物及特殊食物,也无局部外伤或接受针灸治疗,既往无类似发病史,无家族史。

检查:双下肢皮肤呈条索状脱屑,分别起自左右足心,沿内踝绕一圈而上,经小腿内侧,大腿内后侧至腹股沟,沿臀皱纹折向臀部,达长强处相合为一,止于尻尾。皮损宽约1cm,边缘清楚,皮肤颜色、温度、感觉(痛、触、温觉)、弹性均与周围正常皮肤一样,鳞屑色白呈片状翘起,干燥而薄,可部分剥落,基底无出血点,全身皮肤无同样皮损。

采用诊断性治疗——嘱患者服六味地黄丸,同时进行针灸治疗,取太溪(双)、阴谷(双)。半月余,双下肢皮损均消退,患者无色素沉着及减退,完全同正常皮肤一样。停药后2周,进行了随访,未复发。

按语:本案为男性老年患者,出现了双下肢对称性条状脱屑,分别自足底(起点)→内踝(绕一圈)→小腿内侧→大腿内后侧→腹股沟→臀皱纹→臀部→长强(左右相合)→尻尾(终点)。从皮损分布路线,与足少阴肾经在下肢循行分布一致,只是缺少"贯脊属肾络膀胱"以后的部分。患者无其他任何不适,故采用诊断性治疗——服用六味地黄丸滋养肾阴、针刺太溪(双)和阴谷(双)疏通足少阴肾经气血,治疗半月后痊愈。无论从发病的体表皮损分布,还是治疗后的效应,都提示了与足少阴肾经之间的关系。

典型病例(沿足少阴肾经疼痛案)②

李某,男,68岁。患者半年前因淋雨受寒而致右半身疼痛。经中西医多法治疗后,疼痛反而逐渐加重,以致行走蹒跚,头颈不能转动。患者自觉疼痛始起足心,至足跟,上行至下肢内侧后缘,又至少腹及腰,再至胸胁部,上项,止于耳。并感心烦,咽干,时有头疼眩晕,胸胁胀闷不适,嗳气。

检查:患者面色晦黯,语言无力,精神不振,持杖而行。患肢不红不肿,且否认有外伤史。血沉10mm/h,抗"O"小于500单位。舌质黯红,舌苔薄白,脉象沉细弦涩。

---

①周蓉,夏涵.原发性经络皮炎一例报告[J].上海针灸杂志,1986(2):14.

②程广里.足少阴经肾脉疼痛[J].四川中医,1984(2):19.

辨证:患者疼痛路线正是足少阴经脉走行路线。其病机为老年肾虚,下元衰惫,足少阴经脉又为外邪所干,以致经气不遂,气血阻滞,不通则痛。

治法:补肾平肝,疏通经脉。

处方:鹿角霜 10g、枸杞子 12g、小茴香 9g、紫石英 12g(先煎半小时)、赭石 18g(先煎半小时)、丹参 10g、当归 10g、白芍 15g、炙甘草 12g。水煎服,1 日 1 剂,分 2 次温服。连服 3 剂,疼痛大减,嗳气亦少,头颈已可自由转动。前法既效,当守方再进。患者共服上方 12 剂,诸证若失,病告痊愈。

按语:患者为老年男性,因受寒而右半身疼痛半年余,疼痛呈线状分布——足心(始起)→足跟→下肢内侧后缘→少腹及腰→胸胁部→项→耳,并伴有心烦、咽干,时有头疼、眩晕、胸胁胀闷不适、嗳气等症状。患者疼痛分布部位与《灵枢·经脉》记载的足少阴肾经循行一致,尤其是在下肢部分——"起于小指之下,邪走足心,出于然骨之下,循内踝之后,别入跟中。以上腨内,出腘内廉,上股内后廉,贯脊,属肾,络膀胱;其直者,从肾上贯肝、膈,入肺中,循喉咙,挟舌本;其支者,从肺出,络心,注胸中"(《灵枢·经脉》);颈项部的分布,可能与足少阴经别有关——"足少阴之正……直者,系舌本,复出于项,合于太阳"(《灵枢·经别》)。本案患者疼痛最终止于耳,也佐证了"肾开窍于耳"的经络学基础,也可能与太阳经的联系有关。另外,从经脉病候分析,《灵枢·经脉》记载的足少阴肾经"所生病"有"足下热而痛""脊股内后廉痛""心痛""嗌干及痛"等,本案患者所诉疼痛部位与之也基本相符。临床治疗,以温补肾阳平肝为大法,收到很好疗效,也提示足少阴肾经疼痛案,与肾元亏虚,外邪阻络有关。

(2)腰椎间盘突出症与足少阴肾经关系的临床研究:腰椎间盘突出症患者一般都有明显的腰痛,和(或)伴有下肢疼痛,属于中医"腰痛""腰腿痛"的范畴。针灸临床,需要进行经络辨治。

丁宇等[1]利用康威经络诊断系统,对 40 例腰椎间盘突出症患者相关经脉的原穴进行测量,以分析腰椎间盘突出症患者的经络状况,并且进行针刺前后的对照比较。结果针刺前,足太阳膀胱经和足少阴肾经原穴的伏安特性曲线异常率高于其他十条正经,针刺后两经的改善率也同样高于其他十条正经。提示腰椎间盘突出症患者的经络异常主要集中足太阳膀胱经和足少阴肾经,针灸对腰椎间盘突出的治疗效果可能通过调整足太阳膀胱经和足少阴肾经实现。

(3)入肾经中药性能及功效研究:赖昌生[2]以全国高校 21 世纪《中药学》(黄

①丁宇,石现,杨卓,等. 腰椎间盘突出症患者原穴的伏安特性曲线特征[J]. 中国康复理论与实践,2007(5):484-485.

②赖昌生. 入肾经中药性能及功效特点的计算机分析[J]. 河南中医,2010(4):406-409.

兆胜主编)课程教材为蓝本,对 466 种中药建立数据库,全面统计分析入肾经中药有关的数据,得出较好的整体的、定量的结果。发现入肾经药物温性(占44.0%)最多,寒性次之(占 30.3%),平性居第三位(占 19.3%),热性居第四位(占 5.5%),凉性最少,只占(0.9%)。这与肾经的生理、病理特点是相符的。五味中以甘味最多,占 48.6%;苦味次之,占 38.5%;辛味位居第三,占 33.0%;咸味位居第四,占 18.35;酸味和涩味位居第五,占 8.3%;淡味最少,占 3.7%。中药的类别是以功效来划分的,其类别分布代表着该经药物所具有的功效范围和特点。入肾经中药的功效为补肾壮阳、强筋骨、涩精止遗、祛风除湿、泻下、清热、利水渗湿等。入肾经中药以沉降作用为主,升浮作用也不在少数。具有毒性的肾经中药有 15 味,在临床运用时要加以注意。

(4)补肾方药的归经研究:在临床和实验中均证实,补肾方药能有效地防治骨质疏松症,在此基础上,武密山等根据"体表穴位-经络-内脏-靶器官"相关,分别用穴位外贴和口服两种不同的给药途径治疗骨质疏松,研究补肾方药的"归经"作用。

首先[1],大剂量地塞米松后,直接影响性腺功能,睾酮、雌二醇、降钙素/甲状旁腺素和骨密度均降低,骨组织 Ⅰ 型胶原和骨矿化相关蛋白表达下降,各组雌性大鼠骨组织中雌激素受体 α 和雌激素受体 βmRNA 表达明显降低,血清碱性磷酸酶升高,机体为了维持恒定血钙浓度,必须动员骨钙溶解,此时破骨细胞骨吸收急剧增加,远远超过了成骨细胞骨形成,引起骨质疏松。通过口服和穴位外贴两种不同给药途径进行补肾治疗后,补肾方药发挥"归经"作用,至少作用于骨和性腺两个靶点,骨组织中雌激素受体 α 和雌激素受 βmRNA 表达上调,睾酮、雌二醇、降钙素/甲状旁腺素和骨密度均升高,骨组织 Ⅰ 型胶原和骨矿化相关蛋白表达上调,抑制骨吸收,促进骨形成,达到治疗骨质疏松的效果。

进一步临床研究发现[2],补肾方药口服组、外贴肾经组、外贴膀胱经组、依普拉封组、骨疏康组治疗后,升高雌二醇、睾酮、降钙素;降低甲状旁腺素。非经非穴位组治疗后,雌二醇、睾酮、降钙素、甲状旁腺素与治疗前比较,无显著性差异。从临床角度证实,补肾方药口服和穴位外贴均能发挥"归经"调节作用,在临床实践中有特殊选择性作用,穴位和非穴位是有明显区别的。

(5)针刺足少阴肾经腧穴对肾脏血流影响的研究:潘海燕等[3]运用电针太

①武密山,李恩,赵索芝,等. 补肾方药归经与靶器官雌激素受体的相关性[J]. 中国临床康复,2006(35):38-41.

②武密山,李恩,赵索芝,等. 补肾中药靶向经穴给药对骨质疏松患者的归经调节[J]. 中国组织工程研究与临床康复,2007(27):5336-5340.

③潘海燕,王永德,单秋华. 电针太溪、阴谷对慢性肾脏病患者肾动脉血流的即刻效应[J]. 山东中医杂志,2008(5):320-322.

溪、阴谷,对慢性肾脏病患者肾动脉血流的影响进行临床对照研究。结果发现
60 例慢性肾脏病患者,随机分为太溪组(30 例)和阴谷组(30)例,分别进行针刺
前和针刺后即刻肾动脉血流参数的观察,并进行比较。结果发现太溪组针刺前
后双肾段间动脉(SRA)和叶间动脉(IRA)的观察指标有极其显著性差异($P<$
0.01);阴谷组针刺前后观察指标有显著性差异($P<0.05$);针刺前后太溪组观
察指标的变化值与阴谷组相比,也有极其显著性差异($P<0.01$)。临床观察提
示,太溪和阴谷都能够增加肾脏供血,改善肾脏的缺血状态,从而可能发挥保护
肾单位,促进代谢毒素的排泄作用。针刺太溪的改善程度要明显优于针刺阴谷,
符合"五藏有疾当取之十二原"的理论。

(6)针刺足少阴肾经腧穴对肾脏排泄功能的研究:肾脏具有排泄代谢产物和
毒素的功能,有利于净化机体内环境。肾脏排泄功能的下降,也提示了肾脏功能
的减退。刘鸾等[①]通过实验性针刺足少阴肾经腧穴的方法,观察对肾脏排磷
(P^{32})功能的影响。

用 21 只体重为 1.75~2.5kg 的家兔,分为三组:第一组强电刺激足少阴肾
经的涌泉和复溜,第二组用同样腧穴但用弱电刺激,第三组为对照,不予电针。
在轻度乙醚全麻下,切开颈部皮肤找到颈动脉及外颈静脉。颈动脉作取血之用。
向外颈静脉插入套管,以每分钟 13 滴的速度向动物体内输入生理盐水,以维持
尿量恒定。在下腹部正中线打开腹壁,找到两侧输尿管,将透明塑料管插入输
尿管内以收集尿液。待尿量恒定而且动物清醒之后,先收集 10 分钟的尿液作
为实验前的原始尿量。然后自耳静脉注射放射性磷($NaHP^{32}O_4$),每千克 10
微居,注射后每 10 分钟收集尿一次,共收集 10 次;并于注射 P^{32} 之后 10、20、
50、100 分钟各取血一次。电针在注射放射性同位素后 10 分钟开始,持续 10
分钟。实验观察发现,尿量的变化与放射性同位素的排出不呈同步变化。就
尿量来说,强电刺激后即出现明显下降,然后一直维持在低水平的尿量;就放
射性同位素的排出量,强电刺激后第一、二、三个 10 分钟时,分别是电刺激前
的 63.1%、46.1%、49.4%,与对照组基本一致。而弱电刺激组,尿量无明显
改变,一直处于比较稳定的水平;放射性同位素的排出量,在弱电刺激后第一、
二、三个 10 分钟时,分别是电刺激前的 285%、140%、119%。鉴于弱电针作
用下,尿量无明显变化,所以 P^{32} 排出量的显著增多并非尿量变化所致,而是肾
脏选择地加强了磷排泄的结果。电针足少阴肾经腧穴引起肾脏排磷机能变化
的机制目前尚未阐明,但是这种规律性变化有可能作为今后研究肾经本质的
客观指标之一。

---

①刘鸾,陆利,彭荣松.电针足少阴肾经穴位对肾脏排磷(P^{32})的影响(摘要)[J].吉林医科大学学
报,1961(4):83.

第九节　手厥阴心包经理论的临床应用

一、手厥阴心包经理论概述

（一）手厥阴之脉循行部位与病候

心主手厥阴心包络之脉，起于胸中，出属心包络，下膈，历络三焦；其支者，循胸出胁，下腋三寸；上抵腋；下循臑内，行太阴、少阴之间；入肘中；下臂，行两筋之间；入掌中，循中指出其端；其支者，别掌中，循小指次指，出其端。

是动则病，手心热，臂、肘挛急，腋肿；甚则胸胁支满，心中憺憺大动，面赤，目黄，喜笑不休。是主脉所生病者，烦心，心痛，掌中热。（《灵枢·经脉》）

（二）手厥阴之别（络脉）循行部位与病候

手心主之别，名曰内关。去腕二寸，出于两筋之间，循经以上，系于心包络心系。实则心痛；虚则为头强（《针灸甲乙经》：烦心）。取之两筋间也。（《灵枢·经脉》）

（三）手厥阴之正（经别）循行部位与联系

手心主之正，别下渊腋三寸；入胸中，别属三焦；出循喉咙，出耳后，合少阳完骨之下。（《灵枢·经别》）

（四）手厥阴经筋循行部位与病候

手心主之筋，起于中指，与太阴之筋并行，结于肘内廉；上臂阴，结腋下；下散前后挟胁。其支者，入腋，散胸中，结于贲。

其病当所过者支、转筋，前及胸痛、息贲。治在燔针劫刺，以知为数，以痛为输。（《灵枢·经筋》）

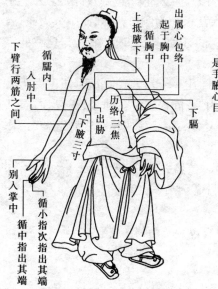

图 2-33　手厥阴心包经循行图

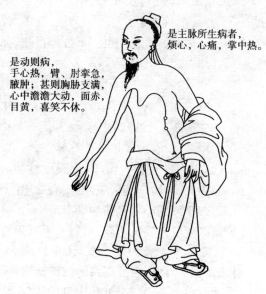

图 2-34　手厥阴心包经病候图

187

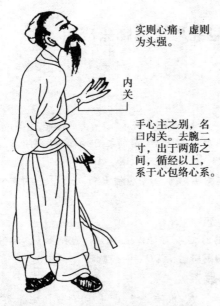

实则心痛；虚则
为头强。

内关

手心主之别，名
曰内关。去腕二
寸，出于两筋之
间，循经以上，
系于心包络心系。

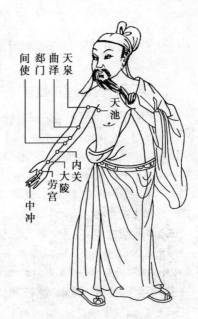

间使 郄门 曲泽 天泉

天池

内关
大陵
劳宫

中冲

图 2-35　手厥阴络脉循行与病候图　　　图 2-36　手厥阴心包经经穴图

二、手厥阴心包经理论衍义

(一)归于手厥阴心包经腧穴举要

手厥阴心包经的腧穴归经，有一个逐渐增多的过程。

《灵枢·本输》首次记载了归于手厥阴心包经的 5 个腧穴："心，出于中冲……为井(木)；溜于劳宫……为荥；注于大陵……为腧；行手间使……为经；入于曲泽……为合。手少阴也。"不过值得注意的是，这里的 5 个腧穴，与现在的定位一致，但是与"心"和"手少阴"发生了联系。

《针灸甲乙经》第三卷有"手厥阴心主及臂凡一十六穴"的记载，即手厥阴心包经在上肢内侧的 8 穴：中冲、劳宫、大陵、内关、间使、郄门、曲泽、天泉，左右共 16 穴。在"腋胁下凡八穴"中有"天池，一名天会……手厥阴足少阳脉之会(一作手心足少阳之会)"。

宋代《铜人针灸腧穴图经》记载手厥阴心包经穴 9 个：天池、天泉、曲泽、郄门、间使、内关、大陵、劳宫、中冲，左右共 18 个。现在与之相同。

(二)归手厥阴心包经药物举要

依据高学敏主编《中药学》，归入手厥阴心包经的药物主要有：

大黄、蒲黄、川芎、丹参、凌霄花、钩藤等。

(三)与手厥阴心包经联系的组织器官

手厥阴心包经循行于上肢内侧的中间，内属于心包络，历络三焦，联系到胸胁部。

表 12 手厥阴心包经腧穴主治提要表

穴名	部位	主 治	
		本经及脏腑重点病症	特殊或全身病症
天池	胸	胸闷,腋下肿痛	
天泉	上臂	心痛,胁胀	
以上胸、上臂部穴:主治胸、心疾患			
曲泽	肘	心痛,心悸,烦躁,手背震颤	
郄门	前臂	心痛,心悸,呕血	
间使	前臂	心痛,呕吐,癫狂,心悸,腋肿,肘挛	疟疾
内关	前臂	心痛,心悸,癫痫,呕吐,肘挛	疟疾,热病
大陵	腕关节	心痛,呕吐,惊悸,癫狂	
劳宫	掌	心痛,癫痫	口疮
中冲	指端	心痛	中风昏迷,舌强,热病
以上手臂部穴:主治胸、心、胃病,神志病,热病			

三、手厥阴心包经病症治要与验证

(一)手厥阴内属心包络病症治验

心包络,简称心包,亦称"膻中"。《黄帝内经》有"心者,五藏六府之大主也,精神之所舍也。其藏坚固,邪弗能容也。容之则心伤,心伤则神去,神去则死矣。故诸邪之在于心者,皆在于心之包络"(《灵枢·邪客》)、"膻中者,心主之宫城也"(《灵枢·胀论》)等记载,提示了心包络的功能主要体现心的病变,故其生理功能和病理变化与心是一致的。如出现热邪内陷、神昏、谵语等心神的病变,称为"热入心包";痰阻心窍,出现意识模糊,甚至昏迷不醒等心神的症状,称为"痰蒙心包"等。实际上,心包受邪所出现的病证,即是心的病证。

(1)从手厥阴心包经治疗失眠症:失眠属中医"不寐"范畴,其病位在心。各种原因扰动心神或心神失养可以导致本病发生。心包络代心受邪,故顽固性失眠患者可以在手厥阴心包经上出现压痛点,而刺激手厥阴心包经及其上的痛点能够治疗失眠症。张世亮[1]还运用弹拨手厥阴心包经的方法治疗顽固性失眠,收到较好疗效。治疗方法:①弹拨心包经——令患者取坐位或仰卧位,沿心包经体表循行线,由天池至大陵施弹拨手法,每侧5~8分钟,对痛点处着力弹拨20~30次,以患者耐受为度;②辨证取穴——心脾两虚型加揉神门、足三里顺时针补

---

①张世亮. 弹拨心包经为主治疗顽固性失眠45例[J]. 中国针灸,2009(1):1025.

法,每穴1分钟;阴虚火旺型加推桥弓(翳风到缺盆)左右各10～20次,先推一侧,再推另一侧,然后掌根擦涌泉至透热,以引火归元;痰热内扰型加按中脘、天枢、丰隆,轻按重提泻法各1分钟;肝郁化火型加点按行间、太冲,轻按重提泻法各1分钟。以上治疗每天1次,7天为1疗程,疗程间隔3天,治疗3个疗程后随访半年评定疗效。

典型病例

某,女,40岁,于2003年3月21日初诊。主诉:失眠3年,加重3个月。3年来睡眠欠佳,每晚睡1～5小时不等,伴头晕、多梦、易怒。近3个月来失眠加重,每晚必服用安定2～4片,方可入睡1～3小时,醒后不能再次入睡,伴头晕、健忘、心慌、烦乱、腰酸痛,舌质红、苔薄黄,脉细数。查心包经循行线上天池、天泉及两穴连线中点附近明显压痛。证属阴虚火旺型。治以清心安神、引火归元。采用弹拨心包经左右各10分钟,加推桥弓各10次,擦涌泉至透热。治疗1次当晚未服用安定即有明显睡意且很快入眠5小时,治疗3次后深睡8小时以上,伴随症状消失;又治疗3次巩固疗效而愈,随访半年未复发。

(2)从心包经治疗脑卒中后睡眠障碍:与睡眠有关的解剖部位相当广泛。当脑卒中后相关脑组织受到破坏,约95%的患者会出现睡眠障碍。睡眠障碍产生的可能原因有:中枢神经系统病变和脑缺血缺氧直接导致失眠;卒中后引起的脑水肿阻断了特异性上行投射系统的传导,使唤醒大脑的刺激中断;脑卒中损害了下丘脑或第三脑室侧壁的"觉醒中枢",产生持久昏睡;脑卒中后5-HT、褪黑素、前列腺素D2(PGD2)等与睡眠有关的神经递质失调,多巴胺、去甲肾上腺素和乙酰胆碱等与觉醒有关的神经递质合成减少;脑卒中后各种躯体不适影响睡眠导致失眠;以及脑卒中并发焦虑、抑郁或其他精神症状、社会-心理因素等,进一步加重了失眠。

临床报道[①]

对照组采用耳穴压豆治疗。主穴取神门、心、枕,根据辨证分型取胆、肾、脾、肝等配穴,左右耳交替治疗,每3天更换,每日按压5～10分钟。在对照组治疗的基础上,治疗组再增加心包经拍打。在手厥阴心包经旺盛的戌时(即19～21时),拍打手厥阴心包经。拍打部位为手厥阴心包经在手臂循行的路线,重点拍打曲泽、内关、大陵等穴位,泻实补虚拍打法——顺拍为补,逆拍为泻,轻快短为

①桑丽清.心包经拍打结合耳穴压豆治疗脑卒中后睡眠障碍40例[J].浙江中医杂志,2010(5):365.

补,重慢长为泻。每次拍打 20 分钟,左右交替。10 天为 1 疗程,持续治疗 2～3 疗程。采用中央神经监护系统的睡眠分析软件,计算出各期占睡眠周期的比例进行疗效判断。其中快速眼动睡眠(REM)时间占全部睡眠时间的 20％以上为显效,8％以上为有效,8％以下为无效。结果:2 组对象在治疗前,其快速眼动睡眠时间组间差异均无统计学意义($P > 0.05$),分别经过 2 个疗程治疗后,2 组临床症状均有改善,治疗组和对照组总有效率分别为 95％和 75％,2 组总有效率比较,差异有统计学意义($P < 0.05$),治疗组为优。

按语:睡眠是阴阳平衡、神志安宁的体现。按照传统中医理论,各种原因导致的心神失养或心神不宁,可以出现睡眠障碍。手厥阴心包经主治神志和血脉方面病症。在手厥阴心包经戌时最兴旺,通过戌时叩打心包经,刺激经脉上的曲泽、内关、大陵等穴,加强气血运用,安神定志,达到调节中枢性交感活动,促进睡眠-觉醒平衡。

(3)电针手厥阴经经穴对重症脑外伤昏迷患者的促醒作用:尽管有坚实颅骨保护着大脑,但大脑仍然容易受到各种外伤。突然的头部加速运动,与猛击头部一样可引起脑组织损伤;头部快速撞击不能移动的硬物或突然减速运动也是常见的脑外伤原因。严重的脑外伤,会牵拉、扭曲或撕裂脑内的神经、血管及其他组织;神经通路受到破坏,或引起出血、水肿;而颅内出血和脑水肿使颅腔内容物增大,颅内压力升高,进一步损伤脑组织;颅内压力增加会引起脑疝而致命。有时,看来很轻的头部外伤也可能引起严重的脑损伤。脑损伤常引起不同程度的永久性功能障碍。这主要取决于是在脑组织的某个特定区域(局灶性)还是广泛性的损害(弥散性)。局灶性症状包括运动、感觉、言语、视觉、听觉异常等症状;而弥散性脑损害常影响记忆、睡眠或导致意识模糊和昏迷。脑外伤特别,是重型颅脑损伤患者昏迷时间往往较长,昏迷持续 1 个月以上者属长期昏迷。脑外伤昏迷促醒是初步目标,最终目标是使患者在清醒基础上恢复肢体功能、语言功能并恢复智能。针刺治疗在脑外伤昏迷的促醒方面有一定的优势。韦鹏翔等[①]在常规基础治疗的基础上,从手厥阴心包经电刺激,进行了有益的探索。

临床报道

18 例重症脑外伤昏迷的患者,随机分为对照组和治疗组:对照组给以常规治疗;治疗组在常规治疗的基础上进行手厥阴经电刺激,选择曲泽、间使、内关、大陵,BT701-1B 型电针治疗仪,0～40Hz 输出,强度以患者双侧手指轻微收缩即

---

①韦鹏翔,孙龙,刘四新,等. 手厥阴经电刺激对重症脑外伤昏迷患者促醒作用的初步研究[J]. 北京中医药大学学报,2007(10):713-716.

可,每次30分钟,连续39天。在第1次治疗前,对两组患者均行经颅多普勒检查:椎-基底动脉的收缩期峰值血流速度(Vs)、舒张期血流速度(Vd)、平均血流速度(Vm)、搏动指数(PI)。检测结束后立即给以治疗组患者手厥阴经电刺激30分钟,刺激结束后在同一体位、同一条件下行第2次检测。对比刺激前后即时的血流变化情况。每天给予手厥阴经电刺激30分钟,持续电刺激1个月后再次进行相同指标的检测,比较检测结果。持续治疗3个月,对比治疗3个月时的格拉斯哥昏迷评分(GCS)、神经功能恢复情况和语言功能情况。刺激组患者手厥阴经电刺激对重症脑外伤昏迷患者椎-基底动脉血流速度异常状态有明显的即刻效应。持续刺激1个月后,治疗组血流速度较对照组有显著提高。伤后3个月时,刺激组患者GCS评分明显优于对照组,刺激组患者语言功能评分和生活质量评分也明显优于非刺激组。临床研究提示,手厥阴经电刺激能提高重症脑外伤昏迷患者椎-基底动脉的血流速度,对于促进重症脑外伤昏迷患者的苏醒有积极的治疗作用。

按语:重症颅脑损伤后昏迷的患者,易产生各种并发症,有较高的致残率与死亡率。有的患者经过抢救,生命体征平稳,但意识却处于长期昏迷状态。对于此类患者目前尚缺乏有效的治疗手段,有学者应用神经电刺激对持续植物状态(PVS)患者进行促醒治疗。而本研究提示,手厥阴心包经电刺激对颅脑损伤后昏迷的椎-基底动脉血流改善,有明显的即时效应、一定的远期效应和促醒作用。

依据中医理论,脑外伤昏迷与痰瘀蒙蔽心窍有关。神志疾病是手厥阴心包经的主治适应证提示了心主神明理论的临床适用性。

(4)针刺郄门穴对冠心病心绞痛患者的即时疗效:心绞痛作为冠心病的一个最常见类型。其基本病理基础是冠状动脉粥样硬化所致管腔狭窄以及冠状动脉痉挛而引起的心肌缺血。从手厥阴心包治疗,可以有效缓解冠心病心绞痛患者的心绞痛。

临床报道

刘瑞庭等按全国统一标准确诊的冠心病心绞痛门诊患者38例为观察对象,其中男16例,女22例,年龄39～73岁,病程半年至五年。采用传统运针手法,在郄门上施术,并配合沿心包经叩击或按摩的方法,激发感传"气至病所",以同步记录心动阻抗图、阻抗-阶微分图、心音图和心电图,计算患者心输出量等多项参数为观察指标,评价感传"气至病所"与针刺即时疗效的关系。对照组19例进行了静卧观察。针刺郄门的即时疗效:①感传"气至病所"组:针刺期间和/或针后5分钟时,阻抗微分(dz/dt)、心搏出量(ΔV)、心输出量(CO)、心脏指数(CI)、心搏指数(SI)、心肌收缩力指数(III)、每搏做功(SW)、每分做功(CW)、左心室射血率(LVER)、外周阻力(TPR)等 10 项参数,出现明显良性效应(即良性变化值超过 10% 以上,下同)的例数,显著高于静卧组($P<0.05$);②感传到达上臂组:仅心搏出量(dV)出现明显良性效应的例数,显著高于静卧组($P<0.05$),其余指标的变化与静卧组无显著性差异;③感传不过肘组。各指标出现明显良性效应的例数,与静卧组均无显著性差异($P>0.05$);④收缩压、舒张压、平均动脉压、张力时间指数(TTI)和心率等指标在针刺郄门时,上述各组与静卧组比较,无显著性差异($P>0.05$)。以上结果提示,感传"气至病所"组的即时疗效,优于针感局部和感传不过肘组。

按语:冠心病心绞痛发作,是心之包络供血障碍、心肌缺血所致。选择手厥阴心包经郄穴(郄门)治疗,符合循经取穴和急性疼痛选郄穴的传统理论。本研究还提示,激发针感和促进针感的传导,应该是临床获取更佳疗效的前提和基础。

此外,临床需要注意还有少数不典型的冠心病症状,如无胸痛发作,仅表现为房颤、室早、房室传导阻滞等各种心律失常,或以气促、夜间阵发性呼吸困难等心衰表现为首发症状;心绞痛部位发生在胸部以外,表现为头痛、牙痛、咽痛、肩痛、腿痛以及上腹胀痛不适等,常需要与相应器官所引起的不适相鉴别;少数冠心病患者,会有急性心肌梗死的可能,应当排除。

(5)左右心包经对心脏机能活动的不同影响:手厥阴心包经与心存在密切的联系。但是,按照传统理论记载,手厥阴心包经呈对称分布,和心脏偏于身体的左侧,呈不完全对称分布。此外,针灸临床还有左病刺右、右病刺左等巨刺方法。提示经脉或腧穴的左右,可能对内脏脏器的作用存在差别。

临床报道①

门诊或住院的 61 名冠心病患者,年龄 50～72 岁,性别不限。25～30℃室温;受试者坐位安静休息 10 分钟以上,然后静卧 5 分钟;以 RBL-45 型四道生理记录仪和 ZK-1 型阻抗血流图仪记录心电图、心阻抗血流图及其微分波以及心音图,并以 RMQ-5304 型磁带记录仪同步记录心电图,通过数据处理仪测算其 ST 段和 T 波;然后针刺一侧手厥阴心包经的内关、郄门、曲泽 3 个穴位,捻转手针,以引起明显的针感为度,在留针 15 分钟和 30 分钟时分别记录心阻抗血流图、心音图、心电图和阻抗微分波各 1 次,30 分钟后起针;于第 2 个实验日再次重复,但改为针刺另一侧的穴位。结果表明,针刺左侧心包经穴位的针效强于右

①黄晓卿,吴宝华,张炜. 针刺左右侧心包经对心脏机能活动影响的实验观察[J]. 福建中医学院学报,1997(2):39-41.

侧,针效出现的时间早于右侧。

按语:虽然左右手厥阴心包经都内属于心包络,但是左右经脉及其腧穴的作用存在差异,从本研究发现,这种差异主要表现在效应出现的时间先后和效应强度等两个方面。

(二)手厥阴内络三焦腑病症治验

《灵枢·经脉》指出"心主手厥阴心包络之脉……起于胸中,出属心包络,下膈,历络三焦。"李东垣进一步阐述"三焦有名无形,主持诸气,以象三才之用,故呼吸升降,水谷往来,皆待此以通达。是以上焦在心下,主内而不出;中焦在胃脘,主腐熟水谷;下焦在脐下,主分别清浊,出而不内。统而论之,三才之用,本于中焦。中焦者,胃脘也,禀天五之冲气,阴阳清浊自此而分,十二经络自此而始"(《医学纲目·卷一·阴阳》)。手厥阴心包经内络三焦,调节脾胃升降之气机,维持升清降浊之功效。其中,胰腺的助消化功能和内分泌功能,是其必要的组成部分。

🌀**临床报道**①

尉迟静对手厥阴心包经与胰腺的联系,从经络敏感的角度进行了临床观察。8 例患有慢性病的经络敏感人,全部病例符合 1975 年全国经络感传现象专题交流的统一分型标准,其中男性 6 例,女性 2 例。年龄 26～58 岁,平均 38 岁。事先给以 2 个针刺疗程,每个疗程为期 10 天,间隔 3 天。在治疗过程中通过学习,具有一定解剖学知识。实验时患者侧卧位,选用 0.5～1.5 寸长短不等的不锈钢毫针,对心包经的中冲、内关、间使和郄门等进行了探测,对每个穴位的刺激感传入胰腺路线均反复观察 5 次,入针深度依穴位的不同而异。用手捻针,使受检人保持显著感传为度,感传循行路径与到达部位。嘱受检人用手指依次指出,而后做好实验记录。

探测结果表明,心包经的不同穴位,一般都有明显的刺激感传,沿心包经抵天池,并继续远传进入胸腔,越心包入心脏,然后从心脏下横膈,至季肋部有微经络感传斜出深入胰腺。值得注意的是,受针者反映入胰腺微经络感传绕胰腺边缘运行,川流不息,激起一种特殊的强烈针感。受检人凭借这种特殊感觉和精确定位,可以清楚地描绘出胰腺的轮廓和位置,其所描述出来的胰腺轮廓符合医书上解剖学的记载;而所指出的部位,则相当于 L_1～L_2 水平的正前方及其两侧,恰恰是解剖学上胰腺的位置。在比较本经的中冲、内关、间使和郄门等,所激发出来的微经络感传入胰腺针感时发现:郄门微经络感传入胰腺的针感为最强,间使次之,内关和中冲又次之。

---

①尉迟静.心包经络胰的相对特异性[J].贵阳中医学院学报,1986(2):48.

按语:本观察选择经络敏感人,对手厥阴心包经的主要穴位进行针刺,并激发经络感觉传导。从实际结果分析,所激发的经络感传直抵胰腺,提示手厥阴心包经经穴与胰腺有着独特的功能联系,体现了手厥阴心包经腧穴针刺感应内传路径有一定的脏器选择性、趋向性和相对特异性。而不同腧穴的针刺与传入胰腺的感应强弱有部位相关性,尤其是郄门,可能在治疗胰腺疾病时作用更加明显。

(三)手厥阴联系其他脏腑器官病症治验

手厥阴心包经循行于上肢内侧的中间,内属于心包络,历络三焦,联系到胸胁部。提示胸胁部疾病可以重点选用手厥阴心包经的腧穴。另一方面,心开窍于舌,舌为心之苗,与其相表里的手少阳经筋还"入系舌本",提示从手厥阴心包经可以治疗舌部病症。

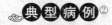 典型病例[1]

高某,男,27 岁,铁路工人。1993 年 3 月 25 日初诊。代诉,于当日下午 5 时,因骑摩托车险与汽车相撞,不慎栽到 4 米深的路沟,当时人事不醒,后被路人相救苏醒,送入我院。来诊时,患者不停地呼叫,气短、胸憋、胸痛。查体:急性痛苦面容,惊恐貌,口角四周布满血迹,左额颞部轻度擦伤 BP 12.0/8.0kPa(90/60mmHg),心率 92 次/分。胸部拒按。经胸腹透视及拍片未见异常,排除骨折及血、气胸引起的呼吸困难。B 超提示:肝、胆、脾、肾、胰未见异常,仅右下腹腔有少量积液。治疗:即时予以输液,密切观察病情。晚 11 时许,病情较平稳,患者仍感气短、胸憋、胸疼,不能平卧。经吸氧不能缓解。先取内关宽胸理气止痛,行针 20 分钟;后取膻中调理气机,采取合谷刺 5 分钟上述病情缓解,10 分钟后带针入睡。次日仅感四肢酸痛,右下腹牵扯痛,住院 5 日出院。

按语:本病为惊恐和剧烈震动导致胸中大气紊乱,气乱则出入不利,故呼吸困难;气不疏则血行不畅,故胸憋疼痛拒按。内关为手厥阴心包经的络穴、膻中为心包募穴,两穴应用,对于调节心主神明之功能,安神定魄有较强的针对性。膻中的合谷刺,可以使得胸中大气顺经而散,流注有序。

典型病例[2]

许某,女,39 岁,农民。1991 年 7 月 3 日初诊。
主诉:3 天前与丈夫生气后,于 10 小时前突感舌强硬,继舌伸长于外,不能

---

[1]秦其兴. 胸中大气紊乱医案[J]. 中国针灸,1994(4):31.
[2]张智. 舌纵缩医案[J]. 中国针灸,1994(4):30-31.

内缩,约3分许又慢慢内缩,紧缩不能外伸,持续数分钟又外伸,反复不停。本村农医予针刺治疗,稍停即发,肌注镇静剂未见效果,遂上医院求治。

查体:面色苍白,形体消瘦,神情紧张,烦躁不安,唇周焦干、糜烂,舌体节律地纵缩,舌红少津,脉细数。

诊断:脏躁(癔病性舌痉挛)。证属心肾不交。

治疗:滋阴降火,通心肾。先针人中、廉泉,用捻进法进针,得气数分钟后,出现心慌、气短、恶心等晕针现象,起针。复针内关行平补平泻法,涌泉行补法,晕针止。约一刻钟,复晕针,起针后半小时,一切恢复正常。

按语:癔病是由于各种精神因素引起高级神经活动过度紧张,使大脑功能活动暂时失调。本症系情志所伤,而无脏器实质病变。中医理论认为,舌为心之苗,心脏的各种病理变化可以出现舌的异常;而《灵枢·本神》所载"所以任物者为之心",提示接受外来事物而发生思维活动过程是心主神明的主要功能。

本案患者被情志所伤,郁而化火,致心阳偏亢、肾阴耗伤,水火不济,则可见舌纵缩。任脉为阴脉之海,督脉为阳脉之海;人中属督脉经穴,廉泉属任脉经穴,故针人中、廉泉可通调阴阳、水火相济。内关为手厥阴心包经之络穴,循经"上系于心包络、心系",配足少阴涌泉,滋肾阴、降心火,交通心肾,则立效。

(四)手厥阴外循肢节病症治要与验证

(1)面瘫患者针刺内关,感传至头面部案:张红林等[1]在临床发现,针刺面瘫患者的内关,有些患者可激发出一条感传到面部的经络循行路线。

临床报道

1989年9月26日,在针刺一例面瘫患者外关时,在提插过程中患者上诉针感沿心包经传至腋下。这与三焦经的循行路线不符,经检查发现是在做手法时提插过深所致。因此在以后遇到的5例面瘫患者中,增加了内关作为观察穴位,结果发现了特异的情况。这5例面瘫患者中,有3例针刺内关激发出的循经感传路线不同于心包经的循行路线。这条经络线的循行是:针感由内关沿心包经上传至腋下,再上传至腋纹头,上传至胸前(中府、云门附近),再传至锁骨中点,由锁骨下穿过,循行入缺盆,沿胃经至人迎,沿胃经至面、下颌部(大迎附近),也可以沿胃经继续上传至耳前,至头维,再上传至头顶(百会)。提示内关对面颊部的疾病有直接的良好的治疗作用。

①张红林,杜琳,薛卫国,等.由内关穴感传到头面部的循经感传现象[J].中医杂志,1992(1):57-58.

按语：内关与头面部是否存在联系，从传世本《灵枢经》（明代赵府居敬堂刊本）来看，有"手心主之别，名曰内关……实则心痛；虚则为头强"（《灵枢·经脉》）的记载，似乎也提示了内关与头部的联系。本文报道中3例面瘫患者，针刺内关后出现循经感传都达到头面部，也直接提示了内关与头面的联系。按照肘膝关节以远腧穴具有"经脉所过、主治所及"的规律，也意味着内关对头面部疾病有一定的直接治疗作用。

（2）针刺内关治疗膝关节疼痛

基于广西中医学院谢感共教授研创的"气血流注互助"理论，邓柏颖[1]选用内关治疗膝关节疼痛，取得较好疗效。

临床报道

24例患者均为女性，主诉膝痛的时间长短不一，从1周至5年；年龄65～55岁7例，54～45岁8例，45岁以下9例。全部病例均曾经外科检查确诊并治疗。其中，外伤引起的9例，膝关节退行性变6例，骨质增生9例；疼痛部位在膝外侧者13例，内侧者7例，两侧均痛者4例。治疗时，按左病取右、右病取左、两侧均病取双侧的原则，取内关，局部常规消毒，以40mm毫针刺入0.5寸，得气后紧捏针柄不放1～2分钟，治疗中行针3次，每次3分钟，整个留针期间（30分钟）均要求患者进行膝部运动，每日治疗1次。结果治愈12例，占50％；好转7例，占29％；有效5例占21％。

按语：内关为手厥阴心包经的络穴，又为八脉交会穴、通阴维脉，与足太阴脾经的公孙共治"胃""心""胸"的病症。作者基于"气血流注互助"理论而选用内关，对膝关节疼痛有一定的治疗作用，既提示气血相互为用的作用，也提示内关的主治范围还有拓展的余地。

四、手厥阴心包经理论的古代临床应用

（1）《黄帝内经》对心主和心主脉病候的认识和记载：相对于其他脏腑和经脉，《黄帝内经》对心主包络和手厥阴心包经的病候记载偏少。如：

"手心主、少阴厥逆，心痛引喉，身热死，不可治"（《素问·厥论》）。

"心主手厥阴心包络之脉……是动则病，手心热，臂肘挛急，腋肿甚则胸胁支满，心中憺憺大动，面赤，目黄，喜笑不休。是主脉所生病者，烦心，心痛，掌中热"（《灵枢·经脉》）。

"手心主之别，名曰内关……实则心痛，虚则为头强"（《灵枢·经脉》）。

---

①邓柏颖. 针刺内关穴治疗膝关节疼痛24例[J]. 上海针灸杂志，2002(6)：35.

"手心主之筋……其病,当所过者支转筋前及胸痛、息贲"(《灵枢·经筋》)。

"寸口大于人迎一倍,病在足厥阴,一倍而躁,病在手心主"(《灵枢·禁服》)。

(2)《丹溪心法》列举手厥阴别脉经见证:"手厥阴别脉经见证"有:"笑不休,手心热,心中大热,面黄目赤,心中动"(《丹溪心法·十二经见证》)。

(3)《医学纲目》称手厥阴脉为"水中心经":"贼邪热寒相合,胆愓心悬如饥,神怯恐怖,足少阴与手厥阴相接,水中心经,故神怯怖耳。脉大而沉濡,亦在太阳经中"(《医学纲目·卷四·诊五邪相干》)。

(4)《医学纲目》称手厥阴"治在下焦":"或问钱氏地黄丸补肾,又曰补肝,何也? 曰:然,手厥阴心主包络,足厥阴肝经,俱治在下焦。经云:不足者滋其化源。故肝肾之病同一治法,此地黄丸补二经之意也"(《医学纲目·卷五·劳瘵骨蒸热》)。

五、手厥阴心包经的现代临床见证

(1)手厥阴心包经前臂部动脉分布及其与穴位的关系:手厥阴心包经分布于上肢内侧的中间,其中,丛兴忠等[1]发现:前臂部腧穴的分布与前臂骨间膜前面桡侧的动脉分布有一定关系。用成人前臂骨间膜乳胶或墨汁动脉灌注的标本,观测心包经沿线 2～9 寸定标点处的动脉分布。结果发现,分布于心包经沿线 2、3、4、5 寸处动脉的出现率均大于 56.3%。提示心包经沿线定标点处骨间膜的动脉呈节段性分布。

(2)手厥阴心包经前臂内侧皮肤低阻点的循经分布:胡翔龙等[2]以专用于皮肤阻抗检测的微机系统对 12 名受试者前臂内侧皮肤低阻点的分布状况进行了观察,测试范围覆盖了前臂内侧的全部皮区。研究发现,所测得的 391 个皮肤低阻点相当集中地分布在手三阴经的循行路线上及其两侧旁开 5mm 的范围之内,把手三阴经的循行路线清楚地显示了出来。在实验中,皮肤低阻点的出现是随机的,但从总体上看,结果却是循经的。这一事实进一步说明:皮肤低阻点的循经分布,确是一种客观存在的生命现象,绝非实验误差或其他人为因素所造成。

(3)手厥阴心包经腧穴与尺神经、正中神经的解剖关系:手厥阴心包经的腧穴,其结构内涵当包括神经组织。吕炳强等[3]通过对手厥阴心包经腧穴与正中神经关系的对比观察和研究发现:正中神经在前臂的下部投影位置不是完全在

---

① 丛兴忠,陈尔瑜,党瑞山,等. 前臂骨间膜前面桡侧的动脉分布及其与穴位的关系[J]. 解剖学杂志,2004(1):82-85.

② 胡翔龙,黄晓卿,许金森,等. 前臂内侧皮肤低阻点的循经分布[J]. 针刺研究,1993(2):94-97.

③ 吕炳强,秦学联,李志道. 前臂心经、心包经腧穴与尺神经、正中神经的解剖关系[J]. 针灸临床杂志,2002(9):5-6.

掌长肌腱与桡侧腕屈肌腱之间,而是在桡侧腕屈肌腱上部,正中神经的投影在桡侧腕屈肌腱的后方,在距屈肌支持带 2～3cm 处正中神经由上外向内下斜行于两腱之间。因内关、间使、郄门 3 穴位于掌长肌腱与桡侧腕屈肌腱之间,所以直刺时没有刺中正中神经,而是经过正中神经内侧缘,如要刺中正中神经,需向外斜刺。

(4)冠心病患者手厥阴心包经原穴的病理反应:穴位是内脏病理生理状态在体表的机能感应点。唐惕凡等[1]对冠心病患者心经心包经原穴体表病理反应进行观察和研究。主要观察患者体表穴位(手厥阴心包经原穴大陵、手少阴心经原穴神门、手少阴心经郄穴阴郄)有否异常形态变化,如皮肤色泽、感觉、按压有否疼痛等。结果发现:心气虚证患者神门有酸胀等阳性反应者 28 例,占总数的52%。健康对照组仅有 2 例酸胀和压痛,只占总数的 6.6%,两组比较有显著性差异($P<0.05$)。另外,原穴神门组有体表阳性反应者 28 例,阳性反应率高达 52.8%。大陵组有阳性反应者 29 例,占总数的 54%,两组阳性反应率出现都较高,两组比较,无显著性差异($P>0.05$),说明两穴在反映心脏病变方面有着同样的重要性。郄穴阴郄组虽也有 15 例出现阳性反应,但只占总数的28.3%,与同经原穴神门组比较,有显著性差异($P<0.05$),但不如原穴对疾病的反应敏感。研究提示,内脏疾病检查相关经脉体表原穴有一定的诊断意义。

第十节　手少阳三焦经理论的临床应用

一、手少阳三焦经理论概述

(一)手少阳之脉循行部位与病候

三焦手少阳之脉,起于小指次指之端,上出两指之间,循手表腕,出臂外两骨之间,上贯肘,循臑外,上肩,而交出足少阳之后,入缺盆,布膻中,散络心包,下膈,遍属三焦;其支者,从膻中,上出缺盆,上项,系耳后,直上,出耳上角,以屈下颊至䪼;其支者,从耳后入耳中,出走耳前,过客主人,前交颊,至目锐眦。

是动则病:耳聋,浑浑焞焞,嗌肿,喉痹。是主气所生病者:汗出,目锐眦痛,颊肿,耳后、肩、臑、肘、臂外皆痛,小指次指不用。(《灵枢·经脉》)

(二)手少阳之别(络脉)循行部位与病候

手少阳之别,名曰外关。去腕二寸,外绕臂,注胸中,合心主。病,实则肘挛;虚则不收。取之所别也。(《灵枢·经脉》)

---

①唐惕凡,丁果元,刘庆田,等.冠心病患者心经心包经原穴体表病理反应的观察[J].湖南中医学院学报,1995(1):58-60.

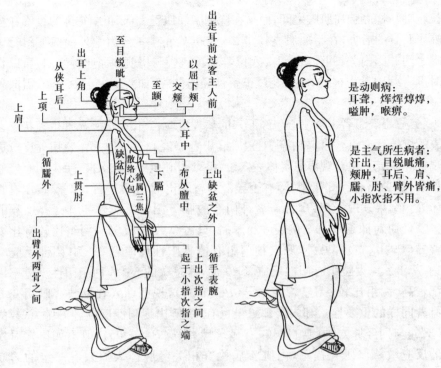

图 2-37　手少阳三焦经循行图

图 2-38　手少阳三焦经病候图

出走耳前过客主人前
以屈下颊
交颊
至颐
入耳中
上出缺盆之外
循手表腕
上出次指之间
起于小指次指之端

至目锐眦
出耳上角
从侠耳后
上项
上肩
入缺盆穴
散络心包
循属三焦
下膈
布从膻中

循臑外
上贯肘
出臂外两骨之间

是动则病：
耳聋，浑浑焞焞，
嗌肿，喉痹。

是主气所生病者：
汗出，目锐眦痛，
颊肿，耳后、肩、
臑、肘、臂外皆痛，
小指次指不用。

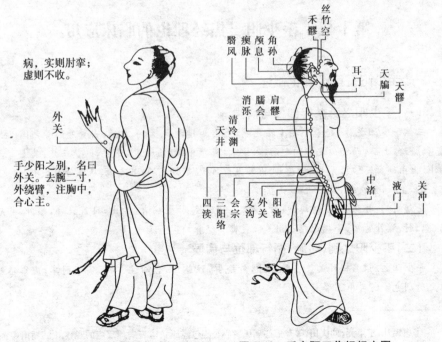

图 2-39　手少阳络脉循行与病候图

图 2-40　手少阳三焦经经穴图

病，实则肘挛；
虚则不收。

外关

手少阳之别，名曰
外关。去腕二寸，
外绕臂，注胸中，
合心主。

丝竹空
禾髎
角孙
颅息
瘛脉
翳风
消泺
臑会
清冷渊
天井
四渎
三阳络
会宗
支沟
外关
阳池
中渚
液门
关冲
耳门
天牖
天髎
肩髎

(三)手少阳之正(经别)循行部位与联系

手少阳之正,指天,别于巅,入缺盆,下走三焦,散于胸中也。(《灵枢·经别》)

(四)手少阳经筋循行部位与病候

手少阳之筋,起于小指次指之端,结于腕;中循臂,结于肘;上绕臑外廉,上肩走颈,合手太阳;其支者,当曲颊,入系舌本;其支者,上曲牙,循耳前,属目外眦,上乘颌,结于角。

其病,当所过者支、转筋,舌卷。治在燔针劫刺,以知为数,以痛为输,名曰季夏痹也。(《灵枢·经筋》)

二、手少阳三焦经理论衍义

(一)归于手少阳三焦经腧穴举要

手少阳三焦经的腧穴归经,有一个逐渐增多的过程。

《灵枢·本输》首次记载了归于手少阳三焦经的 6 个腧穴:"三焦者,上合手少阳。出于关冲……为井(金);溜于液门……为荥;注于中渚……为腧;过于阳池……为原;行于支沟……为经;入于天井……为合……手少阳经也"(《灵枢·本输》)。这 6 个腧穴即是现在手少阳三焦经的五输穴和原穴。

而《素问·气府论》另有"手少阳脉气所发者三十二穴:骺骨下各一,眉后各一,角上各一,下完骨后各一,项中足太阳之前各一,侠扶突各一,肩贞各一,肩贞下三寸分间各一,肘以下至手小指次指本各六俞"(《素问·气府论》)的记载。为后世手少阳三焦经归经腧穴确立了基本框架。其中"肘以下至手小指次指本各六俞",当与《灵枢·本输》的归经 6 穴有关。

《铜人腧穴图经》记载有"手少阳三焦经左右凡 46 穴",当代与之一致。

表 13　手少阳三焦经腧穴主治提要表

穴名	部位	主治	
		本经及脏腑重点病症	特殊或全身病症
关冲	指端	头痛,目赤,咽喉肿痛	热病
液门	指间	头痛,目赤,耳聋,咽喉肿痛,手臂痛	疟疾
中渚	手背	头痛,目赤,耳聋,耳鸣,咽喉肿痛,肘臂痛	热病
阳池	腕	腕痛,肩背痛	疟疾
外关	前臂	头痛,耳鸣,耳聋,肘臂手指痛,手颤	热病
支沟	前臂	暴喑,肩臂酸痛,胸胁疼痛	热病
会宗	前臂	耳聋	痫病
三阳络	前臂	暴喑,耳聋,手臂痛	
四渎	前臂	暴喑,耳聋,齿痛,前臂痛	
天井	肘	偏头痛,颈项肩臂痛	癫痫,瘰疬
以上手肘部穴:治耳疾为主,头、目、喉病及热病次之			

穴名	部位	主治	
		本经及脏腑重点病症	特殊或全身病症
清冷渊	上臂	肩背痛	
消泺	上臂	颈项强急	
臑会	上臂	肩臂痛	
肩髎	肩	肩重臂痛	
天髎	肩	肩臂痛,颈项强急	热病
以上肩臂部穴:治局部疾患为主			
天牖	颈	头晕,面肿,耳暴聋,目昏	
翳风	耳	耳鸣,耳聋,口眼㖞斜,颊肿	
瘈脉	耳	头痛,耳鸣,耳聋,牙关紧闭	
颅息	耳	头痛,耳鸣,耳痛	
角孙	耳	耳部红肿,齿痛,目翳	
耳门	耳	耳聋,耳鸣,齿痛	
禾髎	耳前	耳鸣,头重痛,牙关紧急	
丝竹空	眉端	头痛,目疾	
以上颈侧头部穴:治耳部疾患为主,其次为头及颜面疾患			

(二)归手少阳三焦经药物举要

依据高学敏主编的《中药学》,归入手少阳三焦经的药物主要有:

栀子、木香、香附等。

(三)与手少阳三焦经联系的组织器官

手少阳三焦经循行分布于上肢外侧的中间,内属三焦络心包,与耳、眼睛有联系。

三、手少阳三焦经病症治要与验证

(一)手少阳内属三焦腑病症治验

关于三焦的论述首见于《黄帝内经》,如有"三焦者,决渎之官,水道出焉"(《素问·灵兰秘典》)、"三焦者,中渎之府,水道出焉,属膀胱"(《灵枢·本输》)、"三焦病者,腹气满,小腹尤坚,不得小便,窘急,溢则为水,留则为胀,候在足太阳之大络"(《灵枢·邪气藏府病形》)等论述。这里提示三焦腑的生理功能与膀胱水道有关,而病理状态下出现排尿障碍,出现类似尿潴留的症状。除三焦外,《黄帝内经》中还有上焦、中焦、下焦的分述,如"上焦出于胃上口……中焦亦并胃中,出上焦之后……下焦者,别回肠,注于膀胱而渗入焉"(《灵枢·营卫生会》)。因此,作为六腑之一,三焦概括了水谷化生、水液代谢等功能。

《难经》则进一步强调三焦与原气的关系,如"三焦,有原气之别焉,主持诸气"(《难经·三十三难》)、"三焦者,原气之别使也,主通行三气,经历五脏六腑"(《难经·六十六难》),由此可见,三焦体现了人体元气之功能。

(1)从手三阳三焦经治疗糖尿病:糖尿病是由于胰腺分泌胰岛素相对或者绝对不足所致。有人将胰腺作为三焦腑的实际内涵来研究和应用。如基于胰腺是一个兼具内、外分泌功能的腺体,全面调节糖、脂肪、蛋白质的代谢,具有与传统三焦相近的功能表现,因此,程建斌等[1]认为三焦是以胰腺为主体,与全身各脏腑相配合,共同完成机体物质代谢的统一体,是功能和物质的统一;并且将手少阳三焦经作为胰腺的经脉来认识和发挥。王维红[2]则从经络学、五脏六腑之背俞穴、生理学、病理学、治疗学等角度论证了三焦腑即胰腺的存在。

正是胰腺与三焦之间有着内在的关系,且手少阳三焦经在体内也络属于胰腺,在临床上,宋灵仙等[3]从三焦经穴论治糖尿病,取得了较好的疗效。

临床报道

根据1985年WHO糖尿病研究组提出的糖尿病诊断标准,选取确诊为2型糖尿病而无酮症酸中毒、高渗性昏迷、明显肝肾功能损害等严重并发症的患者共92例,随机分成3组:Ⅰ组30例为针灸配合减量西药组;Ⅱ组32例为针灸配合等量西药组;Ⅲ组30例为纯西药对照组。

针灸治疗均取手少阳三焦经穴阳池、外关为主穴,再根据肺、脾、肾虚损情况的不同,分别配以肺俞、脾俞、肾俞等穴。针刺每日1次,每次留针15分钟,4周为1疗程。同时口服美吡达,Ⅰ组每天1次,每次5mg;Ⅱ组每天2次,每次5mg;Ⅲ组只服用美吡达每天2次,每次5mg;4周为1疗程。

4周后,Ⅰ、Ⅱ组的总有效率明显高于Ⅲ组,说明针刺手少阳三焦经穴对2型糖尿病有很好的治疗作用。3组均能有效降低空腹血糖,但针刺组降糖效果明显优于对照组。另外,尿糖转阴率针刺组也明显优于对照组。针刺组还能明显降低胆固醇和甘油三酯,治疗前后有极其显著性差异($P<0.01$),而对照组治疗前后无显著性差异($P>0.05$)。针刺组对血脂的调整作用明显优于对照组。

按语:无论是理论探讨、还是临床治疗的验证,都提示了手少阳三焦经与胰

①程建斌,邓英,侯燕. 试论胰的经络[J]. 中国针灸,1998(8):483-485.
②王维红. "三焦府"即是"胰"——糖尿病的中医、针灸研究方向[J]. 中国针灸,2000(增):75-76.
③宋灵仙,王哲慧. 从三焦经穴论治糖尿病92例[J]. 针灸临床杂志,2005(4):4-6.

腺、糖尿病之间存在着密不可分的内在联系。有鉴于此,赫增才[①]还建议将手少阳三焦经改名为"手少阳胰经"。

(2)手少阳三经腧穴的止吐作用:手少阳三焦经遍属三焦,三焦经气顺畅则气机升降有序。因此,如果胃气不降出现呃逆呕吐等病症,可以从手少阳三焦经诊治。

临床报道[②]

冉金丽运用外关治疗术后呃逆。21例患者中,男18例,女3例;年龄最小37岁,最大者71岁。术后1天内发病者7例,2~3天内发病者10例,5~7天内发病者4例。治疗时,使用28号1.5寸毫针刺入外关,针尖沿手少阳三焦经循行方向,与皮肤呈45°角进针1~1.2寸,使针感沿三焦经传导,传至胸部效果最佳。留针30~60分钟,每日1次。治疗1次呃逆止者6人,占28.57%;2次呃逆止者6人,占28.57%;3次呃逆止者5人,占23.80%;4次呃逆止者3人,占14.30%;5次呃逆止者1人,占4.76%。有效率为100%。

按语:呃逆主要由胃气上逆所致。其病因多由脾胃虚寒,或饮食停滞,或气机不畅所致。而手术后呃逆,主要见于胸外科、普通外科、泌尿外科等胸腹部手术后。手术后常可导致三焦气机逆乱,逆气上冲胸膈,而出现呃逆。外关为手少阳三焦经络穴,用此穴可达到调理三焦之气作用,气机调畅,逆气得降,呃逆自止。

(3)支沟通肠腑治疗便秘:《类经图翼》有"凡三焦相火炽盛,及大便不通、胸胁疼痛者,俱宜治之(支沟)"的记载。支沟为手少阳三焦经穴,点按或针刺支沟可振奋三焦特别是下焦之气,使腑气畅通,如有鼓风扬帆之功效,因此也有人将支沟称之为"便秘穴,"并形成了支沟配阳陵泉治疗热秘、支沟配照海治疗阴虚便秘等经典组合。

临床报道[③]

张智龙等采用多中心、随机对照的方法,对电针支沟治疗便秘之气秘的疗效和安全性进行评价。将符合诊断、纳入和排除标准的276例患者,按随机数字表

①赫增才.从"胰俞""胰腑""胰经"论中医脏腑经络腧穴理论的继承与创新[J].中国针灸,2009(S1):79-80.

②冉金丽.针刺外关治疗术后呃逆21例[J].中国针灸,1996(4):56.

③张智龙,吉学群,赵淑华,等.电针支沟穴治疗便秘之气秘多中心随机对照研究[J].中国针灸,2007(7):475-478.

法分为观察组和对照组。观察组采用电针支沟方法,对照组则电针相近位置的非穴点,以患者的临床症状积分、结肠传输试验及各项安全性指标进行评定,观察治疗4周,治疗结束后1个月、3个月后进行随访。结果发现,电针支沟能明显改善便秘患者的临床症状和结肠传输时间,降低开塞露和泻剂的使用率,总有效率为94.4%,优于对照组的61.3%,两组相比,有极其显著性差异($P<$0.0001)。

按语:支沟是治疗便秘的传统有效腧穴,单独或者作为主穴运用于多种便秘的治疗。便秘是由多种因素综合导致的病症,但是都存在肠动力紊乱的病理环节,因此,胃肠动力障碍是便秘的病理基础,改善胃肠动力障碍是治疗便秘的关键环卫。中医认为,三焦气机畅达则腑气通畅,故治便秘多以"调气通腑"为先,调理三焦气机,而畅达下焦,通大便之闭结,是承顺胃肠之气。其中,尤其是以手三阳三焦经的支沟最为效著。

(二)手少阳内络心包络病症治验

手少阳三焦经内络心包,具有主治心包络的病症,包括心脏和胸膈等组织器官疾病。

唐卫华[1]在多种心脏病急救中运用外关透内关治疗。

典型病例(高血压性心脏病并快速心房颤动)

杨某,女,77岁,退体工人。1993年10月11日就诊。主诉:头昏、头痛、心悸、胸闷3年。10分钟前在散步途中突感头昏、心悸加重,急来就诊。症见:心悸,胸部牵涉背部剧烈抖动,伴头昏、胸闷、呼吸困难、下颌酸痛、脚软乏力、小便频数。查体:脉搏90次/分,呼吸26次/分,血压26.8/13.33kPa,口唇轻度紫绀,气管居中,颈静脉无怒张,全心浊音界扩大,心律不齐,心率120次/分,主动脉瓣可闻及Ⅱ级以上舒张期吹风样杂音,$A_2<P_2$,双肺呼吸音增粗,可闻及干性啰音,肝脾未触及,双下肢膝以下凹陷性水肿。心电图示:快速房颤,平均心室率125次/分,部分伴室内差异传导,右心室肥厚。诊断:高血压性心脏病并快速心房颤动。治则:宽胸理气,通络止痛。取穴:双侧外关、内关。刺法:取1.5寸毫针从外关垂直进针,透至内关皮下,平补平泻。留针30分钟,留针期间每5分钟行针1次。结果5分钟后,头昏、头痛消失,心悸、胸闷减轻;30分钟起针时心悸、胸闷等诸症悉除。查体:脉搏70次/分,呼吸20次/分,血压22.66/12kPa,紫绀消失,心律齐,心率70次/分,双肺干啰音减少。故未做其他治疗。嘱患者复查心电图,结果为:窦性心律,心率71次/分,律齐。右心室肥厚,平均心电轴

---

[1]唐卫华. 外关透内关在心脏病急救中的应用[J]. 中国针灸,1998(1):23-24.

轻度左偏。

典型病例（心脏神经官能症）

刘某,女,50 岁,工人。1995 年 5 月 15 日就诊。主诉:心悸、胸闷、气短 9 年。某省级医院诊为:心脏神经官能症,经治疗有所好转,但常无明显诱因而发作,均用"丹参""冬虫夏草精"等治疗,约在半小时后逐渐缓解。5 分钟前无明显诱因突又发病。患者表情痛苦,双目微闭,神差、失语、肢软、卧床、不能动。查体:血压 12/8kPa,呼吸 20 次/分,脉搏 82 次/分,心率 82 次/分,双瞳孔等大等圆,对光反射存在,心律齐,各瓣膜未见病理性杂音。诊断:心脏神经官能症。治则:疏肝理气,解郁通络。取穴:双侧外关、内关。刺法:取 1.5 寸毫针从外关进针透至内关,平补平泻。结果针下约 30 秒,患者一声长叹,口已能言,手足已见活动。自诉发作时胸闷难忍、气短、乏力。而针下胸闷即去,气短、乏力渐减。留针 5 分钟,起针时已恢复如初。

典型病例（胸痹）

陈某,男,60 岁,农民,1995 年 6 月 18 日就诊。主诉:有胸痹病史 10 年。曾经中草药治疗而好转,近半年来无明显诱因而加剧,反复发作多次,经县医院西医治疗及我处针灸治疗而缓解,但均未系统检查和治疗。今日 20 分钟前步行时突然发病而急送我处,患者神志清楚、表情痛苦、卧、以手护胸、失语、汗出肢冷、口唇紫黯、舌质紫黯、舌边有瘀斑、苔薄白腻,脉沉细。诊断:胸痹(心阳暴脱)。治则:回阳救逆固脱。取穴:外关透内关、鸠尾、丰隆、神阙。操作:神阙用艾条灸,余皆用平补平泻手法。约 2 分钟后,患者已能说话,但音哑声低。自诉发病时胸部如撕裂般疼痛、心悸,现胸痛、心悸均去,仍感肢冷、疲乏。30 分钟后,患者已恢复如初。

按语:用手少阳三焦经的外关治心脏疾患,其原理有二:一是手少阳三焦经的络穴,本身具有和解少阳、理气解郁、通络止痛的作用;二是"手少阳之别,名曰外关,去腕一寸,外绕臂,注胸中,合心主"(《灵枢·经脉》),直接与心脏相通。此外,三焦、心包两经互为表里,外关、内关为其络穴而内外相通,故一针两穴,两经同时得以沟通,从而增强其宽胸理气、解郁通络、宁心安神之功。

(三)手少阳联系其他脏腑器官病症治验

(1)从手少阳三焦经诊治耳部疾病:手少阳三焦经腧穴,对于耳部疾病的治疗有特异性。在简帛医书时代,马王堆出土的《阴阳十一脉灸经》记载有"耳脉",即是后来的手少阳三焦经——"耳脉:起于手背,出臂外两骨之间,上骨下廉,出肘中,入耳中。是动则病:耳聋,辉辉煇煇,嗌肿。是耳脉主治其所产病:目外眦痛,颊痛,耳聋,为三病"(《阴阳十一脉灸经》)。由此可见,耳聋、耳鸣是手少阳三焦经最主要的适应证之一。当代医家有许多这方面的实践:

临床报道[1]

唐卫华运用外关透内关针刺治疗耳鸣 47 例。取穴:外关透内关、耳门、翳风,操作:坐位,常规消毒,取 1.5 寸毫针从外关进针透至内关,以在内关处可触到针尖但又不能让针尖透出皮肤为度,3 穴均用平补平泻手法,以患者能耐受为度,留针 15 分钟。每日 1 次,10 次为 1 疗程。47 例中,痊愈 40 例,占 85.1%;有效 4 例,占 8.5%;无效 3 例,占 6.4%,总有效率为 93.6%。痊愈病例的治疗次数最短 1 次,最长 18 次,平均在 7～12 次之间。

(2)从手少阳三焦经诊治偏头痛:偏头痛是一种临床多见、反复发作的神经系统疾病。由于其发病的部位在头的偏侧,故有偏头痛之名。《诸病源候论》开始即有"偏、正头风"的区分。后世医家依据其疼痛部位,为手足少阳经分布范围,又名"少阳疼痛",多责之于手少阳三焦经和(或)足少阳胆经。陈勤等[2]对国内外 1970 年至 2006 年针灸治疗偏头痛的随机临床对照或临床对照研究进行用穴分析,研究发现,在针灸治疗偏头痛的临床对照研究中,虽然使用的腧穴十四经均有涉及,但用穴主要集中在足少阳胆经,其次为手少阳三焦经;而使用率最高的腧穴依次为:风池(足少阳胆经)、率谷(足少阳胆经)、百会(督脉)、太冲(足厥阴肝经)、合谷(手阳明大肠经)、外关(手少阳三焦经)、头维(足阳明胃经)、丝竹空(手少阳三焦经)、列缺(手太阴肺经)和足临泣(足少阳胆经)。

临床报道[3]

段月娥等采用三阳络腧穴药线植入法治疗偏头痛,取得一定疗效。本组 68 例,其中男 21 例,女 47 例;年龄最小 12 岁,最大 64 岁;病程最短 6 个月,最长 18 年。患者均有长期反复发作史,多在一侧眶上部、眶后部或额颞部开始,逐渐加剧,并扩展至半侧头部或整个头部。头痛为搏动性,至高峰时成为持续性,并伴有恶心和呕吐。患者面容苍白,精神委靡,畏光,厌食。脑电图及脑 CT 检查均无异常改变。治疗时,将医用羊肠线剪成 1cm 长线段,浸于药线排毒液(单顺发明,北京高等中医药培训学校监制)中 1 周后备用。患者采用坐位或卧位,取三

---

①唐卫华. 针刺外关透内关治疗耳鸣 47 例[J]. 针灸临床杂志,1995(9):47.

②陈勤,吴曦,朱欢,等. 针灸治疗偏头痛临床对照文献用穴规律分析[J]. 成都中医药大学学报,2007(3):1-6.

③段月娥,张鲜萍. 三阳络穴位药线植入治疗偏头痛 68 例[J]. 中国针灸,2003(6):331.

阳络穴,皮肤常规消毒,将已准备好的药线放在高压消毒后的9号腰椎穿刺针管的前端,后接针芯,将针快速斜刺入三阳络穴位深达肌层,当有针感后,将针芯向前推进,边推针芯边退针管,将药线植入三阳络穴位的肌肉层,出针后,紧压针孔,查无线头外露,无出血,贴创可贴保护针孔。每周1次,3次为1疗程。其中1疗程痊愈48例,2疗程痊愈6例,3疗程痊愈12例。

按语:中医认为,由于气血痹阻头部出现头痛,其中偏头痛为少阳经头痛。三阳络是手少阳三焦经腧穴,手少阳三焦经从胸向上,出于缺盆,上走项部,沿耳后直上,出于耳部上行额角,再屈而下行至面颊部,到达眶下部,从耳后进入耳中出走耳前,与心包经交叉于面颊部,到达目外眦,与足少阳胆经相接,故取三阳络治疗偏头痛,属循经取穴。体现了手少阳三焦经在诊治偏头痛方面的潜在优势。

(3)从手三阳三焦经诊治咽喉疾病:《灵枢·经脉》记载,手少阳三焦经"是动则病……嗌肿,喉痹"(《灵枢·经脉》)。咽喉部疾病的发病与手少阳三焦经有关,选择手少阳三焦经可以治疗咽喉痹痛等病症。

临床报道①

张晓明自1995年6月至1998年8月应用针刺治疗梅核气30例,取得满意疗效。30例患者,男11例,女19例;年龄最大58岁,最小23岁,以25~45岁居多;病程最长2年余,最短1个月。因感冒以后出现本症8例;兼咽喉疼痛5例,患糖尿病3例,神经衰弱14例。治疗时,常规消毒穴位后,选用28号1~1.5寸毫针刺入外关,向内关方向透刺,提插捻转至得气(以出现向近端传导的针感为最佳)。留针30分钟,每5~10分钟捻转1次。3~6次为1个疗程。治疗结果,以异物感消失为治愈。30例全部治愈。3次以内治愈者18例;6次以内治愈者12例。

按语:梅核气一症,即西医学之为咽喉神经官能症。它是一种以咽中如有异物梗阻,咯之不出,咽之不下为主症的自觉症状。外关属于手少阳三焦经,为络穴。三焦主诸气,总司人体气化,疏通水道。针刺外关时,不仅可以调整三焦经的气化功能,以疏通水道、祛湿化痰,还可以调整厥阴经经气,以解除郁滞。故可使痰湿除,气机顺,取得标本兼治、异物感速消的疗效。

(四)手少阳外循肢节病症治要与验证

《灵枢·经脉》记载,手少阳三焦经"是主气所生病者……颊肿,耳后、肩、臑、肘、臂外皆痛,小指次指不用"(《灵枢·经脉》);手少阳络脉"病实则肘挛;虚则不

---

①张晓明.针刺外关治疗梅核气30例[J].实用中医内科杂志,2007(5):77.

收。"提示了上述部位的病症,为手少阳外循肢节与体表的病症。

(1)颞下颌关节紊乱病:颞下颌关节紊乱病是口腔颌面部常见疾病之一,与颞下颌关节相关的各因素(髁突、关节窝、关节盘、韧带、肌肉及牙齿)出现异常,或出现应力、创伤等,关节不能发挥正常的功能,就会发生颞下颌关节紊乱病。颞下颌关节紊乱病是一类病因尚未完全清楚而又有共同发病因素和临床主要症状的一组疾病的总称。

颞下颌关节紊乱病也是针灸临床的适应证之一。针灸临床诊治该病,需要关注痛点并进行必要的经络辨证。其中手少阳三焦经循行经过该部位,面颊部的"肿胀""疼痛"也是手少阳三焦经的经典主治病候,在简帛医书中即有记载。此外,临床也存在手少阳三焦经类型的颞颌关节紊乱病。

典型病例[①]

黄某,女,48岁。诉2007年11月受凉后出现咽痛及下颌关节痛,在当地医院就诊,予抗生素及中药口服后,咽痛好转,右颞颌关节痛未见好转。遂于12月初来针灸门诊就诊。就诊时,右颞颌关节疼痛,张口活动受限,不敢说话。体检:右下颌骨髁状突后缘相当于听会处压痛(+),张口度2cm。根据痛点所在经络,辨证为胆经病。遂在胆经远端足临泣所在位置周围,取酸胀感最强点针刺,针尖朝向病所,得气后嘱患者缓慢张口运动,此时患者张口已达5cm;再次按压痛点,疼痛较前明显减轻。再根据同气相求原理,取三焦经的中渚,针刺取穴方法同前。经针后,患者颞颌关节周围已无疼痛,张口正常。继续治疗2次。2个月后随访,未见复发。

按语:本案患者痛点以听会(足少阳经)为主,故选用足少阳胆经远道腧穴足临泣进行针刺,获得一定疗效。进一步诊察,以手少阳三焦经的中渚进行善后除尽余邪。同名经同气相求,获得彻底疗效。

(2)颈项疼痛(颈椎病、落枕):手少阳三焦经的循行,从无名指起,经本穴向上通过肘尖部,沿上臂外侧上行至肩部,交会于手太阳经之秉风,又交会督脉之大椎,并从缺盆处向上,过项部,布头之侧面,过耳之前后,最后于目外眦角与足少阳经脉相衔接。本经腧穴可以用来诊治落枕、颈项不适等病症,多收良效。

典型病例

王某,女,45岁。因睡卧不当,晨起后发现颈项强痛,不可转项,左项部热痛

---

①易海连,李建强. 痛点经络辨证治疗颞颌关节紊乱病[J]. 湖北中医杂志,2008(10):49.

困重。3天来经按摩治疗无效，心烦不安，舌质红、苔薄黄，脉弦，诊为落枕。取手少阳三焦经的支沟直刺，针时取直刺法，选1～1.5寸针，刺入0.8～1寸深度。针感较强，为酸困胀感，可向上放射至肩颈部，向下放射至腕背部，偶有达无名指、小指。患者病痛随针起而痊愈。

按语：对于落枕及颈椎病引起项背不适，伴局部肿痛不适等症者，可以单独或者配颈夹脊使用支沟，以达清宣少阳，舒筋活络、活血化瘀的功效。针刺时，可让患者缓慢转动颈部，以助局部经气的畅通。

四、手少阳三焦经理论的古代临床应用

(1)《黄帝内经》对三焦和三焦经病候的认识和记载：《黄帝内经》对三焦和三焦经病候有丰富的认识和记载，如：

"久咳不已，则三焦受之，三焦咳状，咳而腹满，不欲食饮，此皆聚于胃，关于肺，使人多涕唾而面浮肿气逆也"(《素问·咳论》)。

"少阴之胜，心下热，善饥，齐下反动，气游三焦，炎暑至，木乃津，草乃萎，呕逆躁烦，腹满痛，溏泄，传为赤沃"(《素问·至真要大论》)。

"三焦者，足少阳太阴之所将，太阳之别也，上踝五寸，别入贯腨肠，出于委阳，并太阳之正，入络膀胱，约下焦，实则闭癃，虚则遗溺，遗溺则补之，闭癃则泻之"(《灵枢·本输》)。

"三焦病者，腹气满，小腹尤坚，不得小便，窘急溢则水留，即为胀，候在足太阳之外大络，大络在太阳少阳之间，亦见于脉，取委阳"(《灵枢·邪气藏府病形》)。

"三焦手少阳之脉……是动则病耳聋浑浑焞焞，嗌肿，喉痹。是主气所生病者，汗出，目锐眦痛，颊痛，耳后肩臑肘臂外皆痛，小指次指不用"(《灵枢·经脉》)。

"小腹痛肿，不得小便，邪在三焦约，取之太阳大络，视其络脉与厥阴小络结而血者，肿上及胃脘，取三里"(《灵枢·四时气》)。

"三焦胀者，气满于皮肤中，轻轻然而不坚"(《灵枢·胀论》)。

(2)《千金要方》有"妊娠四月，手少阳脉养"的记载："妊娠四月始受水精，以成血脉，食宜稻粳，羹宜鱼雁，是谓盛血气以通耳目而行经络。妊娠四月手少阳脉养，不可针灸其经(如关冲、阳池、内关、三阳、天井、曲垣等穴是也。)手少阳内输三焦，四月之时，儿六腑顺成，当静形体，和心志，节饮食。妊娠四月，有寒，心下愠愠欲呕，胸膈满，不欲食，有热，小便难，数数如淋状，脐下苦急，卒风寒，颈项强痛，寒热，或惊动身躯，腰背腹痛，往来有时，胎上迫胸，心烦不得安，卒有所下，宜服菊花汤。"(《千金要方·卷二·养胎》)

(3)《黄帝内经太素》以"三焦经隧"释手少阳脉："上焦在心下，下膈在胃上口，主内而不出，其理在膻中。中焦在胃中口，不上不下，主腐熟水谷，其理在脐

旁。下焦在脐下,当膀胱上口,主分别清浊,主出而不内,其理在脐下一寸。上焦之气如云雾在天,中焦之气如沤雨在空,下焦之气如沟渎流地也。手少阳脉是三焦经隧,通行三焦之血气,故曰三焦手少阳脉也。"(《黄帝内经太素·卷八·经脉之一》)

(4)《医学纲目》有"气会三焦"的记载:"统而论之,三才之用,本于中焦。中焦者,胃脘也,禀天五之冲气,阴阳清浊自此而分,十二经络自此而始。或不得其平,则寒热偏胜,虚实不同,荣卫涩滞,清浊不分,而生诸病。故曰气会三焦。手少阳脉通于膻中,膻中者,臣使之官,为气之海。审此则知三焦者冲和之本也。三焦相火及包络之脉,人之元气也,周身何处无之,是名相火用事,主持阴阳之气,神明之府也。"(《医学纲目·卷一·阴阳》)

(5)《外科正宗》以手少阳经阐释"头角两耳前后结肿"病症:"头角两耳前后结肿者,乃手少阳经受之,其患耳鸣筋痛,寒热呕吐,口苦咽干,烦躁时甚,当以知母石膏汤、小柴胡汤和之。"(《外科正宗·卷二·时毒论》)

(6)《中西汇通医经精义》有"三焦之膜连肝、及胆"的记载:"足少阳脉,与手少阳脉,均行于耳,均司相火,内则三焦之膜连肝而及胆,外则三焦之经络耳而交于胆经,此以见脏腑相通之妙。"(《中西汇通医经精义·上卷·十二经脉》)

五、手少阳三焦经的现代临床见证

(1)手足少阳经循经疼痛现象:1988年,肖永俭[1]报道一例因拔罐引发循手足少阳经循经疼痛的病例。详细如下:

丁某,男,24岁,于1960年10月11日入院。主诉头痛,左半身痛6年。左上肢伸侧痛,上引肩,向下放射至左手环指,左侧胸腹及腰背痛,左侧下肢外侧疼痛,放射至第4趾,寒冷和劳累后加重,伴随的症状有多汗、头晕、眼胀、胸闷、腹胀,左侧睾丸有时抽缩痛。幼年体弱多病,8年前左足背外伤化脓,经2个月方愈。查心肺腹无异常发现,颈椎、腰椎无明显压痛,左腿直腿抬高试验阴性,神经系统检查无异常发现,左足背在第2、3、4跖趾关节后有约4cm×3cm类三角形疤痕,尖向趾端,平滑,有压痛,左侧肢体之压痛大致循手足少阳经行程,环指和第4趾经循侧无压痛,在左足疤痕部、膝关节、腰部、第1、2、3胸椎左侧超过本经范围,整个头部有轻压痛,本经压痛范围宽约3～8cm,边缘界限模糊。血象、血沉、肝功检查正常,十二指肠引流及培养阴性,胃肠透视、颈椎、腰椎及左足骨骼照片未见异常。主要诊断为手足少阳经循经疼痛;神经官能症。于11月19日下午在右侧腰部拔一火罐(口径5.5cm,容积230ml,时间30分钟),取罐后1小时,右侧肢体出现了循胆经和三焦经的疼痛,翌日检查循此二经有间断的带状压

---

①肖永俭.拔罐引起循经疼痛病例报告[J].山东中医学院学报,1988(1):23-25.

痛区,宽约 1~3cm,环指和第 4 趾的经循侧有明显的压痛,非经循侧无压痛,左侧肢体压痛无变化。右侧疼痛和压痛经过 3、4 天先后消失。住院期间由于做糖耐量试验,右侧肘正中静脉穿刺过 4 次,左侧肘正中静脉穿刺过 2 次,右侧的远隔部位也发生了损伤经循经线上某些部位的疼痛(包括胆经部位),左侧未发生疼痛。本例用针灸、中药、疤痕部位封闭、自主神经安定剂等治疗,于 1961 年 1 月 8 日症状缓解出院。

按语: 本案患者原有左侧手足少阳经(胆经和三焦经)的循经疼痛,右侧腰部拔火罐后,出现了右侧手足少阳经(胆经和三焦经)的循经疼痛和压痛现象,且直达指、趾的经循侧,其他部位范围亦较窄,更易定位。循经性疼痛,在《黄帝内经》就有记载,如手少阳三焦经有"目锐眦痛,颊痛,耳后、肩、臑、肘、臂外皆痛,小指次指不用"(《灵枢·经脉》);足少阳胆经有"头痛、颔痛、目锐眦痛,缺盆中肿痛……胸、胁、肋、髀、膝外至胫、绝骨、外踝前及诸节皆痛,小趾次趾不用"(《灵枢·经脉》)。《灵枢·经脉》记载的这种循经性疼痛现象,是否是《灵枢·经脉》阐述手足少阳经循行的实践基础呢?从本案来讲,这种可能性是无法排除的。

除了原来的自发循行性疼痛(本案患者左侧),本案患者在治疗过程中,腰部拔罐后 1 小时,出现右侧的循经性疼痛(循胆经和三焦经的疼痛),就更加值得关注和深究了。这种现象可能与西医学关注的慢性炎症可以导致远隔部位疼痛有关。本案患者拔火罐后 1 小时即出现右侧循经性疼痛及静脉穿刺后引起的远隔部位经循线上的疼痛,无疑都与局部损伤有关。另外,三焦经未发现炎症,也没有拔火罐的损伤,亦产生了疼痛;同样,静脉穿刺未损伤过胆经,该经也出现了疼痛,是否可以印证传统理论中的同名经脉气相接。

(2)三焦经体表循行线的生物物理学研究:Fraser R 等[1]应用隐性循经感传、低阻抗和高振动声三种方法,采取体表厘定标准点、标准线,对 30 例不同国家、不同肤色的受试者手少阳三焦经体表循行进行精确定位。结果表明,三种方法所测三种实验经脉线相互重合,其宽度在 1mm 以内,其主线与古典经脉线相吻合。在手臂部,循主线内外各 1cm 左右处,测出两条在手背部从主线分出至肩部又并入主线的支线。支线的出现与古典论述及经络图谱不尽相同。

(3)手少阳三焦经与耳的联系:姜松林等[2]利用家兔外关针刺,观察家兔耳部温度的变化。结果发现,针刺外关可以引起耳部温度反应,说明外关和耳的经络联系是存在的。穴位麻醉以后,针刺外关的耳温反应消失,这一结果说明针刺

①Fraser,R,许贺之,李明生,等.三焦经体表循行线的生物物理学定位[J].中国中医基础医学杂志,1998(10):58-60.

②姜松林,于滨,王新梅,等.手少阳三焦经传导途径的探讨[J].中医药学报,1978(1):22-25.

外关所引起的耳温反应,很可能是通过穴位感受器来实现的。

付平等[1]采用听觉脑干诱发反应(ABR)的电生理方法,对针刺治疗庆大霉素中毒性听力损害进行了实验观察,探讨针刺治疗三焦经不同腧穴产生的不同生理效应,研究针刺治疗听力损害的有效腧穴。实验结果表明:针刺治疗手少阳三焦经翳风、耳门、中渚可以降低 ABR 阈值,缓解庆大霉素对听力的损害程度,可不同程度地改善听力。

(4)手少阳三焦经主要穴位的局部解剖学研究:胡佩儒等[2]对手少阳三焦经7个主要穴位进行了局部解剖学的观察,探讨了穴位与其周围神经的关系。5具男性成年人尸体,针刺手少阳三焦经关冲、液门、中渚、阳池、外关、支沟、天井7穴后,按层次解剖法调查两侧手少阳三焦经7个主要穴位周围的浅筋膜内及深筋膜下的神经,并追溯了神经支的来源。

结果发现,手少阳三焦经主要穴位的神经支,一穴一支者只占少数,其大部分为一穴二支以上,有的个别(天井)甚至有一穴达四支之多,并且神经支的走行,呈单干单独走行者较少,呈丛状和网状者较多。关于神经支的来源,其中:

关冲的神经来源,大部分来自指掌侧固有神经外,尚有部分来自尺神经的指背神经二重神经分布。

液门的神经来源,除观察到有尺神经的指背神经分布外,尚有1例为尺神经的指掌侧固有神经分布。

中渚的神经来源,皆来自尺神经的指背神经。

阳池的神经来源,主要来自尺神经手背支和桡神经浅支外,尚有来自前臂内侧皮神经、前臂背侧皮神经和前臂外侧皮神经。此穴多为二重神经分布,只有1例为单一神经分布,另有1例为三重神经分布。

外关的神经来源,浅神经除皆来自前臂背侧皮神经外,尚有来自前臂内侧皮神经或前臂外侧皮神经的二重神经分布;或另外尚有三重神经分布,而深神经(10例)皆来自骨间背侧神经。

支沟的神经来源,调查本穴10例浅神经除2例来自前臂背侧皮神经的单一神经分布外,其余基本与外关相同。

天井的神经来源,所调查的本穴10例浅神经除来自臂内侧皮神经和臂背侧皮神经分布外,尚有来自前臂内侧皮神经和前臂背侧皮神经支形成二重神经分布或三重神经分布,而有1例则形成四重神经分布。

---

①付平,滕秀英,徐敏,等.针刺三焦经腧穴对庆大霉素中毒性听力损害的影响[J].中医药信息杂志,2004(4):52-53.

②胡佩儒,赵志远.手少阳三焦经主要穴位的局部解剖学研究[J].锦州医学院学报,1980(3):1-10.

第十一节 足少阳胆经理论的临床应用

一、足少阳胆经理论概述

(一)足少阳之脉循行部位与病候

胆足少阳之脉，起于目锐眦，上抵头角，下耳后，循颈，行手少阳之前，至肩上，却交出手少阳之后，入缺盆；其支者，从耳后入耳中，出走耳前，至目锐眦后；其支者，别锐眦，下大迎，合于手少阳，抵于颇，下加颊车，下颈，合缺盆；以下胸中，贯膈，络肝属胆，循胁里，出气街，绕毛际，横入髀厌中；其直者，从缺盆下腋，循胸过季胁，下合髀厌中；以下循髀阳，出膝外廉，下外辅骨之前，直下抵绝骨之端，下出外踝之前，循足跗上，入小指次指之间；其支者，别跗上，入大指之间，循大指歧骨内，出其端，还贯爪甲，出三毛。

是动则病：口苦，善太息，心胁痛，不能转侧，甚则面微有尘，体无膏泽，足外反热，是为阳厥。是主骨所生病者：头痛，颌痛，目锐眦痛，缺盆中肿痛，腋下肿，马刀，侠瘿，汗出振寒，疟，胸、胁、肋、髀、膝外至胫、绝骨、外踝前及诸节皆痛，小指次指不用。(《灵枢·经脉》)

(二)足少阳之别(络脉)循行部位与病候

足少阳之别，名曰光明。去踝五寸，别走厥阴，下络足跗。实则厥；虚则痿躄，坐不能起。取之所别也。(《灵枢·经脉》)

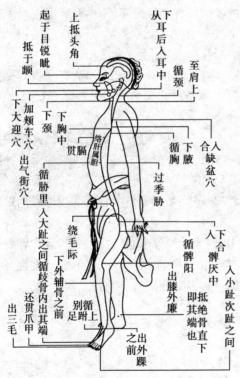

图 2-41 足少阳胆经循行图

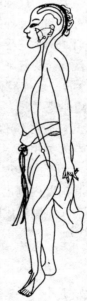

是动则病：
口苦，善太息，心胁痛，不能转侧，甚则面微有尘，体无膏泽，足外反热，是为阳厥。

是主骨所生病者：头痛，颌痛，目锐眦痛，缺盆中肿痛，腋下肿，马刀，侠瘿，汗出振寒，疟，胸、胁、肋、髀、膝外至胫、绝骨、外踝前及诸节皆痛，小指次指不用。

图 2-42 足少阳胆经病候图

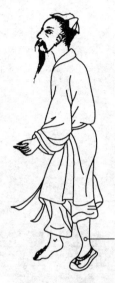

实则厥；虚则痿
躄，坐不能起。

足少阳之别，名
曰光明。去踝五
寸，别走厥阴，
下络足跗。

光明

图 2-43　足少阳络脉循行与病候图

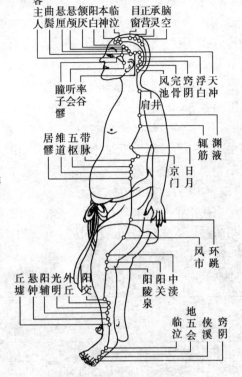

图 2-44　足少阳胆经经穴图

(三)足少阳之正(经别)循行部位与联系

足少阳之正，绕髀入毛际，合于厥阴；别者，入季胁之间，循胸里，属胆，散之肝，上贯心，以上挟咽，出颐颔中，散于面，系目系，合少阳于外眦也。(《灵枢·经别》)

(四)足少阳经筋循行部位与病候

足少阳之筋，起于小指次指，上结外踝；上循胫外廉，结于膝外廉；其支者，别起外辅骨，上走髀，前者结于伏兔之上，后者结于尻；其直者，上乘䏚、季胁，上走腋前廉，系于膺乳，结于缺盆；直者，上出腋，贯缺盆，出太阳之前，循耳后，上额角，交巅上，下走颔，上结于頄；支者，结于目外眦，为外维。

其病：小指次指支、转筋，引膝外转筋，膝不可屈伸，腘筋急，前引髀，后引尻，即上乘䏚）、季胁痛，上引缺盆、膺乳、颈，维筋急，从左之右，右目不开。上过右角，并跷脉而行，左络于右，故伤左角，右足不用，命曰维筋相交。治在燔针劫刺，以知为数，以痛为输，名曰孟春痹也。(《灵枢·经筋》)

二、足少阳胆经理论衍义

(一)归于足少阳胆经腧穴举要

足少阳胆经的腧穴归经，有一个逐渐增多的过程。

《灵枢·本输》认为归入足少阳经脉的腧穴有 6 个:"胆,出于窍阴……为井(金);溜于侠溪……为荥;注于临泣……为腧;过于丘墟……为原;行于阳辅……为经;入于阳之陵泉……为合……足少阳也"(《灵枢·本输》)。即为足少阳胆经的五输穴和原穴。

而《素问·气府论》则有"足少阳脉气所发者六十二穴:两角上各二,直目上发际内各五,耳前角上各一,耳前角下各一,锐发下各一,客主人各一,耳后陷中各一,下关各一,耳下牙车之后各一,缺盆各一,腋下三寸,胁下至胠八间各一,髀枢中、傍各一,膝以下至足小指次指各六俞"(《素问·气府论》)的记载,为后世足少阳胆经归经腧穴确立了基本框架。其中"膝以下至足小指次指各六俞",当与《灵枢·本输》的归经 6 穴有关。

宋代王惟一编撰《铜人腧穴图经》(1026 年)时,有 43 穴(左右 86 穴)归入足少阳胆经。明末杨继洲《针灸大成》(1601 年)增加"风市"1 穴,即有目前足少阳胆经经穴 44 穴(左右 88 穴)。

表 14 足少阳胆经腧穴主治提要表

穴名	部位	主 治	
		本经及脏腑重点病症	特殊或全身病症
瞳子髎	外眦	头痛,目疾	
听会	耳前	耳鸣,耳聋,齿痛	
上关	耳前	偏头痛,耳鸣,耳聋,齿痛,口眼㖞斜	
颔厌	侧头	偏头痛,目眩,耳鸣	
悬颅	侧头	偏头痛,目外眦痛	
悬厘	侧头	偏头痛,目外眦痛	
曲鬓	侧头	鬓角痛,颊肿,牙关紧闭	
率谷	侧头	偏头痛	
天冲	侧头	头痛,牙龈痛	癫疾
浮白	后头	头痛,耳鸣耳聋	
头窍阴	后头	头项痛,耳疾	
完骨	后头	头痛,口眼㖞斜,齿痛,颊肿,头项强痛	
本神	前头	前头痛,目眩	癫痫
阳白	额	前额头痛,目疾	
头临泣	前头	头痛,目疾,鼻塞	
目窗	前头	头痛,目疾,鼻塞	
正营	前头	偏头痛,目眩	
承灵	后头	头痛,鼻渊,鼻衄	
脑空	后头	头痛,颈项强痛	
以上侧头部穴:根据输穴不同部位,主治侧头部及附近部疾患			

穴名	部位	主治	
		本经及脏腑重点病症	特殊或全身病症
风池	项	头痛,目疾,鼻渊,颈项强痛,肩背痛	热病
肩井	肩	头项痛,肩背痛	乳痈,中风,滞产
颈项部:头项、肩部疾患			
渊腋	胁	胁痛,腋下肿	
辄筋	胁	胸满,气喘	
日月	季肋	胁肋疼痛,呕吐,呃逆	黄疸
以上胸胁部穴:主治胸胁部疾患			
京门	腰	腰胁痛,腹胀肠鸣,泄泻	
带脉	侧腹	腰胁痛,月经不调,带下	
五枢	侧腹	腰胯痛,带下	
维道	侧腹	腰胯痛,带下,小腹痛,阴挺	
以上季肋下穴:主治生育、小溲、肠疾患			
居髎	侧腹	腰腿痛,瘫痪	
环跳	股关节	腰胯痛,半身不遂	
风市	大腿	半身不遂	遍身瘙痒
中渎	大腿	下肢痿痹	
膝阳关	膝	膝肿痛	
以上髀枢至膝穴:主治腰腿部疾患			
阳陵泉	小腿	胁肋痛,半身不遂,膝肿痛	
阳交	小腿	面肿,喉肿痛,足痿无力	
外丘	小腿	颈项痛,胸胁痛	
光明	小腿	目疾,下肢痿痹	
阳辅	小腿	偏头痛,目外眦痛,腋下肿,瘰疬,胸胁下肢外侧痛	
悬钟	小腿	胁痛,半身不遂	颈项强
丘墟	足跗	颈项痛,腋下肿,胸胁痛,下肢痿痹	
足临泣	足跗	目疾,胁痛,乳痈,足跗肿	
地五会	足跗	目赤痛,腋下肿,乳痈,足背红肿	
侠溪	趾间	目疾,耳鸣,耳聋,颊肿,胁肋疼痛	热病
足窍阴	趾间	偏头痛,目痛,胁痛	多梦,热病
以上膝以下穴:主治头、目、喉、耳、胸胁部疾患及热病			

(二)归足少阳胆经药物举要

依据高学敏主编的《中药学》,归入足少阳胆经的药物主要有:

柴胡、夏枯草、密蒙花、黄芩、黄连、龙胆、秦皮、马尾连、熊胆、青蒿、秦艽、玉米须、茵陈蒿、金钱草、虎杖、地耳草、垂盆草、青皮、木香、川芎、郁金、酸枣仁、牡蛎、胆矾等。

(三)与足少阳胆经联系的组织器官

足少阳胆经分布于身体的侧面,内属于胆络于肝,与眼睛、耳、胸等组织器官有密切联系。

三、足少阳胆经病症治要与验证

(一)足少阳内属胆腑病症治验

胆属六腑之一,内贮藏胆汁,因其功能似脏,故又属"奇恒之腑"之一。在五行属木,与肝为表里,《黄帝内经》称为"肝和胆"。其生理特点,《黄帝内经》其言较简,以"胆者,中正之官,决断出焉"、"胆者,中精之府"等概之。胆病不仅本腑会出现各种病变,且会通过涉及其他经脉脏腑而发生不同的证候反应。

(1)足少阳胆经腧穴治疗胆道疾病的作用:胆囊系统的疾病很多,也较为常见,其中胆石症是胆道系统特有的疾病,其次有感染、肿瘤等。胆道疾病还可以引起胆汁引流不畅,对人体危害很大。

胆汁的某些成分(如胆色素、胆固醇、黏液物质及钙等)可以在各种因素作用下析出、凝集而形成结石,包括发生于各级胆管内的胆管结石和发生于胆囊内的胆囊结石。一般由于胆汁理化状态的改变、胆汁淤滞、感染等三种。胆石症的主要临床表现有:胆绞痛或上腹痛、恶心与呕吐、消化不良、畏寒、发热、黄疸、右上腹压痛等。由于胆石发生在胆道的不同部位时,其症状并不完全相同,胆管结石的消化道症状可以较轻,肝内胆管结石可以部出现胆绞痛等。

🌀**典型病例**①

3年前,作者突然右胁胀痛,疑为胆囊炎。在阳陵泉和胆囊点施以圆皮针后好转,超声检查见胆囊内米粒大结石,遂服用溶石剂和利胆剂。2周后突然腹痛、有便意,后腹泻,考虑为利胆剂和胆道镇痛剂等产生的副作用。服小柴胡汤,效果不显,胆区仍疼痛,遂进行施灸,沿右季肋缘由上至下取6个部位各灸1壮为1次,共施灸10～20次,疼痛消失。

按语:《黄帝内经》指出"胆病者,善太息,口苦,呕宿汁,心下澹澹,恐人将捕之,嗌中吤吤然,数唾,在足少阳之本末,亦视其脉之陷下者灸之,其寒热者,取阳

---

① 〔日〕町田勉. 胆囊疾病与灸[J]. 国外医学中医中药分册,1995(2):55-56.

陵泉"(《灵枢·邪气藏府病形》)。因此,阳陵泉成为古今治疗胆囊疾病的经典腧穴。现代医家还发现,阳陵泉下1寸左右的部位对于胆囊疾患有特异性意义,故命名为"胆囊穴"。

(2)疏肝利胆通腑泻胆热:胆腑气郁滞,经气不畅,则有胆火上炎之表现。治疗时不可一味清泻胆火,应注意疏肝利胆,通腑泻热,使经气舒,腑气畅,胆火可息。若大剂清火,则寒凉闭遏,胆经郁滞加重则胆火益旺。

典型病例[①]

王某,男,34岁,工人,1999年6月5日来诊。患者1年前在邮递途中冒雨受凉,经用抗感冒药后,感冒虽好,但留下偏头痛久治不愈,心情特别烦躁,并逐渐出现耳鸣,耳内胀塞,两耳后及颈项颈静脉胀紧不适而痛,头痛如刺,失眠烦躁易怒,心烦心悸,恶梦易惊,口苦口干,两目干涩,眼结膜时常发红发痒。查颈项淋巴,有肿大之结节,小便短赤等症不愈而到某院住院治疗。当时因青霉素过敏而输环丙沙星、清开灵、双黄连以及抗结核等药治疗,其效不佳。又用西比灵、镇脑宁长期服用前症仍未好转。出院后曾四处求医,多次服用"龙胆泻肝汤",上述症未能减轻,又出现小腹两侧坠胀;服"六味地黄汤"后恶心,苔腻不思食。如此反复治疗,病情每遇天阴下雨、生气时加重,天晴及情绪好时减轻。此诊时前述之症均在,舌红苔黄苔心发黑,脉弦滑有力。证属胆腑实热。用疏肝通腑泻热之法试治。方药:香附10g、郁金10g、牡丹皮10g、蒲公英20g、佛手10g、延胡索10g、柴胡10g、醋白芍20g、茵陈蒿10g、金钱草20g、鸡内金15g、虎杖10g、川楝子10g、枳壳10g、玄参20g、丹参20g、大黄10g、甘草10g,先煎3剂,病情大为好转,又用此方加减服用20多剂而愈。

按语:患者外感之后,余邪未尽,传入少阳胆腑,郁而化热,出现循足少阳经胆火上炎之证。用疏肝通腑泻热之法,使腑气通而经气舒,从而达到治疗之目的。

(二)足少阳内络肝脏病症治验

肝胆生理上互为表里,病理上相互影响,治疗上也可以互用。

临床上,肝脏疾病可以加重胆腑郁热,此时若大剂清火,则寒凉闭遏,胆腑郁滞加重则胆经火旺,尤其是慢性肝炎患者。故临床治疗宜疏肝为先。

典型病例[②]

王某,女,43岁,干部,1999年7月8日初诊。自述头昏头晕,耳痒,时有胀

---

① 高怀杰.胆经实火证治体会[J].陕西中医函授,2000(2):26.
② 高怀杰.胆经实火证治体会[J].陕西中医函授,2000(2):26.

痛而鸣,听力下降而自声增强已 1 周;口苦口干,两目干涩不适,心烦易怒,胸闷气短,困倦乏力,恶心,嗳气不思食。此病是因 20 天前外出旅游,回家后又值经期来临量多,加之工作劳累等因,即感全身乏力倦卧嗜睡,但睡后易惊,4 天前又因工作关系而与人发生争执,后明显感觉上述之证加重。舌红苔黄腻而干,脉数无力。BP:10/6kPa。证属肝胆之火亢盛,用"龙胆泻肝汤"加石菖蒲、菊花、夏枯草等药治疗。先煎 2 剂,服后除耳内胀鸣、发痒之感未能减轻,且出现耳门及耳后胀痛牵连至项强不适,并且头晕,胸闷气短,烦躁,恶心欲吐不食,胃胀闷垂,嗳气频频,大便干结不畅,不矢气,口干苦等症均有增无减,舌红苔白腻干,脉弦数无力。据上之证,吾细思不效之因,认为本患者有慢性乙肝及胆囊炎病史,并且耳后胀痛连及头项与胆经郁滞有关,用"龙胆泻肝汤"治疗,因药太凉,服后胃不承受,故见上述之症加重。今改用疏肝利胆、通腑泻热之法,方用自拟疏肝利胆汤加减治疗。方药:柴胡 10g、香附 10g、佛手 10g、白芍 15g、茵陈蒿 10g、枳实 10g、生槟榔 15g、郁金 10g、虎杖 10g、延胡索 10g、金钱草 20g、鸡内金 20g、蒲公英 20g、川楝子 10g、生山楂 20g、黄精 20g、丹参 20g、甘草 10g,3 剂,温水泡半小时煎服。服 2 剂后胃及肠内蠕动,矢气频频,大便通畅,食欲增加,头闷耳胀,嗳气诸症均明显减轻。效不更方,又前后继服 9 剂而愈。

按语:本案患者有慢性乙肝病史,素体湿邪为患,久而蕴热;复外感劳倦、情志郁滞,郁热炽盛,循足少阳胆经四处为患。宜疏肝通腑泻热为法,气郁疏通则胆火自灭;若用清火之剂直折其火,则经气更实而治之枉然。

(三)足少阳联系其他脏腑器官病症治验

足少阳胆经分布于体侧,与眼睛、耳等组织器官有密切联系。因此,可以运用足少阳胆经治疗眼睛和耳部的病症。

(1)循胆经针刺治疗慢性中耳炎

典型病例[①]

徐某,男,31 岁,工程师。15 岁时左耳患急性中耳炎治疗未愈,以后经常复发。经多方治疗,迁延不愈。1991 年 7 月中旬复发,左侧外耳道有脓液流出,疼痛难忍,诊为左侧慢性中耳炎。取阳陵泉、听会。侧卧位,患侧在上,双侧患者取仰卧位。先取阳陵泉,用苍龟探穴手法;再取听会,直刺不捻转,不提插,针用补法。留针 60 分钟,其间不捻转,不提插,候气而至。每天针刺 1 次,5 次为 1 疗程。针刺 2 次后患侧外耳道脓液流出明显减少,疼痛减轻,针刺 5 次后完全治愈,追访 3 年未复发。

---

①孙光玺,路建平,田莉亚. 循胆经针刺治疗慢性中耳炎 30 例[J]. 中国针灸,1995(S1):4.

按语：慢性中耳炎，中医称为"耳脓"、"耳疳"、"聤耳"，是中耳黏膜、骨膜或深达骨质的慢性炎症，常与慢性乳突炎合并存在。急性中耳炎未能及时治疗，或病情较重，也可能形成慢性中耳炎。慢性中耳炎感染发作缓慢，但破坏性很大，能够造成永久性伤害。因此，及早发现及早治疗是十分重要的。本案患者，取其胆经合穴、胆腑之下合穴之阳陵泉，应用苍龟探穴手法，促使足少阳胆经经气通畅，胆气畅通，进而疏通三焦，使脾气上升，湿浊可化；更以胆经局部之腧穴听会相配，足少阳胆经经别得通，使气至病所，则聤耳得愈。

（2）胆经取穴治疗突发全聋：突发性耳聋是指突然发生不明原因的感音神经性耳聋，在 12 小时至 48 小时内全聋或部分聋，3 天内听力下降 75dB 或更多。发病多为单侧，可伴耳鸣、眩晕。选择足少阳胆经腧穴，可以有效诊治。

典型病例[①]

邓某，男，21 岁。2001 年 8 月 16 日因突发左耳高调耳鸣、耳聋、眩晕、呕吐 3 天入院。自发眼震检查引出振幅小、快相向右旋转性眼震；颈曲试验见振幅小，水平、旋转混合眼震；颈过伸位快相向右旋转、水平性眼震；平卧闭目眼震不能缓解。声阻抗检测：双耳鼓室图为 A 型，左耳镫骨肌交叉反射 2、4KHz 消失，非交叉反射 0.5、2、4KHz 消失，右耳镫骨肌交叉 1、2KHz 消失。听力计检测：左耳语言频率平均值 121.25dB。脑干听觉诱发电位（BAEP）检查：左侧短声刺激 iv-V 分化差，iv-Ⅲ峰间潜伏期延长（脑干听觉通路外周段损害），右侧正常。脑彩超示脑动脉狭窄；颈椎 X 摄片排除颈椎骨质增生；内听道 CT 排除听神经瘤。治疗：①"耳中"插管："耳中"的位置在鼓膜后下象限。常规消毒，2％的利多卡因表面麻醉局部，5 分钟后用鼓膜切开刀刺入"耳中"，用自制斜口形通气塑料管插入其中。眩晕终止 1 周后方可取管，如通气管堵塞应及时更换；②肩井封闭及颈、背、肩敷贴法：采用 5 号注射针做双侧肩井穿刺，得气后注射 1％利多卡因 5ml（每侧 2.5ml）、0.5％醋酸强的松龙混悬液 1ml（每侧 0.5ml）封闭，颈后、背、肩处敷贴麝香壮骨膏，解除肌肉痉挛，消除局部水肿和血管、神经压迫；③大剂量低分子右旋糖酐治疗：静脉滴注低分子右旋糖酐（1000ml/d）、胞二磷胆碱（500mg/d）、红花注射液（20ml/d）、蝮蛇抗栓酶（0.75U/d）、654-2（20mg/d）。治疗结果：治疗 10 天，复查 BAEP 各波形清晰、潜伏期恢复至正常。听力计检测左耳语言频率平均值 25dB，听力提高 96.26dB。1 月后复查，听力完全恢复正常。

按语：中医认为，突聋属于"暴聋"、"实聋"范畴，与胆经脉有关。足少阳胆经

①邓晓筑，尹红，吴清林，等．胆经取穴治疗突发全聋伴Ⅲ级眩晕[J]．四川中医，2002（9）：76.

分支入耳、主干沿项下行至肩上为肩井。耳窍气机调和通利,有赖于肝胆功能正常。胆失疏泄,胆汁排泄障碍,厥气上逆于耳窍,耳窍气机不利,气病及血,气滞血瘀而致暴聋。肝胆疏泄失利、横逆脾胃,运化失司,则痰湿阻遏阳气,清阳不升,浊阴不降,发为眩晕。故有"少阳之厥则暴聋"(《素问·厥论》)、"厥气搏入于耳,是为厥聋,必有时见眩晕之证"(《普济方·卷五十三》)等记载。治则应疏泄肝胆、通利耳窍为法治疗。《灵枢·厥病》还有"耳聋无闻,取耳中"的记载,"耳中"插管能疏肝利胆、通利耳窍气机,能在数秒钟内迅速缓解眩晕症状。肩井与星状神经节毗邻,利多卡因星状神经节封闭治疗特发性突聋和梅尼埃病已经为临床广泛应用。

(3)从足少阳胆经论治流行性腮腺炎:腮腺位于足少阳胆经循行所过之处,足少阳之脉起于内眦,上抵头角下耳后,绕耳而行。风温时毒从口鼻而入,侵犯胆经,壅阻足少阳脉络,郁而不散,结于腮颊。故宜从清利胆经湿热、和解少阳为法治疗。

典型病例①

吴某,男,10岁。1980年4月13日初诊。发热腮肿4天,曾服普济消毒饮2剂,病有增无减。刻下高热(39.9℃)头痛,恶心口渴,便润,溲微赤,舌红、苔薄黄,脉弦略数。处方:柴胡10g、黄芩10g、竹茹12g、天花粉15g、石膏30g(先煎)、菊花10g、夏枯草15g、僵蚕10g、蒲公英30g、生姜三片、大枣二枚。2剂后体温正常,呕止,腮部痛减,上法略作变通,续服5剂而愈。

按语:流行性腮腺炎,属于中医"痄腮"、"痄腮毒"、"腮肿"、"温毒发颐"等范畴。风温时毒,从口鼻而入,侵犯胆经,壅阻足少阳脉络,郁而不散,结于腮颊。初起恶寒发热,呕吐,腮腺肿痛拒按,吞咽咀嚼不便;继则恶寒渐罢而热势增高,或往来寒热,舌苔薄白或黄,脉弦。治宜清解胆热、和胃降逆。用小柴胡汤化裁。

(4)从胆论治胆心综合征:胆心综合征是指因胆道疾患的存在诱发或加重心脏功能异常,而导致的心绞痛、心律失常等临床表现的综合征,常表现为心绞痛发作和以频发或偶发室性早搏、房性早搏、窦性心动过缓为主的心律失常。此类患者临床表现具有一定的特点:即在心前区不适发作之前或同时伴有胆囊炎、胆囊结石等疾病的表现。其典型表现为在一些因素如高脂饮食诱发下出现胆囊区疼痛不适,同时或其后出现心前区疼痛不适。心电图检查可发现ST-T改变及心律失常等。这些患者应用硝酸甘油等扩冠药物往往效果不显,西医学称此种

---

①葛安麒. 流行性腮腺炎从肝胆分型论治[J]. 陕西中医,1985(3):119-121.

现象为胆心综合征。

　　陈延滨从中医学传统理论角度分析,认为这是胆病及心,心胆同病的典型疾病。按照患者临床表现,可以分为胆气郁结,心脉痹阻;心胆阳虚,痰浊阻滞;胆经湿热,痰火扰心;心胆阴虚等 4 型。临床宜心胆同治以胆为主,均能取得明显疗效。

(四)足少阳外循肢节病症治要与验证

　　(1)落枕:落枕或称"失枕",好发于青壮年,以冬春季多见。患者入睡前并无任何症状,晨起后却感到项背部明显酸痛,颈部活动受限。病起与睡枕、睡眠姿势等有密切关系,也可能是颈椎病的初始阶段。

🍃**临床报道**①

　　黄钦华报道按揉足临泣治疗落枕。首先令患者坐位。在足临泣处寻找敏感点和阳性反应物,边揉之边令患者活动颈部,至颈部活动自如为止。有的患者回家后颈部会感觉不适,嘱其自己或请家人揉按足临泣,方法如上。共治疗 28 例,1 次治愈 20 例,隔日后痊愈 6 例,2 天后痊愈 2 例。有效率为 100%。

　　按语:足临泣为足少阳胆经的输穴,颈部为胆经所过之处,以足临泣治疗落枕有较好的临床疗效,体现了远道腧穴存在"经脉所过主治所及"的规律。黄钦华还发现,多次落枕者足临泣有结节(小则如米粒,大的如枣核),有不同程度的酸胀感,每天多次揉按致结节消散则落枕可愈。

　　(2)足少阳胆经腧穴治疗颈项强痛:颈项强痛是颈椎病的主要症状之一,与局部的纤维织炎、肌筋膜炎及肌肉、韧带的劳损有关,一般可以由感受风寒湿邪、扭伤、劳损等原因引起。颈项部是足少阳胆经循行所过,该经腧穴对颈项强痛的治疗有较好的疗效。

🍃**典型病例**②

病案一(针感下传)

　　冯某,男,62 岁,2000 年 3 月 24 日上午就诊。颈项强痛 4 小时。述昨夜感受春寒,加之睡姿不适,晨起后颈强,右侧拘急疼痛,不能转侧回顾,强动则牵引右胁痛,头不能正。查体:斜方肌拘急强硬,压之痛甚。遂取患侧肩井、入 8 分深,行大幅度捻转手法,约 2 分钟后,患者诉线状麻热感顺身侧下窜至下肢膝外侧。使患者活动头项,疼痛豁然而去。随即出针,用远红外灯照射局部以温通气

①黄钦华. 按揉足临泣穴治疗落枕[J]. 中国针灸,2000(6):355.

②李学智. 足少阳胆经腧穴治疗颈项强痛的体会[J]. 中医药信息,2002(5):51-52.

血,1次痊愈。

病案二(针感上传)

林某,男,32岁,1999年5月就诊。反复发作颈项强痛5年,复发加重1个月。述5年前冒寒湿劳力过度,遂肩胛、颈项痛,后举臂时痛引肩臂,时有发作,今春不慎着凉又发,转头、活动肩关节困难,颈椎旁肩胛冈上、肩关节周围均有压痛。针刺局部阿是穴及肩髃、肩髎、臂臑、颈夹脊后略感疼痛减轻,次日就诊时疼痛如故。遂选取风池、阳辅,先刺风池行泻法,后刺阳辅,得气后行补法,有温热感后拇指向后用力使针感上行,遇膝、髋关节难以通过时则辅以循按和语言诱导,使针感渐上肩部,嘱患者活动头颈、肩关节。1次针后痛去七八,留针30分钟后出针,后如此治之数次而愈。

病案三

肖某,男,62岁,2000年4月就诊。颈项强痛3年,肩关节活动不利1年加重10天。诉3年前颈项强痛、上臂放射痛,诊为颈椎病(颈型及神经根混合型)。去年又患肩关节周围炎,平日颈部僵硬不舒,肩关节疼痛、活动不利,上臂痛有所缓解。查体时颈部、肩胛冈上下、肩关节压痛,斜方肌拘急,有条索、滚动感,项上韧带拨之弹响,按后觉舒。10天前受凉症状加重,在一针灸门诊治疗1周疗效不明显。考虑患者病久,局部必有痰凝气滞血瘀,加之年老体衰,阳气阴血均不足以推动温煦,无力祛邪,证属虚实夹杂。故取阳交、绝骨、阳陵泉针刺,用补法后行温针灸以行阳气,益筋髓;梅花针沿颈、肩部胆经叩刺,重点叩刺肩井、秉风后拔罐出血。1次治疗后患者诉疼痛大减,关节活动度亦增大。遂宗此法隔日一治,1月后收功。

按语:颈项部为足少阳胆经循行所过。《黄帝内经》有"胆足少阳之脉……下耳后,循颈,行手少阳之前,至肩上,却交出手少阳之后,入缺盆"(《灵枢·经脉》)和"足少阳之筋……直上者出腋,贯缺盆,出太阳之前,循耳后"(《灵枢·经筋》)的记载,前者提示足少阳胆经从风池直下,行经颈部、肩部;后者说明足少阳经筋从腋前经项(当胸锁乳突肌处)上耳后。足少阳胆经在颈、肩部迂行曲折,覆盖范围较大,又与秉风(手太阳经)、头维(足阳明经)和下关(足阳明经)、大椎(督脉)、翳风(手少阳)、角孙(手少阳)、和髎(手少阳)交会。此外,足少阳胆经外能达表,内能入里,行于身侧,联系表里前后诸经,和解少阳、舒筋缓急;阳维脉下交于阳交、上入风府和哑门,达外感之风寒。故取用足少阳胆经腧穴治疗颈项强痛,有显著的疗效。

按照李学智[1]的经验,①足少阳胆经腧穴治疗急性颈项强痛疗效显著,许多

---

[1]李学智.足少阳胆经腧穴治疗颈项强痛的体会[J].中医药信息 2002(5):51-52.

病例只用单穴即可;②使用单穴治病时,尤其远端腧穴能针感传至病所则疗效卓著;③胆经治颈项痛亦需辨证取穴,或配以他经穴,及适当手法辅助;④胆经穴治此病有其特异性,如听会、完骨善治急性痛;风池、肩井善祛风散寒;阳辅、阳交善温阳散寒;阳陵泉、绝骨善治筋骨病;⑤胆经治颈项强痛,适合于该经络脉、经筋所过所及该处筋骨,肌肉的病变,如斜方肌、肩胛提肌、冈上肌、胸锁乳突肌(经筋及此)等。

（3）胆经痹证

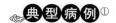 典型病例[①]

蒋某,男,30 岁。1995 年 8 月 22 日初诊。右侧胸胁、肩臂疼痛与头痛 7 月余。历经中西数医治疗,均未获效。化验风湿指标均正常。西药多为扑炎痛、散利痛、消炎镇痛之类;中药多为祛风除湿、活血通络类药,均未获效。详问其发病经过,乃知其疼痛起自右侧乳下的期门、日月处,然后沿足少阳胆经上行,经腋下渊腋,至肩上肩井,过项后风池,再循耳后完骨、耳前上关、听宫,到太阳下前方,目外眦外侧的瞳子髎处。此外,疼痛尚从右侧肩上肩井部位沿手少阳三焦经下行至肘部与无名指处;复而上行肩上,再循足少阳胆经至头部作痛。如此循经疼痛,由肝经的期门、胆经的日月而出,加之患者尚述晨起口苦、目多眵秽。查体:右季肋处有轻度叩击痛,虑其有肝胆病,经做 B 超检查,结果胆囊大小形态正常,胆囊壁增厚且毛糙,此乃慢性胆囊炎征象。其病因已明,遂按胆胀(慢性胆囊炎)所致胆经痹证进行辨证论治。舌淡红苔薄黄,脉沉而弦滑。证属胆腑气滞,湿热壅积,病气循经上逆,与经气交阻作痛。治宜釜底抽薪,先治其胆,自拟疏胆行气、清利湿热的胆囊炎经验方主之。药用柴胡、枳实、赤芍、白芍、郁金、广木香各10g,厚朴12g,川楝子10g,延胡索15g,蒲公英30g,茵陈蒿15g,栀子10g,焦楂、滑石各30g,甘草6g。3 剂,水煎服。每剂煎服 2 日,每日煎服 3 次。每次煎20分钟左右,然后滤出药汁,待温时取上清液一小碗(250～300ml 左右)内服,清液下沉淀物(主要系滑石)则倒回药锅再煎。二诊:药后胸肋与肩部疼痛大减,晨起口苦、目多眼眵亦失,舌苔薄白,脉象渐缓,惟右侧头面部与手臂作痛依旧,并出现颈项僵滞,转动不灵之症,此为釜底抽薪,胆腑清利,但锅中升腾之气(胆腑上逆之气)尚余留于胆经之中,尤其头面项部与手臂经中邪气痹阻较甚。故治宜清理胆腑余邪、疏解经脉痹阻之气。药用柴胡、枳实、赤芍各10g,蒲公英30g,茵陈蒿、滑石、当归、川芎、薄荷各15g,葛根、桑枝、鸡血藤各30g,丝瓜络10g,甘草6g,鲜荷梗 1 尺引。3 剂,煎服法同前。服 6 剂后病告痊愈,经复查 B 超亦无异常发现。随访 5 年未再复发。

①姜兴俊．胆经痹证治验例析[J]．中医函授通讯,2000(6):27.

按语: 本案所涉及的临床表现证候,与足少阳胆经(包括支脉与主干)循行最有关系,并波及手少阳三焦经。证由胆腑郁滞影响手足少阳经经气不畅。慢性胆囊炎的患者,由于饮食、劳倦或情志变化等原因,引动胆腑之气循经上逆,并在肩上交入手少阳三焦经,形成右侧胸肋、肩臂与头部的足少阳胆经、手少阳三焦经中病气与经气交阻而痛之症。临诊不可不辨。

(4)从足少阳胆经诊治髋关节疼痛:髋关节,古称"胯"或"髀",是足少阳经脉和经筋主要经过之处。髋关节疼痛,可以从足少阳胆经入手诊治。

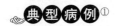 **典型病例**①

病案一(风湿外入、稽留少阳)

李某,女,20 岁。1971 年初秋,病时感两胯掣痛后引尻尾,寒热往来,胸胁痞闷,呕逆不食,头角偏痛,苔黄脉数,小溲浑赤。此风湿外入、稽留少阳也。治应和解少阳,分消上下。予蒿芩清胆汤加减,以启机枢,清热利胆,宣湿化浊。处方:青蒿 15g、黄芩 10g、清半夏 12g、广陈皮 10g、茯苓 15g、滑石 20g、木通 5g、枳壳 15g、竹茹 5g、桑叶 10g、桑皮 15g。3 剂即胯痛减半,寒热不作,食进呕止,小便清利。原方加白芍、甘草以解痉止痛,服至 7 剂而愈。

病案二(湿热溢入经络)

苏某之女,15 岁。1987 年夏末,病胯痛弥月弗廖,舌苔黄腻,脉象濡数,心下痞闷,食欲不振,大便偏溏,小溲浑赤,手心发热,午后尤甚。此湿热溢入经络也。清热化湿畅达气机之外,须参以通络止痛之品。药用茵陈五苓散,加黄柏、通草、苍术、秦艽、威灵仙等。处方:茵陈蒿 15g、桔梗 10g、白术 15g、苍术 15g、泽泻 10g、茯苓 10g、猪苓 10g、通草 5g、秦艽 10g、威灵仙 10g、苦参 10g、黄柏 10g。6 剂,热去溲清,胯痛大减,再服 10 剂,竟未更方而愈。

病案三(肝阴不足、相火独灼)

刘某,男,20 岁,1978 年仲春初诊。胯痛近年,入夜尤甚,舌红无苔,脉象急数。脊中灼热,恒沿背脊而上,此肝阴不足,相火独灼也。治应滋阴降火,柔筋和络,与《黄帝内经》肝燥之病颇相符合,予柳州一贯煎以柔之。处方:沙参 20g、石斛 20g、五味子 10g、枸杞子 30g、川楝子 10g、生地黄 20g、熟地黄 20g、当归 10g、牛膝 10g、元参 15g、女贞子 15g、墨旱莲 15g。7 剂而痛减脉和,脊热稍收。二诊加白芍、甘草以解痉止痛,取仲景芍药甘草之义。服至 20 剂而安。张山雷尝云:"一贯煎治腰痛胯痛,每能见功于意料之外",信哉!

病案四(肝肾不足、虚风妄动)

李某,女,13 岁。1972 年风湿愈后,损其精血,以致胯痛莫止,夜间盗汗,舌

①郝文轩.胯痛治胆刍议[J].河南中医,1990(1):17-18.

质紫黯,脉象虚数,心中悸动,慌慌不安,暮热早凉,面部泛红。此肝肾不足,虚风妄动也。肝与胆相表里,治肝即是治胆,予三甲复脉汤加减。处方:阿胶 20g、白芍 20g,、枸杞子 20g、生地黄 20g、甘草 10g、鳖甲 30g、牡蛎 20g、龟甲 10g、龙骨 20g、枣仁 20g、木瓜 10g、牛膝 10g。7 剂痛减汗止,夜寐渐安。25 剂痛不再作。

按语: 髋关节疼痛,与足少阳胆经关系密切,《黄帝内经》有"胆足少阳之脉……循胁里,出气街,绕毛际,横入髀厌中;其直者,从缺盆下腋,循胸过季胁,下合髀厌中;以下循髀阳,出膝外廉"《灵枢·经脉》),"足少阳之筋……上走髀,前者结于伏兔之上,后者结于尻……其病……前引髀,后引尻"(《灵枢·经筋》)等记载。归经虽然明确,但是,临床还需要辨别寒热虚实,如有风湿(病案一)、湿热(病案二)、阴虚(病例三)、虚风妄动(病例四)等不同病因病机,诊治也当随证变化。尤其是病例三和四,体现肝胆同体、表里合治的临诊心法。

四、足少阳胆经理论的古代临床应用

(1)《黄帝内经》对胆和胆经病候的认识和记载:《黄帝内经》对胆腑和胆经病候的论述颇多。如:

"伤寒三日,少阳受之。少阳主胆,其脉循胁络于耳,故胸胁痛而耳聋"(《素问·热论》)。

"肝咳不已,则胆受之。胆咳之状,咳呕胆汁"(《素问·咳论》)。

"帝曰:……口苦者,病名为何……病名曰胆瘅"(《素问·奇病论》)。

"胆病者,善太息,口苦,呕宿汁,心下淡淡,恐人将捕之,嗌中吤吤然,数唾"(《灵枢·邪气藏府病形》)。

"胆足少阳之脉……是动则病口苦,善太息,心胁痛不能转侧,甚则面微有尘,体无膏泽,足外反热,是为阳厥。是主骨所生病者,头痛,颔痛,目锐眦痛,缺盆中肿痛,腋下肿,马刀侠瘿,汗出振寒,疟,胸、胁、肋、髀、膝外至胫、绝骨、外踝前及诸节皆痛,小指次指不用"(《灵枢·经脉》)。

"善呕,呕有苦,长太息,心中憺憺,恐人将捕之,邪在胆"(《灵枢·四时气》)。

"胆胀者,胁下痛胀,口中苦,善太息"(《灵枢·胀论》)。

"肝应爪:爪厚色黄者胆厚;爪薄色红者胆薄;爪坚色青者胆急;爪濡色赤者胆缓;爪直色白无约者胆直;爪恶色黑多纹者胆结也"(《灵枢·本藏》)。

(2)《丹溪心法》补充足少阳胆经病候:"口苦,马刀挟瘿。胸中胁肋髀膝外至胻绝骨外踝前诸节痛,足外热,寝寒憎风,体无膏泽,善太息"(《丹溪心法·十二经见证》)。

(3)《脾胃论》记载"少阳脉气逆":"调中益气汤:黄芪(一钱),人参(去芦头,有嗽者去之)、甘草、苍术(以上各五分)、柴胡(一味为上气不足,胃气与脾气下

溜,乃补上气,从阴引阳也)、橘皮(如腹中气不得运转,更加一分)、升麻(以上各二分),木香(一分或二分)、上件锉麻豆大。都作一服,水二大盏,煎至一盏,去渣,带热,宿食消尽服之。宁心绝思,药必神效,盖病在四肢血脉,空腹在旦是也……如秋冬之月,胃脉四道为冲脉所逆,并胁下少阳脉二道而反上行,病名曰厥逆,《黄帝内经》曰:逆气上行,满脉去形,明七神昏绝,离去其形而死矣。其证:气上冲咽不得息,而喘急有音,不得卧。加吴茱萸五分或一钱五分,汤洗去苦,观厥气多少而用之"(《脾胃论·卷上·调中益气汤》)。

(4)《医学纲目》以足少阳胆经阐释"诸呕吐酸,暴注下迫"的病机:"诸呕吐酸,暴注下迫,皆属于热,足少阳胆经也"(《医学纲目·释病机十九条》)。

(5)《古今医统大全》将"头角额痛"列入足少阳胆经病候:"足少阳胆经之脉,病头角额痛……额角上痛,俗呼为偏头痛,足少阳经也。如痛久不已,则令人散目,以三阳之经受病,皆胸膈有宿痰之致然也"(《古今医统大全·卷之五十三·头痛病机》)。

(6)乳腺病与少阳脉关系密切:《临证指南医案·卷八·疮疡》记载,叶天士从少阳脉诊治乳腺病经验:

"刘(氏)。乳房为少阳脉络经行之所,此经气血皆少,由情怀失畅,而气血郁痹,有形而痛,当治在络。恐年岁日加,竟成沉痼,非痈脓之症。以脉不浮数,无寒热辨之。柴胡、夏枯草、归身、白芍、川贝、茯苓、甘草。"

"某(氏)。乳房结核,是少阳之结。此经络气血皆薄,攻之非易。恐产育有年,酿为疡症耳。青蒿、香附、橘叶、青菊叶、丹皮、泽兰、郁金、当归须。"

五、足少阳胆经的现代临床见证

(1)循胆经径路抽痛:1959 年,萧友山[①]曾报道一例循胆经径路抽痛发作的病例。

🌸典型病例

马广义,男,29 岁,已婚,瓦工。1959 年 2 月 3 日就诊。幼时身弱多病,有几次几至临危。约在 15 年前,患胃病,痛得地上打滚,食不纳,善呕,呕时有苦水。经治后,胃病虽不再发,迄至今日仍不耐饥,不耐食,胃总觉不适。别无其他显著痛苦。否认有性病史。

主诉:1959 年 1 月 2 日夜半受凉,全身酸痛,经服中西药、按摩等,疼痛范围逐渐缩小。到 1 月 24 日疼痛也见减轻,唯腰部和右侧头部疼痛较为激烈。1 月 29 日服青娥丸、肾气丸后,偏头疼痛转激,且由后头部有条状疼痛分为前胸部、

---

①萧友山. 按胆经径路抽痛病例报告[J]. 中医杂志,1959(8):66-67.

后背部两路,下走而会于侧腹,经侧臀部、股外侧一直通到第4、第5趾。疼痛状似筋抽痛。

检查:中等身材,肌肉结实,脸青黄染油垢,显示疼痛病容。一般状况正常,心、肺无异常所见,肝、脾不肿大,腱反射正常,二便正常,走路不便。在检查中取坐位,显示支撑不住。因疼痛而失眠两夜。听取主诉及检查后,使以示指指出抽痛径路如下:

①首先指到右风池说:"现在偏头痛已止,身上疼痛是从这里开始的。"

②从风池划到肩井、肩髎一线,且说"到这里一下就不痛了。"(按:此线属手少阳三焦经)

③由肩井划到大椎,且说"前几天这里(大椎)最痛。"

④由风池沿下颌骨下缘,经大迎之下,下走缺盆。出缺盆下走屋翳、周荣之间,在偏于胸乡附近分出一支直达腋下。其本支则斜走到渊腋,而与由背部来的一支会合。会合后,再斜走侧腹部,与来自肩胛骨后缘的另一支会合于京门。诉京门疼痛激烈。另一支由风池下走膀胱经二行、三行之间,到大椎附近分出一支,沿肩胛斜走到渊腋,与来自胸部一支会合;其本支一直到督俞附近,斜走京门。而与来自胸部的本支会于京门。

⑤两支会合后,不走居髎和大转子前的环跳,而是笔直地走大转子上,经风市一直走到阳关附近。

⑥过阳关分为两支,一支走腓骨小头之上;另一支走腓骨小头之前,两支平行下走,到丘墟而再合一。

⑦由丘墟至第4趾、5趾端,因不是条状抽痛,无法划出。

⑧在京门、环跳(大转子上)、日月有压痛。以库房、京门、心俞为中心有块状自觉痛。以经络测定仪探索,虽把电压提高到30v,仅出现风池、京门、环跳和风市,其他诸穴不见反应。遗憾的是没有测定原穴和井穴。

治疗:2月3日,取肩井,以管针法进针,深约一分,轻提插约20下,出针,由风池到渊腋一线的抽痛见缓解。为确认胆俞和胆经关系,以坐位取患侧胆俞,直刺一分轻提插,渊腋以下的疼痛有所缓解。取侧卧位,针大转子上凹陷处的环跳,深1寸,捻转几下,疼痛更见缓解。留针半小时未见进一步减轻,于是取健侧环跳,深一寸,捻转有几下,患者立即反映,抽痛减轻一大半。针后已可取坐位,不扶持而能走路,但还有些余痛。

2月5日再诊:全径路的抽痛,虽不能维持三日治疗疗效,较扎针前有显著的好转。说:昨晚已可以入睡;今日上楼,已不用扶梯。由风池沿下颌骨下缘的一线和由风池经肩井到肩髎,以及由肩井到大椎的一线的抽痛见消失。今日仅取健侧环跳一穴,深一寸五分,留针半小时。起针后疼痛大见减轻,使取坐位1小时,已不觉支持不住,行步近于正常。

照片是在这次治疗后拍摄的。由这时肩井到大椎，下颌骨下缘，肩井到肩髎各线已消失，没有把各线划出。

2月12日三诊：已不见抽痛，唯章门、心俞、梁丘附近有自觉痛，且腿软无力颤动；2月17日五诊：昨晚失眠、有气短，想哭，好想大哭一场才痛快，疼痛减半；2月19日再诊：诉有恐怖感；2月21日再诊：诉背部稍有重压感外，已无自觉痛；2月26日：诉几日来疼痛未见发作，但背部仍有重压感。

按语：萧友山报道的这一例循胆经径路抽痛发作病例，是上世纪50年代末我国发表的早期循经性病例。在这个病例身上，发生了与《灵枢·经脉》所载足少阳胆经径路相一致的疼痛径路；患者为自觉如"筋的抽紧痛"疼痛位置不在皮肤，但如用手接触其疼痛径路的皮肤，则有触痛感；取患侧胆俞可使全径路的疼痛缓解，显示胆俞和足少阳胆经有密切的关系；取健侧环跳，能使疼痛更进一步缓解，提示两侧胆经相互影响，初步推定大椎是媒介。

（2）肾绞痛针刺阳陵泉出现循经现象：2006年，陈奇[①]报道一例肾绞痛患者，针刺阳陵泉时，出现循经现象。

典型病例

患者，男性，39岁，晚间9时许突发左侧腰部疼痛，刺胀感甚剧，且向同侧下腹部放射，既往无类似病史。临床诊断为左输尿管结石所致肾绞痛。经注射杜冷丁后，绞痛虽缓，胀痛未止，彻夜难眠。次晨天亮，再发绞痛，延医针刺足三里、合谷，留针一刻钟后，仍无缓解，复延余针治。速出前针，改刺左侧阳陵泉，疾进针，强捻转，针深2寸半，斜透阴陵泉。进针后，患者即感有一股热胀之气，自针尖下沿大腿外廉上贯腰部，止于痛处，绞痛顿失，约2、3分钟内疼痛完全缓解，留针15分钟，以资巩固。出针后，恢复正常活动，尿检：红细胞（＋），白细胞少许，草酸钙结晶（＋＋）。X线摄片，未显结石影。中医诊为石淋，处方按八正散加减，3剂。第3日晨起，感左侧腰部稍有胀感，恐再发绞痛，再按上法针治1次，进针后复感针下热气上传现象，但较昨日减弱，腰部胀感亦随即消失。下午排尿时突然尿液阻断，旋复冲出，似为排石现象，因尿液入厕，无法检视排出结石。嗣后随诊，再无复发。

按语：本例肾绞痛患者，针刺阳陵泉后出现循经性现象，且显示了显著的止痛。《黄帝内经》有"少阳令人腰痛，如以针刺其皮中，循循然不可以俯仰，不可以

①陈奇.肾绞痛针刺阳陵泉出现经络感传1例报道［J］.井冈山学院学报（自然科学），2006（6）：135.

顾,刺少阳成骨之端出血"(《素问·刺腰痛论》)的论述,提示阳陵泉对腰部疼痛的治疗作用。而针刺阳陵泉后出现的循经性现象及其路径,是由于足少阳胆经的循行分布所过,还是针刺感应的趋病灶性(肾绞痛发作处),值得临床进行观察和深入研究。

(3)针刺足少阳胆经腧穴引起带脉经络现象:足少阳胆经与带脉关系密切,尤其是两者在带脉、五枢、维道等穴处还存在经穴交会,提示两者之间的互通互生关系。2000 年,张水生[1]曾报道针刺足少阳胆经经穴为主引起带脉经络现象的一例患者。

🌀 典 型 病 例

患者,女性,45 岁。1998 年 5 月 16 日诊。患者行子宫肌瘤摘除术,腰麻过后发生左下肢小腿外侧,第 4、5 跖趾部麻痹伴下肢沉重感,历时 1 年未愈而就诊于针灸。按经络辨证,拟为少阳胆经、阳明胃经气血运行不畅所致。遂循经取足临泣(左)、丘墟(左)、阳陵泉(左)、足三里。每天上午针刺,隔日 1 次,每次留针 20 分钟,连续治疗 3 次,麻痹症状减轻。当欲进行第 4 次治疗时,患者告知,针刺的当天晚上 7～9 时,沿肚脐绕腰部位出现"风疹块"。第 1 次疹块出现,自认为是吃鱼虾之物所致,不予重视。第 2、3 次针刺后,当晚均重复出现疹块。此现象引起本人注意并进行有目的的追踪观察。先停针 4 天,据患者反映,4 天晚上皆无此疹块现象。经再次求得患者同意,于第 5 天后按上方穴位又针刺 1 次并观察。风疹块于针刺当晚再次出现。证见平脐两侧经双髂嵴最高处绕腰出现条索状扁平型"风疹块"。疹块微红,界限清晰,高出皮肤,自觉瘙痒。疹块分布在腹部平脐两侧,疹块呈条索状连接至两髂嵴上方后对称断开 3cm,宽如指头粗;腰部丘疹呈花生米大小,扁平整齐分布绕腰一段和两髂嵴上方处相接,宽度为两横指,形成前狭后宽似皮带之带状结构。因瘙痒患者自擦清凉油,1 小时后疹块消失,肤色正常。

按语:本案是经络现象的一种反应,由针刺足少阳胆经腧穴足临泣、丘墟、阳陵泉所致。发生的部位在腰、胁肋下与两髂嵴上及腹部平脐两侧。该部位是足少阳胆经和带脉腧穴交会(带脉、五枢、维道)和分布重叠之处——"胆足少阳之脉……循胸过季胁,下合髀厌中"《灵枢·经脉》和"带脉者,起于季胁,回身一周"(《难经·二十八难》)。本案从理论和客观体征上印证了古人所描绘的带脉横行于腰腹、交会于足少阳胆经经穴以及足临泣(八脉交会穴之一)通于带脉的理论阐述。

---

[1]张水生.针刺引起带脉经络反应现象——荨麻疹[J].上海针灸杂志,2000(3):35.

（4）足少阳胆经与眼睛相关性的现代研究：《黄帝内经》有足少阳胆经与眼睛相关性的记载，如"胆足少阳之脉，起于目锐眦……至目锐眦后；其支者，别锐眦……是主骨所生病者……目锐眦痛"（《灵枢·经脉》）、"足少阳之正……散于面，系目系，合少阳于外眦也"（《灵枢·经别》）等记载。当代学者就此深入开展研究。如：

肯林波等[①]通过针刺丘墟（足少阳胆经原穴），观察对眼多焦视网膜电图（mfERG）的影响，发现针刺丘墟对 mfERG 的总反应波、第 6 环、颞上象限、鼻下象限的 a 波振幅和反应密度升高（$P<0.05$），b 波颞上象限的振幅和反应密度均升高（$P<0.05$），非经穴点针刺却无特异性的反应。提示了足少阳胆经与眼睛有密切的相关性。

黄晓卿等[②]通过针刺光明等，观察眼睛的暗适应性，以研究足少阳胆经与眼睛的关系。暗适应性是眼的视觉生理现象，反应在暗条件下，人眼的视觉功能，主要与视网膜感光素的合成有关。黄晓卿等以暗适应性作为眼功能指标，观察针刺胆经下肢的光明、躯干的带脉、颈部的风池对暗适应性的影响，并与不针刺和胆经旁开的非穴位点针刺作对照。结果表明，针刺足少阳胆经各部位腧穴（光明、带脉、风池）都可以显著提高暗适应能力，并显著高于非经穴组和不针刺组。说明足少阳胆经与眼睛的功能调节之间有一定的关系。

（5）针刺阳陵泉对健康人胆囊收缩功能的影响：赵宁侠等[③]应用美国 Acuson Sequoia 512 型超声诊断仪，对针刺足少阳胆经下合穴（阳陵泉）对健康人胆囊收缩功能的影响进行了研究。共选择 30 例，年龄 20～22 岁健康男性学生。30 名学员清晨均禁食禁水，取仰卧位，探头置于右肋缘下，于针刺前后分别测试胆囊横径、前后径及上下径，并计算出胆囊容积（以 cm^3 计算），测试胆总管内径（以 cm 计算）的变化。

针刺操作：选取双侧足少阳胆经的下合穴（位于腓骨小头前下方的四陷处）。常规消毒后取直径 0.25mm、长 40mm 的毫针，采用毫针刺法，斜向内下方进针 25mm 左右，提插捻转，令受试者针刺局部有酸麻沉胀感为宜，得气后留针 30mm，留针过程中，每隔 10 分钟行针 1 次，出针后即行 B 型超声测试胆囊容积及胆总管内径。

结果显示：针刺足少阳胆经的下合穴，胆囊容积虽有不同程度的缩小，但经

---

①肯林波，陈晓莉，段俊国，等．肝胆经原穴对眼多焦视网膜电图的影响[J]．中国针灸，2004（7）：493-498．

②黄晓卿，林静瑜，吴宝华，等．胆经与眼暗适应性关系的研究[J]．中国中医药科技，1998（4）：197-199．

③赵宁侠，郭瑞林，任秦有，等．B 超观察针刺胆经下合穴对健康人胆囊收缩功能的影响[J]．云南中医学院学报，2004（3）：50-51．

统计学处理,无显著性差异($P>0.05$);胆总管内径针刺前后虽有不同程度的扩张,但无显著性差异($P>0.05$)。结果提示:针刺足少阳胆经的下合穴对生理状态下的胆囊收缩功能无明显影响。

第十二节　足厥阴肝经理论的临床应用

一、足厥阴肝经理论概述

足厥阴肝经是十二经脉流注中的最后一条脉。基于对"气"和"气化"功能的重视,营气运行周身的需要,古代医家构建了十二经脉流注理论。因此,作为十二经脉流注的最后一条脉,一方面需要回到肺脏,进入下一个流注周期;另一方面,需要进入督脉等十二经脉以外,作为对十二经脉气血的蓄积和调节。《灵枢·经脉》的作者,在进行本经理论设计时,满足了上述两方面的需要,同时又保留了简帛医书时代足厥阴脉与前阴的联系。完整理解足厥阴肝经的生理功能和病理变化,除了重视"足厥阴肝经经脉"的论述外,还需要关注足厥阴之别(络脉)、足厥阴之正(经别)、足厥阴经筋以及《灵枢·经脉》之前的理论形式(简帛医书)等论述。

(一)足厥阴之脉循行部位与病候

肝足厥阴之脉,起于大指丛毛之际,上循足跗上廉,去内踝一寸,上踝八寸,交出太阴之后,上腘内廉,循股阴,入毛中,环阴器,抵小腹,挟胃、属肝、络胆,上贯膈,布胁肋,循喉咙之后,上入颃颡,连目系,上出额,与督脉会于巅;其支者,从目系,下颊里,环唇内;其支者,复从肝,别贯膈,上注肺。

是动则病:腰痛不可以俯仰,丈夫癀疝,妇人少腹肿;甚则嗌干,面尘脱色。是主肝所生病者:胸满,呕逆,飧泄,狐疝,遗溺,闭癃。(《灵枢·经脉》)

(二)足厥阴之别(络脉)循行部位与病候

足厥阴之别,名曰蠡沟。去内踝五寸,别走少阳。其别者,径胫上睾,结于茎。

其病:气逆则睾肿卒疝。实则挺长;虚则暴痒。取之所别也。(《灵枢·经脉》)

(三)足厥阴之正(经别)循行部位与联系

足厥阴之正,别跗上,上至毛际,合于少阳,与别俱行。(《灵枢·经别》)

(四)足厥阴经筋循行部位与病候

足厥阴之筋,起于大指之上,上结于内踝之前,上循胫,结内辅骨之下,上循阴股,结于阴器,络诸筋。

其病:足大指支,内踝之前痛,内辅痛,阴股痛、转筋,阴器不用。伤于内则不起,伤于寒则阴缩入,伤于热则纵挺不收。治在行水清阴气。其病转筋者,治在燔针劫刺,以知为数,以痛为输,命曰季秋痹也。(《灵枢·经筋》)

233

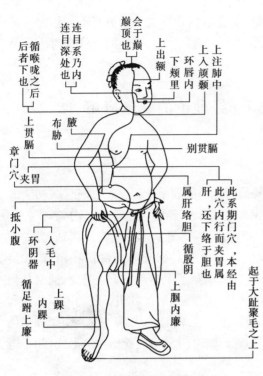

图 2-45　足厥阴肝经循行图

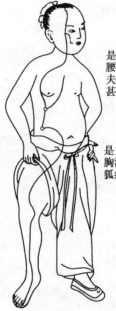

是动则病：
腰痛不可以俯仰，丈夫㿉疝，妇人少腹肿；甚则嗌干，面尘脱色。

是主肝所生病者：
胸满，呕逆，飧泄，狐疝，遗溺，闭癃。

图 2-46　足厥阴肝经病候图

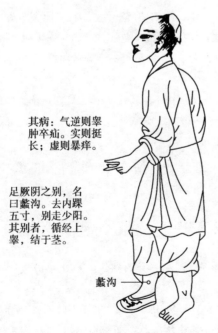

其病：气逆则睾肿卒疝。实则挺长；虚则暴痒。

足厥阴之别，名曰蠡沟。去内踝五寸，别走少阳。其别者，循经上睾，结于茎。

蠡沟

图 2-47　足厥阴络脉循行与病候图

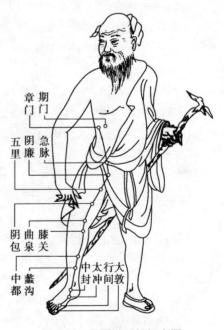

图 2-48　足厥阴肝经经穴图

二、足厥阴肝经理论衍义

(一)归于足厥阴肝经腧穴举要

归于足厥阴肝经的腧穴,有一个逐步增加的过程。

《灵枢·本输》记载了 5 个腧穴归于足厥阴肝经:"肝,出于大敦……为井木;溜于行间……为荥;注于太冲……为输;行于中封……为经;入于曲泉……为合。足厥阴也"(《灵枢·本输》)。这种理论形式,宋代《铜人腧穴图经》的肝经经穴图中,仍然得到体现。

而《铜人腧穴图经》实际记载的腧穴数增加到 13 个,左右 26 穴:大敦、行间、太冲、中封、蠡沟、中都、膝关、曲泉、阴包、足五里、阴廉、章门、期门。

清代李学川《针灸逢源》(1817 年)增加"急脉"一穴,即当代足厥阴肝经14 穴。

表 15　足厥阴肝经腧穴主治提要表

穴名	部位	主治	
		本经及脏腑重点病症	特殊或全身病症
大敦	大趾端	崩漏,阴挺,疝气,遗尿	
行间	趾间	月经过多,尿道疼痛,遗尿,小便不通	口歪,不眠,目红肿,胁痛,癫痫
太冲	足跗	崩漏,疝气,遗溺,小便不通,内踝痛	小儿惊风
中封	踝关节	阴茎痛,遗精,小便不利,疝气	
蠡沟	小腿内侧	月经不调,小便不利,疝气,胫部酸痛	
中都	小腿内侧	崩漏,疝气	
膝关	小腿内侧	膝内侧痛	
曲泉	膝关节	阴挺,小腹痛,小便不利,遗精,外阴部痛,膝痛,股内侧痛	
阴包	内股	月经不调,小便不利,腰尻引小腹痛	
足五里	内股	小便不通	
阴廉	内股	月经不调,腿股痛	
以上下肢部穴:治生殖、尿道疾患为主,肠道疾患次之			
急脉	下腹	外阴部痛,疝气	
章门	季肋	呕吐,脾胃虚弱,腰背胁肋疼痛	
期门	肋	呕吐,胸胁痛	
以上胁腹部穴:治胃肠疾患为主,生殖疾患次之			

(二)归足厥阴肝经药物举要

依据高学敏主编的《中药学》，归入肝经的药物主要有：

荆芥、防风、菊花、柴胡、夏枯草、决明子、地黄、青蒿、地骨皮、川乌、蕲蛇、乌梢蛇、木瓜、秦艽、茵陈蒿、金钱草、垂盆草、肉桂、吴茱萸、小茴香、青皮、小蓟、大蓟、三七、川芎、郁金、乳香、没药、五灵脂、红花、桃仁、莪术、三棱、益母草、海藻、昆布、洋金花、酸枣仁、罗布麻、钩藤、天麻、鹿茸、紫河车、淫羊藿、杜仲、续断、阿胶、枸杞子、鳖甲、乌梅、山茱萸、桑螵蛸、海螵蛸、石决明、珍珠母、磁石、龙骨、牡蛎、胆矾、雄黄、白矾、炉甘石等。

(三)与足厥阴肝经联系的组织器官

足厥阴肝经循行于下肢内侧中间，内属于肝络于胆，联系到前阴、小腹、胃、膈、胁肋、肺、咽喉、口腔内、眼睛、前额、头顶等组织器官和部位。

三、足厥阴肝经病症治要与验证

(一)足厥阴内属肝脏病症治验

肝位于腹部，横膈之下，右胁下而偏左，"其脏在右胁右肾之前，并胃贯脊之第九椎"（《十四经发挥》）。肝主疏泄，具有疏通全身气机、畅达而不滞、疏散而不郁的作用；调畅精神情志、促进脾胃消化、维持气血运行等。肝主疏泄是保证机体多种生理功能正常发挥的重要条件。其次，肝主藏血，具有贮藏血液、防止出血和调节血量的功能。从生理功能来说，肝具有喜条达而恶抑郁、体阴用阳的特点。肝病的病理变化，主要是肝气郁结，肝风内动，横逆犯胃、上扰清阳、下结少腹等多种机制，临床主要病候表现有胁肋部疼痛、胃痛腹胀、胸闷咳嗽、头晕目眩、月经不调；肝阳上亢、肝风内动还可以引起眩晕、肢麻、抽搐、振颤、角弓反张等症状。

(1)针灸治疗传染性肝炎：传染性肝炎通常指的是病毒性肝炎，肝炎病毒通过血液、性交及母婴传播等途径，传播途径复杂、流行面广、发病率高是其特点。目前已明确的病毒性肝炎主要有甲型、乙型、丙型、丁型和戊型5种，近年又发现己型、庚型和 TTV 肝炎。上述各种肝炎病毒，都以肝脏为侵袭对象（即嗜肝性）。其中，甲肝和戊肝属急性病症，多由饮食、消化道感染引起，病程短，多可以自限和痊愈。乙肝和丙肝多为慢性病变，活动性病变者易致肝硬化甚至肝癌，乙肝多为垂直传播和血液传播，丙肝为血液传播。此外，一些少见病毒，如巨细胞病毒、黄热病病毒、某些肠道病毒等，感染人体后也可以导致病毒性肝炎。

急性传染性肝炎，发病初期有发热、周身乏力、食欲不振、恶心呕吐，伴有右上腹部和右腰背部有程度不同的胀痛和不适等，一般为2～6天。然后进入黄疸期，患者巩膜上出现均匀一致的黄疸，随后有皮肤黏膜黄疸、小便为黄褐色如稀酱油样，此时肝肿大和触痛比黄疸前更为明显，一般持续1～2个星期，重者持续1～2个月。然后进入恢复期，患者体温正常，精神、食欲逐渐也恢复正常，黄疸渐渐消退，肝脏也缩小恢复正常，小便渐呈清白色。

在上世纪50—60年代，有较多关于针灸治疗急性肝炎的临床研究报告。其中，从足厥阴肝经证治，是其中主要思路。如，苏尚毅[1]临床运用三组腧穴，针灸治疗急性传染性肝炎。①组：曲池、足三里、公孙、三阴交、太冲；②组：内关、劳宫、曲泉、中封、太冲；③组：外关、支沟、阳陵泉、丘墟、蠡沟。首先入院第1～3天用①组穴，此后每日依次轮流，即第4天②组、第5天③组、第6天①组、第7天②组……15天（次）为一疗程。三组穴位，均取右侧。只针不灸，平补平泻手法，留针25～30分钟，以得气为度。观察100例患者，包括出院后复查和追访，除有3例原在肝硬变腹水的基础上再度感染急性传染性肝炎，伴有脾肿大及轻度腹水者外，其余97例，尚无复发或转为慢性、或肝功能异常，再度出现不良症状等。提示针灸治疗急性传染性肝炎的临床疗效是显著而可靠的。

典型病例

高某，女性，17岁，学生。患者于4天前食欲不振、上腹部闷饱不适、恶心、呕吐、全身乏力、精神疲惫、小便深黄、大便少、全身皮肤发黄、瘙痒。诊断为急性传染性肝炎。

体检：发育，营养中等，神志清楚，呈急性病容貌。周身皮肤无疹，瘙痒，黄染，眼巩膜深度黄疸，咽轻度充血。心、肺正常，肝肿大在季肋下约3cm，质软，有压痛，脾未扪及。神经系统无病理反射。尿三胆试验阳性。诊断为急性传染性肝炎而住院。次晨，肝功能及转氨酶检查：黄疸指数100W，肝功能强阳性，GOT270U/L，GPT295U/L。予肝炎饮食（高蛋白、脂肪不限），未给任何药物，针灸3日后，患者急性病容消失，胃纳佳良，精神饱满，小便转清，全身皮肤及巩膜黄染明显减轻，肝区压痛消失。第4日复查肝功能，黄疸指数10W，肝功能基本正常（第3、4次肝功能均正常）。共住院27天，针灸16次，痊愈出院。

按语：急性传染型肝炎，由于肝组织的损伤，出现了一系列临床症状。针灸治疗显示了一定的效果。除了针对性选择足厥阴肝经的腧穴，足太阴脾经、足阳明胃经等与消化道有关的腧穴，也是常需要考虑的。此外，叶孝礼[2]在临床发现，传染性肝炎患者在足厥阴肝经和表里的胆经上存在4个敏感点（区），分别是胸锁乳突肌部位的扶突、天鼎等，肝区的膻中、中庭、大包等，第5～7胸椎棘突下的神道、灵台、至阳和足厥阴肝经的原穴太冲。

（2）肝经腧穴疏肝止胁痛：胁痛是肝胆疾病的常见症状，《灵枢·五邪》有"邪

---

①苏尚毅. 用针灸疗法治疗急性传染性肝炎的报告[J]. 江苏中医药，1960(10)：31.
②叶孝礼. 新过敏点诊断传染性肝炎初步报告[J]. 福建中医药 1962(6)：9.

在肝,则两胁中痛"的记载,《素问·藏气法时论》进一步阐述"肝痛者,两胁下痛,引少腹。"若情志郁结或邪犯肝脏,肝气失于条达,络脉受阻,经气运行不畅,则发为胁痛。肝与胆互为表里,气血相通,发病和治疗,相互影响。现代临床,胁痛多见于肝炎、肝硬化、肝癌、脂肪肝等肝脏疾病,也可以见于胆囊炎、胆石症等胆囊疾病。选择足厥阴肝经腧穴或者与其他经脉腧穴组合,可以有效地缓解胁肋部疼痛以及治疗原发疾病。杨世兴[①]认为,左胁疼痛从肝论治不但有其理论价值,而且有着临床实践意义。

典型病例[②]

胡某,男,70岁,离休干部。1994年11月2日初诊。8个月前因生气出现右胁胀痛,伴口苦,心烦,喜太息,服疏肝丸、逍遥丸后胀痛减轻,但仍觉右胁隐痛且酸胀,亦曾行针刺治疗无效。查其舌淡红,尖部可见数个瘀点、苔薄微燥,脉细涩。证属肝失条达、气滞血瘀。取2.5寸28号毫针泻刺左侧太冲,留针30分钟起针,患者感胁痛减轻。隔日治疗1次,至第4次,加配阳陵泉、外关,针8次后,诸症消失。随访半年未复发。

按语:胁肋疼痛的原因很多,本案患者与情志郁滞、肝失条达有关。太冲为肝经的原穴,对于肝脏病症有针对性的调治作用。选用对侧太冲(右胁痛,左太冲),可以更加有效地调整阴阳,尤其是左右气血的平衡。

临床报道[③]

王国成选择足厥阴和足少阳经穴为主,治疗58例胁痛患者,收到较好疗效。其中女性33例、男性25例;年龄23～54岁,病程7天～6年;胆囊炎8例、胆石症9例、慢性肝炎16例、不明原因25例。穴位:期门、支沟、阳陵泉、足三里、太冲(双侧);毫针泻法,留针30分钟;每日1次,7次为1个疗程。结果:58例中,胁痛及伴随症状全部消失者39例(67.3%),显效10例(17.2%),有效7例(12.5%),无效2例(3.4%)。

按语:胁痛常常是多种肝胆疾病的一个主要症状,针灸临床上,主要可以选择足厥阴肝经或者足少阳胆经的腧穴来诊治。其中,可以通过期门、日月等腧穴的按压,辨别是肝脏或者是胆囊的病变,然后进行针对性治疗。

---

①杨世兴.小议左胁疼痛从肝论治[J].吉林中医药,1986(3):38.

②王剑发,王亚楠,苗卫平,等.针刺太冲穴治疗疑难病症举隅[J].山西中医,1996(6):37-38.

③王国成.针刺治疗肝胆病胁痛58例[J].中西医结合肝病杂志1998年(增刊,下):219-220.

(二)足厥阴内络胆腑病症治验

足厥阴肝经内络于胆腑。作为六腑之一，肝胆相互表里，两者同居胁肋部，无论是生理功能，还是病理表现，都存在很大的相似性。胆贮藏和排泄胆汁，为"中精之府"（《灵枢·本藏》），协助肝脏的疏泄功能；又为"中正之官"（《素问·灵兰秘典论》），主决断。因此，胆为阳木，与肝为阴木，一阴一阳，互为相应，调节人体全身气机。当胆腑气郁，日久化热，可以以右侧胁肋部灼热疼痛、口苦、咽干、面红、目赤、大便秘结、小便短赤、心烦、失眠、易怒、舌质红、苔黄、脉弦数等。

临床报道

刘涛等[①]总结针灸治疗慢性胆囊炎的临床经验，并探讨了影响针灸治疗慢性胆囊炎疗效的各种因素。首先，慢性胆囊炎中医临床辨证，归纳成肝胆火盛型、肝郁气滞型、脾阳虚衰型三种类型。其中，肝胆火盛型，患者一般右胁肋部灼痛不舒，目赤，口苦，心烦，有的伴恶心呕吐，恶寒发热，小便黄赤，大便干燥，舌苔黄厚腻，脉弦数。肝郁气滞型，患者一般右胁肋部胀痛，饭后尤甚，和情志密切相关，多数患者伴不同程度失眠，舌苔白，脉弦。脾阳虚衰型，患者病程长，多为1年以上，春秋季节加重，腹痛、腹胀，大便溏泄，神疲乏力，舌质淡胖、苔白，脉弦。进一步分析发现，胆囊炎发病的根本在于肝郁气滞，肝郁日久则乘脾土，土虚则无以生金，肺金受病则不能克制肝木而反受其侮，这是虚寒型胆囊炎的发病病机，也是为什么虚寒型胆囊炎很多伴有慢性呼吸道炎症的原因。治疗慢性胆囊炎，肺-脾-肝这根链条上的任何一个环节都是不可缺少的，只有三者兼顾才能收到好的效果。

按语：由于在慢性胆囊炎的发病过程中，肝有着不可替代的重要作用。因此，从肝和足厥阴肝经的诊治，就成为临床的重要选择，其中要注重足厥阴肝经的期门和足少阳胆经的日月。尽管期门和日月在胸壁上，由于操作的危险性，作者不用，但是事实上，尤其是期门，不仅有良好的疏肝作用，对于疏通足厥阴肝经在体内的循行，协调肝和肺的关系和平衡，有着其他腧穴所不可替代的作用，在慢性胆囊炎的针灸治疗中，值得重视。

(三)足厥阴联系其他脏腑器官病症治验

(1)厥阴头痛：厥阴头痛是以头部巅顶疼痛为主要临床特征的。巅顶部是足厥阴肝经与督脉、足太阳经循行交会的部位。

厥阴头痛首先由张仲景提出，《伤寒论·辨厥阴病脉证并治》第378条有"干呕，吐涎沫，头痛者，吴茱萸汤主之"的记载，为三阴头痛之一。金代李杲在《兰室

---

①刘涛，刘臣. 针灸治疗慢性胆囊炎临床体会[J]. 中国针灸，2005(10)：737-739.

秘藏·头痛门》进一步有"厥阴头项痛,或吐痰沫,厥冷,其脉浮缓,吴茱萸汤主之"的阐述。元代朱丹溪将"头痛"作为足厥阴肝经病候列入"十二脉见证"(《丹溪心法》)。清代医家陆定圃明确指出"厥阴脉会于巅顶,巅顶部头痛,亦为厥阴头痛之证候特色"(《冷庐医话·头痛》)。黄粤[1]对40例厥阴头痛患者进行临床验证,认为厥阴头痛相当于西医学之紧张型头痛、偏头痛、颈性头痛、三叉神经痛的一部分,涵盖归因于精神疾患的头痛。

一般认为,导致厥阴头痛的病机为肝寒犯胃、浊阴循经上逆,直冲巅顶为头痛。现代医家多固守《伤寒论》学术,依据"干呕,吐涎沫,头痛"等临床表现,和足厥阴肝经循行特点,常以吴茱萸汤加减。

典型病例[2]

王某,女,42岁,农民,2006年9月5日初诊。头痛反复发作近10年,以巅顶头痛为甚,掣及项背,发作时呈持续性抽掣痛,阵发性加剧,发无定时,发作时间持续数小时或1~2天,伴恶心、干呕、食欲不振,时兼耳鸣、眩晕。近1周来上述症状加剧,经某诊所给以镇静安神之中西药治疗(具体药物不详),依然乏效。查见:头痛,干呕,懒言,舌淡嫩,苔薄黄,脉细数。此为厥阴头痛,乃寒滞肝脉而成。治宜温经散寒,降逆止呕,佐以清热解肌。处方:吴茱萸15g、党参25g、大枣8枚,生姜25g、黄连10g、葛根15g、菊花12g、川芎12g。3剂,水煎服,1剂/天,分早晚2次服。二诊时,干呕已除,头痛已去大半,患者喜不胜言。效不更方,原方再服3剂后,诸症消失。10多年病疾得除,随访半年未见复发。

按语:本案患者发病,符合厥阴头痛的特征性症状,总体以寒滞肝脉为病机,故以吴茱萸汤为主治疗。但是,由于患者寒邪久郁,有渐趋化热之势,出现舌苔微黄、脉细数等候。但是,综合脉证,为寒重而热轻之证,故稍佐黄连、菊花等。

除寒滞肝经的巅顶头痛外,临床症情复杂多变,还有由于肾阳不足、肝肾阴虚、肝阳上亢所致"巅顶痛",或者髓海不足、瘀血阻络之"巅顶痛",不可不辨。古今医家有类似记载,如清代李用粹在《证治汇补》(1687年)中有"巅顶痛属肾"的记载;近代秦伯未在《中医临证备要》也指出"痛在巅顶,正当百会穴,为相火偏旺,循督脉上扰"所致。当代医家田炳照曾报道3例不同证型的巅顶痛:

①黄粤.关于厥阴头痛的理论探讨和临床研究.山东中医药大学硕士学位论文,2006:1.
②侯红星.厥阴头痛治验[J].甘肃中医,2008(9):41.

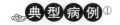 典型病例①

病案一（肾阳不足、督脉失煦）：

宗某，女，40岁，农民。1989年7月26日初诊。头顶冷痛，如著冰块，时值炎暑，戴厚棉帽以御寒，并需将帽烘热以悟之方舒，夜则蒙被而卧。口淡纳逊，肢末不温，腰俞酸痛。月经后期，量少，色黯夹块腹痛。病2年余。舌质淡红、苔薄白，脉迟。证属肾阳不足，督脉失煦。治当温肾阳，暖督脉。处方：熟地黄、山药、枸杞子、鹿角胶（烊冲）、巴戟天、杜仲、附子、当归各10g，菟丝子、党参各15g，肉桂6g。服15剂疼痛除。3年来未复发。

病案二（肝肾阴亏、虚火上扰）

俞某，女，70岁。1991年6月19日诊。因冠状动脉粥样硬化性心脏病住本院（住院号30081）。经西医抢救，症情缓解。但20多天来，头顶灼热疼痛，西药罔效。诊见口干且苦，纳少乏味，年虽古稀，性情急躁，便秘溲赤。舌质红、苔花剥，脉细弦。证属肝肾阴亏、虚火上扰。法当滋肝肾，降虚火。处方：生地黄、枸杞子、白芍、天冬、知母、牡丹皮、党参、肉苁蓉各10g，制首乌15g，炙龟甲（先煎）20g。服1周，头痛愈，于6月27日出院。

病案三（肝阳上亢、厥阴壅滞）

高某，女，52岁，退休工人。1991年11月21日初诊。头顶胀痛，或如重物所压，或若虫行，疼痛剧烈，夜难入寐，目胀颞跳，口干时苦，急躁易怒，胸胁胀痛，病历月余，服去痛片、颅痛定等，疼痛不减。舌红苔薄白，脉弦。证为肝阳上扰、厥阴壅滞。拟平潜肝阳，疏通厥阴。处方：天麻、钩藤（后入）、怀牛膝、夏枯草、菊花、旋覆花（包）、川楝子各10g，石决明（先煎）、白芍各20g，青皮6g。服上方10剂，头痛若失。

按语： 寒凝足厥阴肝经除了引起厥阴头痛外，还可以表现为头部冷、寒等临床病候，出现脑内作冷，以巅顶、前额及头两侧为甚，四肢不温，或头晕，或头痛等，多由足厥阴肝经寒气上逆，阳气不能温煦脑腑而作，故称为"厥阴脑冷"。足厥阴肝经上行连接"目系"，出于额，与督脉会于头顶部，故临床病候不仅表现在巅顶部，也常常出现在眼部、前额、头两侧及脑内等。王仲彬在临床选用《伤寒论》当归四逆加吴茱萸生姜汤治疗，常可获效。此方以吴茱萸为主入厥阴经温阳祛寒，当归四逆汤和厥阴以散寒邪，调营卫以通阳气，助以生姜通阳气，诸药相伍，共奏温肝散寒，养血通脉之功。

---

① 田炳照．巅顶痛治验三则[J]．江苏中医，1994(2)：23．

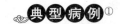

谢某,女,45岁,1985年10月4日初诊。阵发性脑冷已月余,一日十四五度发作,持续时间不等,短只数秒钟,长则10余分钟,以前额及头两侧冷甚,头昏乏力,四肢不温,身微畏寒,面容惨淡忧郁,微带青晦,痛苦异常,舌淡红苔薄白,脉沉弦。证属厥阴肝寒之脑冷,治拟温肝散寒,养血通脉。当归四逆加吴茱萸生姜汤主之。药用:吴茱萸8g,当归12g,白芍10g,桂枝8g,细辛4g,木通10g,生姜8g,升麻6g,柴胡8g,川芎10g。每日1剂,每剂2服。10月10日二诊:阵发性脑冷程度减轻,次数减少,一日三四度发作,守法守方治。10月15日三诊:脑冷二三日一作,冷感轻微,惟近日头昏较甚,夜寐不酣,醒后难以再寐,脉沉细弦。治改温肝通脉,养血滋阴,上方合杞菊地黄汤化裁治疗8剂诸症消失。随访2年,脑冷未再发作。

(2)眼睛疾病:眼是人体头面部最重要的组织器官之一,主管人体视觉,和全身脏腑经络有着密不可分的关系。五脏六腑之精气,通过经络转输而上注于目,以发挥其正常的生理功能。其中又特别强调"肝开窍于目"(《素问·金匮真言论》),并认为足厥阴肝经上"连目系"(《灵枢·经脉》),因此,眼的生理病理莫不与肝有着密切的关系,从肝论治眼病成为古今医家临床实践的主旋律,不仅认为足厥阴肝经受损可以导致眼睛疾患,眼睛疾病也多责之于肝。

针对不同的病因病机,可以选用不同的治疗方案。一般来说,肝血虚少、目失所养,多用四物汤加减;肝气郁结、目胀头昏,多用柴胡疏肝散或逍遥散治疗;肝阳上亢、目赤目眩,多用镇肝息风汤治疗;肝火上炎、目赤肿痛,多用龙胆泻肝汤加减;肝经风热、畏光流泪,多用退赤散治疗;肝经湿热、目黄视昏,多用甘露消毒饮或三仁汤治疗。

王富春教授[2]曾报道一例肝经受损导致失明的病例,提示了两者之间的密切联系。

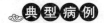

杜某,男,38岁,铁匠,于1987年1月12日就诊。自诉1986年3月间,由于打铁时不慎,一铁块飞出,击中阴部。当即头晕目眩,疼痛难忍,伴有恶心,汗出等症。于第2日出现阴囊肿胀疼痛,就诊于当地卫生院,并给予止痛药口服,其症逐渐缓解。月余后又出现阳痿、视物不清等症。多方求治均无效,于1987年1月12日来我院眼科检查,确诊为"继发性视神经萎缩"。介绍来我科针刺治

---

①王仲彬.当归四逆加吴茱萸生姜汤治疗厥阴脑冷[J].江西中医学院学报,1989(2):63.

②王富春.针刺治愈肝经受损失明症[J].江西中医药,1988(3):43.

疗。患者精神萎靡，表情抑郁，舌质淡，苔薄腻，脉弦有力。视力：左眼指数40cm，右眼指数70cm。做各项理化检查均属正常范围。询问病史，既往健康，无家族遗传病史。辨证：肝之经脉受损，经气瘀滞，气血不畅，目失所养，发生失明；肝筋弛纵导致阳痿。治则：通经活洛，养肝明目。取穴：瞳子髎、睛明、翳明、太冲、大敦、中极、关元。均取双侧，手法平补平泻，留针30分钟，每日针1次。共治疗24次，患者失明、阳痿等症明显好转，查视力：左眼0.1，右眼0.2。为巩固疗效又计4次，上述诸证消失，追访3个月未见复发。

按语：本例患者，有明显肝经受损的病史，继而出现视神经萎缩。前阴损伤与眼睛疾病之间的关系，西医学似乎很难理解这两者之间的联系，而《灵枢·经脉》所记载的足厥阴肝经循行，提示了两者之间的相关性。无论是疾病的发生，还是临床治疗的经过，都进一步证实了前阴部与眼睛之间的关联性。

其实，临床上还有其他部位出现症状，与眼睛之间存在关系。例如肝郁气滞，出现胁肋胀痛的同时，还可以见到眼花目胀等症。罗伟[①]曾经报道一例"卯时胁胀眼花"案，从临床角度证实了这一点。

典型病例

王某某，女，40岁，1987年9月22日就诊。自述每晨五时左右尚未起床时出现两胁肋部胀满气壅，有气上冲，痛苦难以名状，两目昏花，发作片刻，起床后则缓解。昼间一日无恙，如此已历数日。询知有冷空气过敏史，舌黯红，苔薄白，脉细弦。治宜平调阴阳，养血柔肝，俾阴阳气血平衡协调。方用桂枝汤合交泰丸加味：桂枝、黄连、枳实、陈皮、川朴各9g，白芍、白术、赤芍各12g，甘草6g，肉桂3g，生姜3片，大枣5枚，2剂。水煎服。结果服药2剂，胸满气壅之证明显好转，两目昏花也觉减轻。二诊续进原方2剂，奇病获瘳。

按语：患者病发于秋分之前数日，晨五时为寅尽卯初、阴阳交替之时，卯时为一日之晨，属春，主风主升，且两胁肋部为肝经分部之处。病位在肝，责之于足厥阴肝经，得舒展则畅、得抑郁则胀。病发卧时，为静，肝郁不舒，起则主动，肝气伸展升发，故病症缓解。

(3)面部疾病：肝主筋，足厥阴肝经循行"从目系、下颊里、环唇内"（《灵枢·经脉》），分布于面部，故足厥阴肝经经气不畅亦可引起面部经筋病症，包括面瘫、面肌痉挛等。因此，在临床诊治这类疾病时，需要关注和鉴别。在治疗面瘫时在常用穴基础上加刺肝经穴位，明显提高了疗效。

---

①罗伟. 卯时胁胀眼花治验[J]. 国医论坛，1988(3)：45.

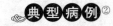 **临床报道**

赵先亮等①曾对 30 例面瘫患者进行了单用肝经穴治疗的即时疗效观察。其中 30 例患者均患病 3～5 天,年龄最小 15 岁,最大 60 岁。症状均为患侧额纹消失,眼睑闭合不全,鼓腮漏气,口角㖞斜。取其患侧肝经穴位:太冲、中封、中都、曲泉。针刺得气后用泻法,行针 3 分钟后,令患者鼓腮观察疗效。结果有 25 例针后感觉瘫痪面肌较前明显有力,有 21 例针后鼓腮已不漏气。由此可见,肝经穴位对面瘫治疗有良好疗效,从而也证明肝经经气阻滞亦能引起口眼㖞斜。

另外,赵先亮等在临床观察中,还发现多例经络敏感者。当针刺其太冲,得气后以循按爪切、苍龟探穴、苍龙摆尾等手法,能使经气循经上传腿内侧,循面颊经耳前,最后抵达头顶。

按语: 赵先亮等观察到的这一路线,与《灵枢·经脉》"上入颃颡,连目系,上出额,与督脉会于巅。其支者,从目系,下颊里,环唇内"的记载不尽相同,似与足阳明胃经部分重合。肝经在头部的一条循经路线,可能是为肝经经气阻滞引起口眼㖞斜的病理学基础,也是选用足厥阴肝经腧穴治疗的经络学基础。

(4)中焦脾胃病:脾胃与肝同处中焦,足厥阴肝经还有"抵小腹,挟胃、属肝、络胆"(《灵枢·经脉》)的联系。因此,肝气郁结,横逆可以损伤脾胃气机和功能,出现肝木乘土的病理变化;而调理肝胆气机,也有助于脾胃气机的升清降浊,起到疏肝健脾的作用,维持脾胃正常的生理功能。

临床上,妊娠恶阻出现恶心、呃逆诸症,是由于胞宫之气由冲任上逆于胃脘所致。一般来说,妊娠恶阻、腹痛多发生在妊娠后 50～90 天之间。按照南北朝时期徐之才提出的"分经养胎法"——"妊娠一月名胚,足厥阴肝脉养之;二月名始膏,足少阳胆脉养之"。在妊娠早期,人体气血输注冲任二脉、营养胞宫;另一方面,冲任脉的气血旺盛,也可以上逆于脾胃,出现妊娠恶阻、腹痛等诸症。故妊娠恶阻诸症,虽表现在脾胃气机升降失调,实与肝胆疏泄气机、藏血供血有关。因此,临诊处理妊娠恶阻,尤其是对于肝气郁滞、肝血不足的患者,需要从肝调治。

典型病例②

病案一(肝气郁滞型)

齐某,女,24 岁。1986 年 9 月 12 日初诊。停经 3 个月,呕吐 1 月余。1 周前因剧烈呕吐,不能进食住入我院妇产科。经输液、止吐等西药治疗不效,而改服

---

①赵先亮,于德寿,王雪芹.从肝经论治疗面神经麻痹[J].甘肃中医,1997(6):34.
②蒋荣生.从肝论治顽固性妊娠恶阻腹痛[J].河北中医,1989(2):23.

中药。涎沫频吐不止,时呕咖啡色样黏液,见食即吐,全身颤动,胸胁胀痛,头胀,胃脘及小腹部胀痛,脉弦,烦躁易怒,口干苦。处方:柴胡12g,佛手12g,青皮9g,半夏9g,香附6g,黄芩3g,厚朴10g,枳壳6g,瓜蒌15g,砂仁3g,水煎服。1剂见效,服7剂痊愈。

病案二(肝血不足型)

李某,女26岁。1983年11月6日初诊。患者曾孕3次,每次怀孕因小腹疼痛难忍住院输液及止痛药治疗无效而最后终止妊娠。现已孕50天,小腹及胃脘部剧痛有空坠样感,时有恶心。肌注杜冷丁疼痛不止,而改服中药。小腹疼痛剧烈,患者双手按压疼痛不止而身体翻滚,两胁及乳房胀满,时有恶心,吐不出东西,大声哭叫,面色晦黯,唇干燥,脉沉细而弦。处方:白芍30g,当归15g,阿胶(烊化冲服)12g,何首乌15g,青皮6g,厚朴9g,延胡索12g,黄芪15g,3剂。以本方稍事增损,共服12剂痊愈。顺产一男婴。

按语: 在临床上,妊娠恶阻、腹痛多发生在妊娠后50~90天之间。此时,胞宫之胚胎,不仅需要先天肾精的滋养,更需要肝血的不断补充;另一方面,冲任脉气血和功能的旺盛,打破了原有经络脏腑之间的生理动态平衡,需要重新构建。由于孕妇的体质条件存在差异,对于肝气郁滞的患者,肝的疏泄功能失职,精血不能正常输布,脾胃气机升降被破坏,轻则呕吐,重则频繁吐涎沫,伴有胸满、胁胀痛、头胀等诸症;对于肝血不足的患者,气血不足,冲任失调,胞宫胎元失养则腹痛,并伴有头晕、目眩、两胁及乳房胀满、疼痛等。因此,临床需要发挥肝气疏泄和肝血充养的作用,从肝调治成为主要方法,以达到"以平为期"状态。

(5)泌尿系统:泌尿系统由肾、输尿管、膀胱及尿道等组成。其主要功能为生成、储存和排泄尿液。通常认识的小便行为,即是指尿液的排泄,与膀胱、尿道有关,男性还与前列腺有关。据赵京生教授研究[①],从简帛医书到《黄帝内经》、《难经》,有大量关于足厥阴经与小便病候相关的论述;将小便病候归为足厥阴经主病范围,乃是基于经脉的认识;《黄帝内经》时代,当对脏腑生理功能与病理变化的认识已相当深入,且与经脉相配属,才更多使用足太阳经、足少阴经及其经穴诊治。但是,早期形成的足厥阴经循行于前阴以及足厥阴脉主治小便病候,仍然有较强的临床实践指导。

《灵枢·经脉》记载足厥阴肝经"所生病"病候中就有"遗溺、闭癃",提示了小便失禁和尿潴留,都可以责之于肝和足厥阴肝经。"遗溺"一症,临床多见于小儿遗尿或中老年女性尿失禁等;"闭癃"一症,为不同程度的排尿障碍,可见于产后术后尿潴留或者中老年男性前列腺增生,可以从足厥阴肝经论治。

---

①赵京生.足厥阴肝经主小便病候的由来与演变[J].上海针灸杂志,1999(2):40-41.

临床报道①

陈军采用针刺足厥阴经穴治疗产后尿潴留。取曲泉、三阴交、足五里三穴；患者取平卧位，若有导尿管者应先拔除导尿管。穴区常规消毒后，根据部位采用1～2寸毫针。三阴交沿胫骨后缘向下斜刺进针1.5寸，得气后行捻转补法使针感向膝或股内侧传导；曲泉直刺，得气后行捻转补法；足五里45°斜刺，进针1.5～3寸，采用平补平泻法，提插捻转幅度宜小，以有针感向会阴部放射为佳。留针30分钟，留针期间每隔10分钟行针1次，每日2次，3天为1个疗程，并评定疗效。将84例产科住院分娩后发生急性尿潴留患者，随机分为两组：对照组30例采用甲硫酸新斯的明注射液治疗，治疗组54例采用针灸治疗。结果：对照组治疗后总有效率为73.33%，治疗组治疗后总有效率为90.74%，两组患者治疗后疗效比较，有显著性差异（$P<0.05$）。

临床报道②

史江峰等运用针刺足厥阴经穴治疗前列腺增生症。60例前列腺增生症患者随机分为针刺足厥阴经穴组30例和前列康药物对照组30例。针刺治疗选取足厥阴经穴太冲、曲泉、足五里三穴。患者仰卧位，足五里用29号2寸毫针向上斜刺1.5寸，行雀啄法使针感放射至会阴及大腿内上侧；曲泉、太冲向上斜刺1.2寸，行捻转针法。留针30分钟，隔日1次。3个月为1疗程。治疗1疗程后，两组症状平均积分均显著低于治疗前（$P<0.05$），两组疗效比较无显著性差异（$P>0.05$），提示针刺足厥阴经穴可改善前列腺增生的临床症状，提高患者生活质量。

(6)男科病症：男科病症，泛指男性生殖系统的病变。男性生殖系统包括内生殖器（包括睾丸、附睾、输精管、射精管、精囊腺、前列腺等）和外生殖器（包括阴茎和阴囊）。《灵枢·经脉》记载，足厥阴肝经循行"入毛中，环阴器"，到达前阴部，与生殖系统相连。故而发生病变有男女的差异——"丈夫㿉疝，妇人少腹肿"（《灵枢·经脉》）。《灵枢·经脉》在记载足厥阴络脉时，直接提示了与男性生殖系统的关系——"足厥阴之别，名曰蠡沟。去内踝五寸，别走少阳。其别者，循经上睾，结于茎。其病：气逆则睾肿卒疝。实则挺长；虚则暴痒。取之所别也"（《灵枢·经脉》）。

因此，在临床上有大量从足厥阴肝经治疗男性生殖系统病变的经验和案例，

---

①陈军. 针刺足厥阴经穴治疗产后尿潴留54例临床观察[J]. 山西中医学院学报，2007(5)：41-42.
②史江峰，赵京生. 针刺足厥阴经穴治疗前列腺增生症临床研究[J]. 辽宁中医杂志，2005(12)：1295-1296.

包括睾丸炎、小儿鞘膜积液、前列腺炎、阳强不射精、阳痿、早泄等疾病。

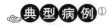 典型病例①

娄某,男,37岁,工人。1989年3月27日诊。20天前左侧睾丸硬肿坠痛,经某医院注射青霉素、口服红霉素已好转。近5天痛势大增,并连及少腹和腹股沟处,阴囊红肿灼热,夜难入寐,口干而苦、性情急躁,小便黄赤,体温38℃。血象:白细胞$9.8×10^9$/L,中性粒细胞80%,淋巴细胞20%。脉弦数,舌质红,苔薄黄。此由湿热下注、气血凝滞、脉络不和所致。拟方清热利湿佐以疏肝活络:黄柏10g、七叶一枝花10g、土茯苓15g、车前子10g(布包)、怀牛膝10g、丝瓜络12g、丹参12g、生地黄10g、青陈皮各10g、海藻10g、甘草3g。服4剂,睾丸肿痛已减十之七八,体温37℃,血象正常。唯纳谷不香,宗上方去七叶一枝花,加炒六曲20g以助健脾开胃。又服3剂,诸症悉除。半年后随访未复发。

按语:睾丸虽寄肾所生,实属肝所主。足厥阴肝脉绕阴器,湿热之邪沿足厥阴肝经下注厥阴分部,气血凝滞而成睾丸急性炎症。故本案清热利湿佐以疏肝活络而取得疗效。

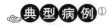 典型病例②

陈某,男,10岁,学生。1983年12月29日初诊。患儿夏季涉水过多,秋初罹病。双侧睾丸微肿不痛,未治。后逐渐增大,局部微胀,站立则自感阴囊重坠,诊断为双侧睾丸鞘膜积液。曾服中西药治之,未效。刻诊:双侧睾丸肿大,状如核桃,摸之柔软光滑,以手捏之,微痛,久则睾丸缓缓缩小。透光试验,光亮透过质块呈粉红色。苔白,脉缓而濡。证属水湿阻滞肝经。药用桂枝10g,白术、茯苓、猪苓、泽泻、荔枝核、青皮、丹参各12g。3剂有效,9剂告愈。随访2年,未发。

按语:鞘膜积液是指睾丸固有鞘膜两层间积有过多液体。本例患者罹受水湿之邪,侵犯足厥阴肝经,下注阴器,故睾丸肿大而不硬,捏之可变小;站立而阴囊重坠者,为水湿下流之证。因此,临诊治疗用五苓散利水湿,青皮、荔枝核、丹参疏肝理气、活血散结而获捷效。

①沈士荫.睾丸炎治验[J].黑龙江中医药,1991(2):30.
②陈国华.小儿睾丸鞘膜积液治验两则[J].云南中医杂志,1988(2):32.

典型病例①

魏某,27岁,干部,1992年8月3日就诊。1992年3月曾因小便不爽,腰膝酸软,不育等在市第一医院经前列腺液(EPS)镜检,确诊为慢性前列腺炎。经服西药FPA(0.2g,tid)和行前列腺按摩治疗2月余,病情未见改观。后又求助于中医,配合清热解毒之中药治疗月余。7月5日复查EPS:WBC35/HP,卵磷脂小体(++)。8月3日来我院求治。

初诊:自述平素腰膝酸软,乏力,两脚发凉,食欲欠佳,头晕,失眠,睾丸胀痛,茎囊冷收,时尿痛并牵引少腹,尿时有不尽感,尿后时有白浊物滴出,大便稀薄,结婚3年未育。体查:舌质淡,苔白稍腻,脉沉细。前列腺偏大,质稍韧,有压痛。EPS:pH值7.0,WBC40/HP,卵磷脂小体(++),上皮细胞(+)。西医诊断:慢性前列腺炎;中医诊断:肝肾阳虚,经脉阴寒。药用:暖肝煎加吴茱萸、附子各9g、木香、川楝子、延胡索各6g、草薢、水蛭、荔枝核、青皮各9g,水煎服,每日1剂。并用服后药渣熏洗阴部,以加速局部血液循环和炎症的吸收,温通脉道,畅流浊物。

8月25日2诊:前症基本消失,趋于正常。唯时腰酸,失眠,舌质淡,苔白,脉细弦。前列腺指诊:大小正常,质较前软,稍有压痛。EPS检查:pH值6.6,WBC 20/HP,卵磷脂小体(+),上皮细胞(+)。证对药符,守方继服,续渣熏洗。9月20日3诊:前症消失,唯时乏力,舌质淡,苔薄白,脉缓。前列腺指诊正常。EPS检查:pH值6.4,WBC 1-7/HP,卵磷脂小体(++),上皮细胞(+)。前方去木香、川楝子、草薢、附子,加黄芪20g,停止熏洗。10月10日4诊:诸症悉除,舌淡,苔薄白,脉有力,匀。前列腺指诊,大小正常。EPS检查:pH值6.4,WBC 0-5/HP。前列腺小体(+),上皮细胞(+)。为巩固疗效,守方继服20剂。12月随访,患者诉自停药后,一切正常,其妻怀孕已月余,后生一男孩。

按语: 前列腺为男性特有器官,是生殖系统中最大的附属性腺,为不成对的实质性器宫。形状如栗子,底朝上,与膀胱相贴;尖朝下,抵泌尿生殖膈;前面贴耻骨联合;后面依直肠。前列腺扼守着尿道上口,腺体中间有尿道穿过,前列腺疾病不仅会影响生殖功能,更会影响尿道和排尿。前列腺处于精道和尿道之处,为足厥阴肝经循行所到之处,故前列腺的生理功能和病理变化与足厥阴肝经的功能密切相关。

慢性前列腺炎患者,在临床上多表现出阴寒阳虚之象,其病机不仅有肾阳亏虚,也与肝阳不足、肝经阴湿有关。患者可以出现尿频、排尿不尽感、尿末有白浊物溢出等,提示寒湿下注,互结水道;同时肝病及肾,气化不足。寒凝肝脉还可以

---

①潘学柱,邵泽普. 慢性前列腺炎治从肝阳不足初探[J]. 陕西中医,1995(10):453-454.

出现尿痛牵引致阴茎、少腹冷痛、睾丸坠胀等,有的患者还可以出现早泄、遗精、阳痿等性功能减退之象。

本例患者病程日久,经过清热解毒中药治疗乏效,而以暖肝通经为法治疗,获得了持久的疗效。也证实了从肝经治疗慢性前列腺炎,是临床行之有效的方法之一。

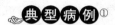

病案一(实证阳强不射精症)

史某,男性,26岁,工人。形体结实,性情急躁,结婚3个月,性欲旺盛,同房持久不衰,阴茎胀痛,龟头色变紫仍不射精,房事后睾丸胀痛,夜有遗精,平时喜食辛辣,尿黄,苔薄黄,脉弦滑数。为实证阳强,相火亢盛,肝经郁热,精窍闭阻。以清肝泄火、通窍泄热为治疗原则。处方:龙胆草3g、黄芩10g、生山栀10g、泽泻10g、生地黄15g、柴胡6g、木通3g、车前子12g、皂角刺10g、生甘草3g。7剂煎服,嘱忌辛辣。二诊:阳亢稍缓,阴部胀痛减轻,但同房仍不射精,苔薄黄,脉弦。此为肝经实热未清,继用原方更进。改龙胆草6g、木通5g,7剂煎服。三诊:阴茎胀痛缓解,入夜无遗精,但仍不射精,苔薄黄,脉弦,肝经蕴热,瘀阻精窍,续拟原法加强通窍之力。上方加穿山甲10g、王不留行12g,7剂煎服。四诊:诸症改善,同房能射精。继服上方7剂,以巩固疗效。2个月后随访,性生活正常。

病案二(虚证阳强不射精症)

周某,男,34岁,干部。结婚6年,生有一女,常服补肾壮阳之补品。近2月性欲增强,房事频繁,但无性快感,渐至阳举不衰不射精1月余,曾服诸医苦寒之剂3周未见效。症状:头晕耳鸣1月余,腰膝酸软,心烦失眠,阳强不射精,房事后阴部隐痛,小便短赤,大便干结,舌红少津,脉细数。证属肾阴不足、相火旺盛、精关闭固。治以滋阴降火、通关利窍。处方拟大补阴丸合知柏地黄汤加减:生地黄15g、知母10g、黄柏10g、元参15g、牡丹皮10g、茯苓10g、芡实12g、龟甲15g、地骨皮15g、急性子12g、穿山甲10g、火麻仁15g,服药14剂。二诊:房事不射精,仍头晕腰酸,唯心烦咽干、小便黄赤等症好转,舌红脉细数,相火亢盛,阴液未复,继进原法,加强益肾养精之品,上方加麦冬12g、金樱子15g,继服14剂。三诊:头晕、耳鸣等症均减轻,同房快感增强,但无射精。虚火亢盛,灼精为浊,瘀阻精窍,依原法加路路通10g、穿山甲15g、急性子15g,再服14剂。四诊:刻诊自诉明显好转,同房获得射精,唯阴茎勃起时有胀痛感,苔薄质偏红,脉细。再按原意,以知柏地黄丸调理。2月后随访病情未有反复。

①葛昌瑞.男性不射精症医案举隅[J].河北中西医结合杂志,1995(4):85-86.

按语: 不射精症是指已婚男子房事过程中不能正常射精的病症,是男性不育症的一种常见病,以阳强不倒,不能射精为主要症状。隋代巢元方《诸病源候论·虚劳无子候》有"泄精,精不射出,但聚于阴头,亦无子"的记载。临床上,阳强不射精有虚实之分。实症多见于青壮年患者,形体强健,性欲旺盛,同房阳强易举,经久不衰,不射精,此乃相火亢盛,肝经实热,精窍闭阻。《辨证录·阴痿门》有"凡入房久战不衰,乃相火充其力也"的记载,治疗当疏泄肝经实火为主。虚证阳强不射精症患者多有手淫、房事不节史或过用壮阳之品,临床伴有腰酸膝软,头晕耳鸣,口干咽燥等,此为肝肾阴亏,虚阳亢盛,阴虚火旺,精窍瘀涩所致,治疗当滋补肝肾之阴为主。

因此,阳强不射精为男性性功能障碍疾病,不仅与肾气有关,更与肝和足厥阴肝经有关。从肝论治,是临床治疗阳强不射精的主要方法之一。

🔵典型病例①

王某,男,36 岁。就诊日期:2006 年 7 月 16 日。主诉:阳痿伴胸胁不适 3 个月。患者 26 岁结婚,以往性生活正常。2004 年其妻出国,两年后回来,男方出现阳痿,曾服用海狗鞭等药物不效。查:患者面色红润,饮食睡眠正常,有性欲要求,但萎软不用,伴胸胁不适,善叹气,舌红苔薄黄,脉实有力。辨证:肝郁气结、条达失司。治疗:主穴取双侧太冲、中封、曲泉,配穴:气海。操作方法:气海,针尖向下以 45°角刺,进针 1.5 寸,使针感抵龟头,用平补平泻手法。太冲、中封、曲泉直刺,进针 0.8 寸,用泻法,中强刺激,留针 30 分钟,每 5 分钟行针 1 次。共治疗 30 次,性功能恢复正常,随访 1 年未复发。

按语:《黄帝内经》有足厥阴肝经"入毛中,环阴器"(《灵枢·经脉》)的记载,又有"肝者,筋之合也;筋者,聚于阴器"(《灵枢·经脉》),又"足厥阴之筋……上循阴股,结于阴器,络诸筋。其病……阴器不用。伤于内则不起,伤于寒则阴缩入,伤于热则纵挺不收"(《灵枢·经筋》)等记载。提示男性性功能障碍与足厥阴肝经关系密切。无论肝郁气滞、肝经湿热或其他原因而影响肝经正常疏泄条达者,均可以引起阳痿。从肝诊治阳痿,是自《黄帝内经》以降的主要方法。近现代多以补肾壮阳、温补命门为多,虽有一定疗效,但多数患者久治难愈,故当代许多临床医家重新提出从肝论治的重要性。在针灸临床上,太冲为肝之输穴、治肝要穴;中封为肝经之经穴、曲泉为肝之合穴,都能清肝胆之热;本案中加气海辅助补气行血。诸穴相伍,具有疏肝解郁、活血行气、条达情志之功效,故能收到满意效果。

---

①李可欣. 取肝经腧穴为主治疗生殖系统疾病[J]. 中国现代医生,2009(18):141-142.

(7)妇科疾病:妇科疾病,是女性生殖系统常见病的统称,主要包括外阴疾病、阴道疾病、子宫疾病、输卵管疾病、卵巢疾病等。古代医家从女性经、带、胎、产的生理功能和特点,将妇科疾病概括月经不调、崩漏、带下、子嗣、临产、产后、乳疾、癥瘕、前阴诸疾及杂病等。并从经络理论角度阐述病机,认为在生理上胞宫是通过冲任(督带)和整个经脉联系在一起的,在病理上脏腑功能失常、气血失调等只有损伤了冲任(督带)的功能时,才能导致胞宫发生经、带、胎、产、杂诸病。历代医家多是以此立论的。如《诸病源候论》论妇人病,凡月水不调候五论、带下候九论、漏下候七论、崩中候五论,全部以损伤冲任立论;《校注妇人良方》也有"妇人病有三十六种,皆由冲任劳损而致,盖冲任之脉为十二经之会海"的记载,突出"冲任损伤"在妇科病机中的核心地位。但是,这种学术思想是以"冲任脉调控胞宫"为基础的,着力点也在胞宫,不免存在一定的局限性。虽然女性月经的出现和绝经,与冲任脉和"天癸"有关,但是维持月经周期规律,确实需要肝、脾、肾三脏和足三阴经功能的正常。尤其是肝藏血和主疏泄的功能,在妇科疾病的发生和调治中有关键性作用。经、带、胎、产及其他妇科杂诸,从肝和足厥阴肝经论治,成为临床的秘法之一。

典型病例[1]

徐某,女,35岁,教师,2005年3月15日就诊。自述:逢月经前后出现头痛、头晕、腹痛、乳房胀痛5～7天,发病7年余。影响日常工作。查:面色㿠白,舌边质紫有刺,苔淡黄,左关脉弦数而涩。诊断:经期疼痛综合征。针药结合从肝经论治,以调理气机为主,兼补脾肾、理冲任。针灸治疗:穴取章门、太冲、三阴交、膈俞、乳根、肩井、肝俞、合谷、百会、风府、关元。中药治疗:以柴胡、川芎、桃仁、红花、赤芍、牛膝、当归等肝经药物,共奏疏肝行瘀、理气止痛、活血通经之功效。以上述方法治疗2个疗程后,诸症全消,随访1年未复发。

按语:经期疼痛综合征,与月经周期有关。临床上责之虚实两端:虚则多由于肾气不足、肝血阴虚、冲任虚损;实则多由于寒凝胞宫、热灼冲任、气滞血瘀。临床表现为本虚标实,治疗以梳理足厥阴肝经为主,肝主疏泄、调畅气机;肝藏营血、滋养冲任,以达到标本兼治的目的。

典型病例[2]

王某,女,18岁,未婚,矿区工人,1993年4月7日初诊。患者带下色黑而腥

---

①刘健民. 从肝经论治针药并用治疗经期疼痛综合征50例[J]. 中医外治杂志,2007(2):27.
②李清义. 从肝经郁火论治室女黑带治验[J]. 黄河医学,1994(3):53.

臭2月余。伴外阴瘙痒、胸闷胁胀、食少、小便黄、大便秘、月经素少。查：体瘦，舌红苔黄，脉弦数。此血少肝郁，肝经郁火内炽所致。治当养血疏肝、清热扶脾。先拟丹栀逍遥散加减：当归10g、白芍15g、柴胡10g、茯苓10g、炒白术10g、甘草3g、炒栀子12g、牡丹皮10g、香附（醋炒）12g、生地黄15g、败酱草30g、茜草6g。水煎服，每日1剂。治疗经过：上方5剂后，胸闷胁胀愈，饮食增加，带色变浅，外阴瘙痒等症均减轻。继改用补血为主，佐以清热疏肝。方拟清肝止淋汤加减：当归15g、白芍15g、生地黄15g、黄柏10g、阿胶12g（烊化）、牡丹皮10g、香附（醋炒）12g、牛膝12g、败酱草30g。水煎服，每日1剂。服5剂后，带色由黑变白、量亦减少，外阴瘙痒等症已不明显。又用10剂，带下等症均愈，后经量亦正常。随访半年余，病未复发。

按语：带下是妇科常见病、多发病，又称"白带病"。是指带下量明显增多，色、质、气味异常，或伴有全身或局部症状。患者临床常表现为白带增多、绵绵不断、腰痛、神疲等，或见赤白相兼，或五色杂下，或脓浊样，有臭气。造成白带病的原因很多，如各种阴道炎、子宫颈糜烂或息肉、子宫内膜炎、宫颈癌等。本案患者为未婚女子，出现带下色黑而腥臭，并伴有外阴瘙痒、胸闷胁胀、食少、小便黄、大便秘、月经素少。证属肝经郁火内炽，下克脾土，湿热互结，下注足厥阴肝经，蕴于带脉。湿热之气同血俱下，加之肝火煎熬而成黑带。基于"带脉通于肾，而肾气通于肝"（《傅青主女科》）的原理，此类带下病，当从肝和足厥阴肝经调治才能获效。

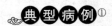
典型病例[1]

病案一（期门、曲泉、太冲配肩井、乳根、天池治疗乳腺增生）

陈某，女，34岁，2005年10月16日来诊，近2个月来双乳胀痛，可扪及大小不等的4个肿块，胸闷不舒，烦躁易怒。舌苔薄黄，脉弦。检查，双乳房3cm×2cm大小的4个肿块，质稍硬，活动边缘清楚，有明显触痛。B超显示乳腺增生。肝气郁滞，痰凝阻络。疏肝理气，化痰通络。主穴期门、曲泉、太冲、肩井，配穴取乳根、天池。操作用捻转泻法，留针30分钟，10分钟行针1次。每日1次。10次为疗程，治疗6次后乳房胀痛消失，共治23肿块消失。

按语：乳腺增生属于中医"乳癖"范畴。一般由于"忧郁伤肝，思虑伤脾，积想在心，所愿不得者，致经络痞涩聚结成核，初如豆大渐若棋子"（《外科正宗》）。本案患者肝气郁滞，失于调畅，气不行血，导致气滞血凝，聚结成核。从足厥阴肝经

①李可欣．取肝经腧穴为主治疗生殖系统疾病[J]．中国现代医生，2009(18)：141-142.

针灸治疗:取肝的募穴期门、肝经原穴太冲和合穴曲泉、足少阳经特效穴肩井,并配乳根、天池,以疏肝化痰、散结消痈。

病案二(蠡沟、曲泉配曲骨、次髎、血海、神门治疗女性外阴瘙痒)

王某,女,41岁,2004年4月25日来诊,述外阴瘙痒半年,心烦少眠,坐卧不宁,口苦而腻,带下量少色微黄,舌苔黄腻,脉弦数。查分泌物未见滴虫、霉菌,局部黏膜及皮肤外观正常,血糖正常。曾用中药外洗坐浴等方法,能暂时缓解,时好时坏。辨证:肝经湿热。治疗:蠡沟、曲泉、曲骨均用捻转泻法,次髎刺入2寸深,使针感放散到阴部。接通G6805-Ⅱ型电针治疗仪接曲骨、蠡沟,连续波留针30分钟。10次为疗程,治疗16次后外阴瘙痒消失,白带量少色清而告愈。治疗期间停用药物。

按语:足厥阴肝经"循股阴,入毛中,环阴器,抵小腹,挟胃、属肝、络胆"(《灵枢·经脉》),肝主疏泄、调畅情志。若情志不舒、郁怒伤肝、郁久化火、横逆乘土、脾虚生湿,出现肝强脾弱、湿热互结、下注阴器出现阴痒。《灵枢·经脉》还有"足厥阴之别,名曰蠡沟。去内踝五寸,别走少阳。其别者,径胫上睾,结于茎。其病:气逆则睾肿卒疝。实则挺长;虚则暴痒。取之所别也"的记载,提示外阴瘙痒与足厥阴肝经别络的关系。本案从足厥阴肝经诊治,取足厥阴络穴蠡沟、合穴曲泉,辅以曲骨、次髎,清利肝经湿热达到止痒之功。

(四)足厥阴外循肢节病症治要与验证

(1)沿足厥阴肝经的皮部痒疹症:足厥阴肝经"上腘内廉,循股阴,入毛中,环阴器,抵小腹",并与任脉在有中极、关元处交会。临床上,胞宫、前阴之病与足厥阴肝经病变可相互影响。如妇科"带下病",可以见于"盆腔炎"、"阴道炎"等,病位正当胞宫与前阴。究其病机,多与湿热循足厥阴肝经下注,入于胞宫之脉有关;另一方面,湿热也可以循足厥阴肝经到达下肢内侧,复滋于皮部出现阴部和下肢内侧的痒疹症。临床治疗,以清利肝经湿热为法,多用龙胆泻肝汤加减治疗。

典型病例[①]

谢某,女,49岁,汉族,教师。1994年8月6日初诊。患带下3年,带黄而秽,少腹胀痛,前阴时有拘急。屡由西医诊查,责之"盆腔炎"、"阴道炎",治时则效,然停药症发如初。近半年来又添一症,时觉前阴并股胫内侧奇痒,逢白带量多时尤甚。来诊时适值症发,察见患者双股内侧及胫内前侧有纵向散布之细小丘疹,大致与肝经皮部循行相当,宽约3~5cm,中间疹点较密,两旁稍稀,颜色稍

---

①周铭心.带下并发肝经皮部痒疹治验[J].新中医,1993(3):18,13.

红,并可见多处抓痕及血痂。舌黯红、苔白厚而腻,脉六部皆细。月事仍如期而潮,惟经期小腹胀满,经量少,色黯淡。诊断为带下并发肝经皮部痒疹。治宜化湿清热、调畅肝经,拟龙胆泻肝汤加减。处方:龙胆草、生地黄、山栀子、白术、黄芩、泽泻各10g,苦参、车前子(包)各15g,当归、益母草各30g,柴胡4.5g。5剂,隔日服1剂。8月24日二诊:药后带下由黄转白,量仍较多,股内瘙痒曾一度消失,停药5天又复发。舌苔白腻,脉小滑。已值经前,当调血分。上方去山栀子、龙胆草、生地黄,加川芎、泽兰各10g。3剂,日1剂。9月4日三诊:服完上药,月经适潮,量较前增多,色正红,今已净。白带量少,前阴及股内仍有瘙痒,但疹点已不明显。舌苔薄白微腻,脉细。拟养血疏风,佐以化湿。处方:当归、益母草各18g,车前子(包)、白术、薏苡仁各10g,白芍、苦参各15g,独活、防风各6g。5剂,隔日1剂。并服龙胆泻肝丸,日1次。9月20日四诊:痒疹未发,带下量少,嘱早服当归丸、晚服龙胆泻肝丸善后。

(2)循足厥阴经灼热案

典型病例[1]

患者,女性,52岁。47岁开始月经不调,至49岁经断。在这期间,伴随月经或前或后、或多或少、或数月不来,或一月再现。同时出现每日不管是夜寐,还是午睡,或是打盹片刻,只要一醒,睁目瞬间,自觉有一股气从大腿内侧直冲小腹,至腹自散,所过之处有一种热感灼痛。绝经之后,这一症状一直存在至今。舌质正常,舌苔薄白,脉象弦兼细。处方:北柴胡12g、条黄芩6g、台党参8g、生龙牡各30g、肉桂心3g、清半夏10g、云茯苓15g、远志肉10g、炙甘草3g、大红枣5枚。凉水浸半小时,煮沸,待水减半时汤成。3次/天,1次/夜间,温服。疗效:服药3剂,数年之恙顿除。随访至今,未见复发。

按语:中医认为"夫卫气者,昼常行于阳,夜行于阴,故阳气尽则卧,阴气尽则寤"(《灵枢·大惑论》)。卫气的出入阴阳,产生了人体睡眠-觉醒的周期性规律变化。另一方面,肝藏血,当人入睡时血归于肝,人觉醒时血出于肝,而发挥藏血供血的生理作用。患者天癸竭,精血亏,水不涵木,导致阴血不足,肝阳偏亢,阳盛热灼,故人觉醒睁目之时,阴出于阳、血出于肝,气血循足厥阴经上扰,故所过之处有一时性灼热之感。临床治疗以柴胡加龙骨牡蛎汤化裁调治,引厥阴之灼热转入足少阳而和解;健后天中焦脾胃以生化气血;以重镇之药镇惊安神定志。药证相符故其效卓著。

---

①巩春良.循足厥阴经灼热1例[J].河北医科大学学报,2004(6):367.

(3)肝经气滞综合征

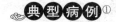

曾某,男,21岁。1985年6月5日初诊。主诉右下肢内侧酸痛时作10年余。由于尚可忍受未作任何处理。3年前头顶部出现轻度麻木疼痛,右眼干涩伴视物不清,同时自觉咽喉时寒时热并有堵塞感。去年开始,腹股沟部出现酸胀,睾丸疼痛,伴有胸胁胀闷,全身乏力。西医诊断为附睾炎,治疗乏效。在此期间,患者嗜好酸食,下肢内侧中间间断出现皮疹,皮疹出现则上述症状减轻或消失,皮疹隐退不久则上述症状复作加重。查体:面色灰黯,肝肋下1cm,右附睾头增大,压痛(十)、右侧精索较粗,舌边黯,脉弦,化验肝功能正常。辨证:肝经气滞。治疗取患侧太冲、光明,平补平泻。经络感传不甚明显,但患者自觉健侧相应位置酸麻感觉,几分钟后,不适症状全部消失。二诊:患者自述胁肋胀闷复作,时有气逆,从胸胁上冲至咽,继则出现喉头堵塞感,原方加期门。经针疗4次而愈。1个月后随访未见复发。

按语:本案患者临床表现症情复杂,但均与足厥阴肝经有关,为典型足厥阴肝经病。患者右下肢内侧酸痛病史10余年;头顶部疼痛、右眼干涩伴视物不清、咽喉时寒时热并有堵塞感等病史3年;以及附睾炎病史1年。病症出现部位,与足厥阴肝经"上腘内廉,循股阴,入毛中,环阴器,抵小腹,挟胃属肝络胆,上贯膈,布胁肋,循喉咙之后,上入颃颡,连目系,上出额,与督脉会于巅"(《灵枢·经脉》)的循行所过一致。患者有嗜好酸食,也提示与酸入肝有关。另外,患者下肢内侧中间间断出现皮疹,且皮疹出现则上述症状减轻或消失,皮疹隐退不久则上述症状复作加重的特点。提示足厥阴肝经上下各部之间的关联性和联动性。故作者采用了"肝经综合征"来诊断和命名本病。

本案取用肝经原穴(太冲)、胆经络穴(光明)和肝募穴(期门)治疗,获得了较好疗效。从治疗结果提示了本病与肝脏、足厥阴肝经的关系。另外,在治疗过程中,有两个现象值得关注:一是针刺患侧的太冲、光明,健侧的相应部位会出现经络感传现象;二是针刺太冲、光明,患者胸闷气逆并出现咽喉如堵的感觉,而期门可以缓解此类现象。提示了左右足厥阴肝经及其足厥阴肝经上下之间存在平衡协调机制。

(4)足厥阴经筋病

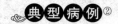

患者,男,30岁,2007年5月9日就诊。主诉:自左少腹部沿左下肢内侧中

---

①周然宓,李文海.典型足厥阴肝经病一例报告[J].陕西中医,1986(3):126.
②徐杰.足厥阴肝经经筋病案[J].中国针灸,2009(4):319.

部至左大趾内侧牵拉样、紧缩感疼痛,伴有阳痿3年。自2004年秋始,出现尿频尿急,少腹部疼痛,会阴部紧缩感,时有阳痿,自左少腹部至左足大趾内侧足厥阴肝经体表循行线路上出现牵拉样、紧缩感疼痛,遇寒则甚,得热则舒,舌质淡、苔白略腻,脉沉。先后在多家西医院求治,B超检查示前列腺轻度肥大,前列腺液检查示:WBC(0~3),卵磷脂小体(+++)。内服外用多种药物,尿频尿急稍有好转,其余诸症依旧,求治我处。诊断为:足厥阴肝经经筋病,证属寒湿。取点燃艾条,在患者体表距肌肤3cm左右,沿经筋循行分布往返匀速移动施灸,寻找敏感点(即在艾灸刺激作用下十分敏感地出现酸、胀、重、麻、痛或异常的凉、热、痒、蚁行等感觉,这种感觉可沿着一定的方向和部位传导和扩散),雀啄灸敏感点,患者明显感觉灸热循经筋循行线路,上至会阴部,下至足大趾内侧双向传导,20分钟后热敏感传导现象缓慢减退,患者立感下肢肝经经筋分布线路上的牵拉样、紧缩感疼痛及会阴部紧缩感消失大半。隔日灸1次,共3次而痊愈。

按语:经筋是经脉之气结聚于筋肉关节的体系,经筋病候主要包括经筋循行所过部位的疼痛和所及器官的功能障碍。《灵枢·经筋》记载,足厥阴之筋"起于大指之上……上循阴股,结于阴器,络诸筋。其病足大指支,内踝之前痛,内辅痛,阴股痛,转筋,阴器不用。伤于内则不起,伤于寒则阴缩入,伤于热则纵挺不收……命曰季秋痹也。"本案患者,左少腹部→左下肢内侧中部→左大趾内侧有牵拉样、紧缩感疼痛,符合足厥阴肝经分布范围;而少腹部疼痛、会阴部紧缩感、尿频尿急、阳痿诸症,也与足厥阴肝经病候、足厥阴经筋病候一致。故临床诊断为"足厥阴肝经经筋病"。患者临床症状有"遇寒则甚,得热则舒"的特点,提示了寒湿凝滞足厥阴经脉、经筋的病机。

从治疗分析,徐杰寻找敏感点,并以艾灸雀啄法灸敏感点,患者出现灸热感沿足厥阴经筋循行线路,上至会阴部,下至足大趾内侧双向传导,20分钟后热敏感传导现象缓慢减退,患者立感下肢肝经经筋分布线路上的牵拉样、紧缩感疼痛及会阴部紧缩感消失大半。一方面证实了足厥阴经筋的存在,另一方面也起到了温经散寒舒筋活络的作用。

(5)腰骶部疼痛:《灵枢·经脉》有"肝足厥阴之脉……是动则病,腰痛不可以俯仰"的记载。现行本《灵枢》没有足厥阴肝经与腰骶的循行联系,但是,查《素问·刺腰痛论》也有"厥阴之脉令人腰痛"的记载,并说"厥阴之脉令人腰痛,腰中如张弓弩弦;刺厥阴之脉,在腨踵鱼腹之外,循之累累然,乃刺之,其病令人善言,默默然不慧,刺之三痏"(《素问·刺腰痛论》)。故此病候的出现,也非偶然。进一步研究发现,皇甫谧在《针灸甲乙经·十二经脉络支别第一(下)》在记述"肝足厥阴之脉"中有"一云;其支者,从小腹与太阴、少阳,结于腰髁、夹脊、下第三、第四骨孔中"的注解,刚好弥补了现行本的不足,这里似乎又可以印证——腰痛病候的出现，与足厥阴肝经循行到达部位相符合。唐代王冰注《素问·刺腰痛论》时有进一步的解释："足厥阴脉，自阴股，绕阴器，抵少腹。其支别者，与太阴、少阳结于腰髁，下夹脊第三、四骨空中，其穴即中髎、下髎，故腰痛则中如张弓之弩弦也"。张介宾则有"足厥阴之别者，与太阴、少阳之脉，同结于腰髁下中髎、次髎之间，故为腰痛"（《类经·疾病类·十》）的解释。

夏棣其等[1]根据经典的肝经循行路线——足大趾、小腿前内侧、大腿前内侧、腹股沟、会阴部、阴器等均属于肝经分布区域，认为肝经与腰椎间盘突出症在病理上关系极为密切。这种关系，可以从腰椎间盘突出症的临床表现上进一步得到验证：

腰椎间盘突出症患者，除有典型的腰背疼痛和坐骨神经分布区域的疼痛外，由于其突出部位和受累神经根不一而出现不同的症状。临床可以观察到患者出现腹股沟和大腿前内侧的麻木、疼痛等表现也较为常见。这里的分布区域，与足厥阴肝经循行分布范围重合。而导致上述症状的原因与支配神经存在直接或间接关系。有学者认为，高位椎间盘突出影响 $L_1 \sim L_3$ 神经根时，可出现相应神经根支配的腹股沟或大腿内侧疼痛。Paillas 和 Lous 观察 300 例手术患者，其中有 111 例（37％）出现腹股沟区疼痛，而 $L_{4/5}$、L_5/S_1 椎间盘突出引起的股区疼痛发生率相等。Fernstrom 在行椎间盘造影的 270 例中，发现 51 例患者出现下腹部、腹股沟区或会阴区疼痛，并认为这种疼痛多为牵涉痛而非神经根受压症状。Luschka 及 Rudniger 则指出，椎窦神经由 2/3 交感神经及 1/3 躯体神经组成，这种疼痛是由于刺激了交感神经纤维所致[2]。另外，当临床遇见中央型腰椎间盘突出症时，可压迫突出平面以下的马尾神经，出现马尾综合征和脊髓圆锥综合征：患者可感到会阴区的麻木；排便、排尿无力；男性患者出现阳痿、甚至勃起和射精能力的完全丧失；部分患者尚会出现足大趾的麻木、无力，腱反射减弱或消失等。

不仅是腰椎间盘突出症与足厥阴肝经存在密切关系，临床上腰肌劳损的患者，也存在足厥阴肝经的类型。此类患者，一般多夜间发病，尤其是半夜到凌晨时分，检查经穴患者，可以发现肝俞、胆俞、三焦俞、曲泉等腧穴有阳性反应存在。

除了临床表现的相似性，《素问·刺腰痛论》还直接指出了运用足厥阴肝经治疗腰痛，从治疗的角度提示了足厥阴肝经与腰骶部的联系。《素问·刺腰痛论》指出："刺厥阴之脉，在腨踵鱼腹之外，循之累累然，乃刺之，其病令人善言，默默然不慧，刺之三痏"（《素问·刺腰痛论》）。选择小腿部外侧特定区域的腧穴，可以治疗厥阴脉腰痛。而足厥阴肝经的腧穴，如行间、太冲、中封等穴，都可以有

①夏棣其，杨钦河. 从肝经论治腰椎间盘突出症的探讨[J]. 陕西中医，2005(10)：1068-1069.
②胡有谷主编. 腰椎间盘突出症[M]. 第2版. 北京：人民卫生出版社，1999.

效地治疗腰部疼痛。古代文献里有这样的记载：

"腰痛不可以久立仰俯,京门及行间主之"(《针灸甲乙经》)。

"太冲足大趾节后二寸中。动脉知生死……亦能疗腰痛,针下有神功"(《马丹阳天星十二穴并治杂病歌》)。

"肝主胆客:气少血多肝之经,丈夫癀疝苦腰疼……太(冲)光(明)二穴即安宁"(《针灸大成·十二经治症主客原络》)。

"且如行步难移,太冲最奇"(《指要赋》)。

"行步艰难疾转加,太冲二穴效堪夸,更针三里中封穴,去病如同用手抓"(《玉龙歌》)。

夏棣其等[1]在临床上通过选用针刺太冲、中封、蠡沟、阴廉等穴,加用椎间盘局部穴位治疗腰椎间盘突出症伴有腹股沟、大腿前内侧麻木、疼痛患者,取得较好的临床疗效,亦证实肝经与腰椎间盘关系极为密切。

除了与腰椎间盘突出症有关外,足厥阴肝经还与骶部有密切关系。马绍初[2]报道的"行经尾骶骨严重胀痛"案,即可证实两者之间的关系。

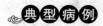

张某,女,24 岁,社员,未婚。1980 年 5 月 23 日初诊。

半年来,每经前 2~3 开始尾骶骨端胀痛,经期加重,胀痛难忍,二阴坠胀,不能正坐,大便正常,小便短赤,口苦咽干。胀痛一般随月经净止而消失。月经周期按时,经量少色暗有块,白带色黄量多有臭味。前医曾用血府逐瘀汤加减 40 余剂及西药强的松等治疗罔效。诊见:尾骶骨疼痛拒按,X 线拍片及肛诊未见异常,脉沉弦,舌质黯有条状瘀斑,苔黄腻。脉证合参,其证当属湿热下注,阻遏胞中。法当清利肝经湿热,兼以活血祛瘀。方拟龙胆草、栀子各 10g,木通、川芎各 6g,泽泻、当归各 12g,柴胡、红花各 9g,土茯苓 30g,川膝、茺蔚子、炒五灵脂各 20g。水煎,日一剂,早晚空心分服,忌辛辣油腻。服 4 剂,月经量多,尾骶胀痛大减,但小便仍不利,于原方加萆薢、石苇各 15g,续服 10 剂而获愈,至今随访未作。

按语:行经尾骶骨胀痛,临床虽然不常见,但是基于行经前 2~3 日出现、经期加重、经净痛消的特点,需要从足厥阴肝经的循行分布和肝的生理病理入手,进行诊治。故本案前医纯用活血化瘀之治而罔效,一个很好的反证;改以清利肝经湿热,兼以活血祛瘀为法,即获得很好疗效。

四、足厥阴肝经理论的古代临床应用

(1)《黄帝内经》对肝和肝经病候的认识和记载:《黄帝内经》对肝和肝经病候

---

[1]夏棣其,杨钦河. 从肝经论治腰椎间盘突出症的探讨[J]. 陕西中医,2005(10):1068-1069.

[2]马绍初. 行经尾骶骨严重胀痛一例[J]. 湖北中医杂志,1983(4):3.

有丰富的认识和记载,如:

"肝病一者,两胁下痛引少腹,令人善怒;虚则目无所见,耳无所闻,善恐,如人将捕之,取其经,厥阴与少阳。气逆,则头痛耳聋不聪,颊肿"(《素问·藏气法时论》)。

"伤寒六日,厥阴受之,厥阴脉循阴器而络于肝,故烦满而囊缩"(《素问·热论》)。

"肝热病者,小便先黄,腹痛多卧身热,热争,则狂言及惊,胁满痛,手足躁,不得安卧"(《素问·刺热》)。

"肝咳之状,咳则两胁下痛,甚则不可以转,转则两胠下满"(《素问·咳论》)。

"肝痹者,夜卧则惊,多饮数小便,上为引如怀"(《素问·痹论》)。

"肝风之状,多汗恶风,善悲,色微苍,嗌干善怒,时憎女子,诊在目下,其色青"(《素问·风论》)。

"诸风掉眩,皆属于肝"(《素问·至真要大论》)。

"肝悲哀动中则伤魂,魂伤则狂忘不精,不精则不正当人,阴缩而挛筋,两胁骨不举,毛悴色夭"(《灵枢·本神》)。

"肝足厥阴之脉……是动则病,腰痛不可以俯仰,丈夫㿗疝,妇人少腹肿;甚则嗌干,面尘脱色。是肝所生病者,胸满,呕逆、飧泄,狐疝、遗溺、闭癃"(《灵枢·经脉》)。

(2)《丹溪心法》列举足厥阴肝经见证:"头痛,脱色善洁,耳无闻,颊肿,肝逆颊肿,面青,目赤肿痛,两胁下痛引小腹,胸痛,背下则两胁肿痛,妇人小腹肿,腰痛不可俛仰,四肢满闷,挺长热,呕逆,血肿,睾疝,暴痒,足逆寒,胻善瘛,节时肿,遗沥,淋溲,便难,癃,狐疝,洞泄,大人㿗疝,眩冒,转筋,阴缩,两筋挛,善恐,胸中喘,骂詈,血在胁下,喘"(《丹溪心法·十二经见证》)。

(3)肝与小便的关系:《灵枢·经脉》记载足厥阴肝经经脉病候中有"遗溺、闭癃"等小便异常的证候,提示当时医生认识到"肝主小便"的功能。自《黄帝内经》以降,许多医家都把小便异常的病症责之于足厥阴肝经,从肝论治。如:

明代医家孙一奎[①]第一次明确提出"肝主小便"之观点。他在论述便毒、疳疮、杨梅疮之治法时说:"阴茎腿缝皆肝经,络肝肾,主下焦。又肝主小便,使毒邪从小便中出,所治皆顺也"(《赤水玄珠·卷三十六·便毒/疳疮/杨梅疮》)。

清代医家张志聪[②](1670年)首先将朱丹溪氏"肝司疏泄"之理,从泄精作用引申至排泄尿液,故有"肝主疏泄水液,如癃非癃,而小便频数不利者,厥阴之气不化也""肝主疏泄,小便不利者,厥阴之气逆也""肝主疏泄,肝气盛而热,故遗溺

---

①孙一奎. 赤水玄珠[M]. 上海:著易堂石印本,1914.

②张志聪. 黄帝内经素问集注[M]. 上海:上海科学技术出版社,1959.

也"等记载,认为肝主疏泄水液,当厥阴之气"逆"或"不化"时,可使小便不利;当"肝气盛而热"时,则疏泄太过而遗溺。

清代医家徐忠可①(1671 年)将肝对小便之作用分为两个途径:一是肝主疏泄,可直接作用于水液,故有"肝主疏泄,葵子尤能通肝经之滞,使疏泄不失其职,故便无不利"、"有肝独虚而致者,水自肝,即为肝水,木不能泄水以助土,故阴盛而腹大"的论述;二是通过脾胃间接作用于水液,另有"肝木侮土,则土衰而水浊……肝气少舒,舒则阳明气畅,津液微生,而小便续通"阐述。

清代医家秦昌遇②(1706 年)提出肝阴、肝阳虚均可引起小便不利,认为"阳虚小便不利之因,肝主疏泄,肾主开合,肝之真阳虚,则施泄无权,肾之真阳虚,则关门不利,此聚水生病,而小便不利也"、"阴虚小便不利之因……肝主疏泄,肝阴不足,则亢阳癃闭而小便不利。"提出肝阳虚对水液疏泄无权,而聚水生病出现小便不利;肝阴虚则阳亢气机逆乱而癃闭,出现小便不利的学术观点。

清代医家魏荔彤③(1720 年)不仅认为肝主疏泄可影响小便,而且还提出前后二阴为肝之窍——"肝主司泄,开窍于二阴,病则司泄欠利也"。说明对肝的认识,较之前扩大了范围。

清代医家尤在泾④(1729 年)提出"肝喜冲逆而主疏泄,水液随之上下也"的观点,认为肝主疏泄不仅使水液下泄,还有"上下行"的作用。

清代医家黄元御⑤(1753 年)则提出"粪溺疏泄,其职在肝。以肝性发扬,而渣滓盈满,碍其布舒之气,则冲决二阴,行其疏泄,催以风力,故传送无阻。"认为由于粪溺渣滓之物充盈至某一程度,阻碍肝脏布舒之气,而激发肝之疏泄功能,借助肝动而风生之力,传送秽物,从而提出"粪溺疏泄其职在肝",肯定了肝对小便之作用。

清代医家王琦⑥(1765 年)则认为厥阴肝木主疏泄与少阳三焦主决渎相配合,可以调节小便。如"瞿麦……禀厥阴少阳木火之气……主治关格诸癃结,小便不通者,厥阴肝木主疏泄,少阳三焦主决渎也"(《本草崇原》)。

清代医家吴鞠通⑦(1799 年)则有"肝病,小便先黄者,肝脉络阴器,又肝主疏泄"的认识,认为肝之所以与小便有关,一则因肝经络阴器,自然对小便有调节之

---

①徐彬. 金匮要略论注[M]. 上海:世界书局铅印本,1937.

②秦昌遇. 症因脉治[M]. 上海:上海科学技术出版社,1959.

③魏荔彤. 金匮要略方论本义[M]. 清初刊本(卷十).

④尤在泾. 金匮要略心典[M]. 上海:上海人民出版社,1975.

⑤黄元御. 灵枢微蕴[M]. 文德斋刻宛邻书屋丛书单行本,清道光十年.

⑥王琦. 医林指月[M]. 上海图书集成铅印本,清光绪二十二年.

⑦吴塘. 温病条辨[M]. 北京:人民卫生出版社,1979.

作用,再者为肝主疏泄之故。

古代医家,不仅从理论上阐述了肝与小便的关系,而且在临床实践中,多从肝诊治小便不利。如,清代医家程国彭[1](1732年)则提出膀胱气化不约出现遗尿,是由于"肝气热则阴挺失职"的病机,并以"加味逍遥散主之"。

一些古代医家的医案,也有同样的临床运用。如:

"一妇人,发瘛遗尿,自汗面赤,或时面青,饮食如故,肝脉弦紧。立斋曰:此肝经血燥风热,瘛疭也。肝主小便,其色青,入心则赤。法当滋阴血,清肝火。遂用加味逍遥散,不数剂诸症悉退"(《古今医案按·瘛搐》)。[2]

"一妇人因怒仆地,语言謇涩,口眼㖞斜,四肢拘急,汗出遗溺,六脉洪大,肝脉尤甚,皆由肝火炽盛。盖肝主小便,因热甚而自遗也,用加味逍遥散加钩藤"(《续名医类案·中风》)。[3]

(4)《外科正宗》将"紫燕疔""瘰""鬓疽""下疳""阴疮""血痣""肾囊风"等列为肝经之病:"夫疔疮者,乃外科迅速之病也……毒瓦斯发于肝经者生为紫燕疔。其患多生手足、腰胁、筋骨之间,初生便作紫泡,次日破流血水,三日后串筋烂骨,疼痛苦楚;重则眼红目昧,指甲纯青,舌强神昏,睡语惊惕,此等出于肝经之病也"(《外科正宗·卷二·疔疮论》)。

"一室女年十七,因父择婿不遂,耽至二旬,怀抱日久,项生数核,坚硬如石,此肝经凝结筋缩之病也"(《外科正宗·卷二·瘰论》)。

"鬓疽……一男子患此五日,顶高根若钱大,形色红活,此肝经湿热为患"(《外科正宗·卷二·鬓疽论》)。

"下疳论……初起肿痛发热,小水涩滞,肝经湿热也,宜泻肝渗湿"(《外科正宗·卷三·下疳论》)。

"阴疮论……一妇人阴器肿痛,小水涩滞,遇晚寒热交作,此肝经湿热为患。以龙胆泻肝汤二服,小水通利;又以四物汤兼小柴胡加天花粉、木通、炒山栀服之而愈……一妇人肝经风湿,下流阴器,浮肿痒甚,致抓出血不痛。以消风散加苦参、胆草、泽泻、木通、山栀,外以蛇床子汤熏洗,搽擦银杏散,十余日痒止肿消而愈"(《外科正宗·卷四·阴疮论》)。

"血痣由于肝经怒火郁结,其形初起色红如痣,渐大如豆,揩之血流"(《外科正宗·卷四·血箭血痣》)。

"肾囊风乃肝经风湿而成。其患作痒,喜浴热汤;甚者疙瘩顽麻,破流脂水,宜蛇床子汤熏洗二次即愈"(《外科正宗·卷四·肾囊风》)。

---

①程国彭．医学心悟[M]．北京:人民出版社,1981.

②俞震．古今医案按[M]．上海:上海科学技术出版社,1959.

③魏之琇．续名医类案[M]．北京:人民卫生出版社,1982.

(5)《医学纲目》将"疝痛""小腹痛"列入足厥阴肝经病候:"疝痛,属足厥阴肝经也。小腹,亦属肝经也。故疝痛与小腹痛同一治法"(《医学纲目·卷十四·诸疝》)。

五、足厥阴肝经的现代临床见证

(1)病毒性肝炎患者大敦电阻测定:上世纪50年代,日本学者赤羽幸兵卫与中谷义雄氏利用知热感度测定与经络探测的方法观察了"天平现象"与"良导络",在研究脏腑虚实、经络平衡失调方面开拓了新的途径。蚌埠市传染病医院明国春等①基于上述原理,运用经络探测仪检测了133例病毒性肝炎相关经络(足厥阴肝经)井穴(大敦)的导电变化,并设立了581人的正常人对照组。结果发现:

①病毒性肝炎是肝脏实质性病变,其相应足厥阴肝经井穴(大敦)的导电量均可见显著差异,但病例数太少且观察中半数(69/133)无变化,其特异性并不突出,有待进一步研究。

②一般认为,两侧同名经穴位导电值比较相差一倍或以上,提示经络存在病变,并可以推及之相应脏腑即为病变所在。观察中,581名正常人无1例电阻比差超过一倍,而133例病毒性肝炎患者中超过一倍者几近一半(64/133)。这一迹象提示经络探测是否可作为病变脏器特异定位诊断的一种方法,值得进一步尝试。

③从肝经大敦导电量动态可见,21例恢复期病毒性肝炎患者肝功能虽已好转或复常,但其经穴导电量多数未能一致好转,这说明肝实质病变的复常不与临床肝功能相平行,至于病理改变是否与经络探查相吻合有待进一步观察。

(2)肝经与目系相关联的现代科学研究:依据《灵枢·经脉》的记载,足厥阴肝经"连目系",肝和肝经与眼睛存在直接的联系。这一经典阐述,也被现代实验研究得到初步的证实:

朱蔓佳②等应用功能性磁共振成像技术,研究肝经与眼睛的相关性。将18名健康志愿者分为空白组、试验组和对照组,在相同条件下,分别给予和不予刺激,刺激光明、丰隆,并利用功能性磁共振对其大脑皮层的血氧饱和信号进行观察。结果发现,空白组大脑皮层的血氧饱和信号无明显的变化;试验组与对照组相比,进针和出针时大脑所有皮层的功能性磁共振信号均无变化,行针时试验组

---

① 明国春,虞孝五,张沛霖,李洪仁.病毒性肝炎肝经大敦穴电阻值探察133例报告[J].淮海医药,1984(2):93-95.

② 朱蔓佳,胡卡明."肝经连目系"的功能性磁共振成像研究[J].海南医学院学报,2004(3):169-170

视觉皮层血氧饱和信号发生明显改变,两组血氧饱和信号在其他一些区域均可以反复地观察到。提示肝经与目系之间的联系存在着一定的结构基础,与中枢特定区域有关系。

史晓林等[1]还运用电针肝经太冲时,观察对球结膜循环的影响,发现影响存在显著性变化,并与对照经穴比较有显著性差异,提示肝经与目系的联系具有相对特异性。

彭清华等[2]则对眼底病患者(肝经瘀滞型、肝肾阴虚型、脾肾阳虚型)的肝脏、肺脏血流动力学进行观察,发现三个证型患者的肝血流图有特征性改变:如肝血流阻力增大、血流速度减慢和肝血流量减少等,而肺血流图的改变则不大明显,从而从现代血流动力学的角度论证了"肝主目"的科学性。从另外的角度证实了眼睛与肝脏之间的相关性。

(3)足厥阴肝经与阴器相关性的临床研究:《灵枢·经脉》有"足厥阴气绝则筋绝。厥阴者肝脉也,肝者筋之合也,筋者聚于阴气而脉络于舌本也,故脉弗荣则筋急,筋急则引舌与卵,故唇青舌卷卵缩,则筋先死,庚笃辛死,金胜木也"的记载。后世医家根据这一"舌卷、卵缩者必死"的原理,判断患者病危状态的预后问题。

对于这一现象,刘士怡[3]从临床进行了观察和分析:

首先,人的一般死亡过程中,中枢神经系统内,种族与个系发育史上最晚如大脑皮层,常最先也最易遭受损害,并逐步依次向间脑、中脑、脑干发展。当延髓亦遭受抑制,缺血缺氧,以至损坏时,造成临床死亡。在临床观察中,死亡过程顺序符合了实际情况:患者昏迷状态,进一步表现出一系列的瞳孔变化、瞳孔散大、眼球固定、对光反应减弱以至消失、角膜反射消失,最后呼吸心跳乃相继停止而死亡。

刘士怡共观察20例(共19例死亡、1例抢救后恢复)内脏病濒危期,全部皆发生"卵缩"症状。其中双侧睾丸上缩者约17例,单侧者3例,多数(15例)皆收缩至阴囊上方,少数达外环以上,收缩持续的时间最长达一日半。根据近一、二年急症小组床边观察结果,凡死亡患者濒危期没有"卵缩"现象者极为罕见。因此,证实了"卵缩"是濒危期一个普遍的重要的证候。

进一步分析发生机理认为,在濒危过程中,中脑遭受抑制时,副交感系统作用减弱,交感神经作用相对增强,引起阴囊、睾丸的收缩上举。极为类似的器官

①史晓林,肖永俭,房秋寒. 电针太冲穴对球结膜微循环的影响[J]. 上海针灸杂志,1991(2):9-11.
②彭清华,朱文锋,李传课. 眼底病肝经瘀滞型与肝、肺血流图关系的研究[J]. 湖南中医学院学报,1988(4):36-39.
③刘士怡. 疾病濒危期间阴囊睾丸上缩(卵缩)的观察分析[J]. 山东医药,1963(3):3-5.

变化及其机理,如在濒危期间的瞳孔变化,也具有典型意义。瞳孔平滑肌组织亦受自主神经控制,其支配中枢如动眼神经核等副交感神经位于中脑。濒死过程中,发生中脑抑制时,副交感神经作用减弱,交感作用增强,发生瞳孔散大,对光反应消失,眼球运动固定等。此二者皆系暴露于体表的仅少的平滑肌器宫,当中脑抑制时均显出副交感神经抑制反应,绝非偶然。

57检